JN051085

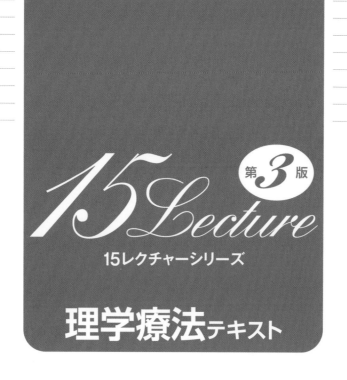

15Lecture 第3版

15レクチャーシリーズ

理学療法テキスト

内部障害理学療法学
呼吸

総編集

石川　朗

責任編集

玉木　彰

中山書店

総編集 ———————— 石 川　朗　神戸大学生命・医学系保健学域

編集委員 (五十音順) ——— 木 村 雅 彦　杏林大学保健学部理学療法学科
小 林 麻 衣　晴陵リハビリテーション学院理学療法学科
玉 木　彰　兵庫医科大学リハビリテーション学部理学療法学科

責任編集 ———————— 玉 木　彰　兵庫医科大学リハビリテーション学部理学療法学科

執筆 (五十音順) ——— 石 川　朗　神戸大学生命・医学系保健学域
玉 木　彰　兵庫医科大学リハビリテーション学部理学療法学科

刊行のことば

　本15レクチャーシリーズは，医療専門職を目指す学生と，その学生に教授する教員に向けて企画された教科書である．

　理学療法士，作業療法士，言語聴覚士，看護師などの医療専門職となるための教育システムには，養成期間として4年制と3年制課程，養成形態として大学，短期大学，専門学校が存在しており，混合型となっている．どのような教育システムにおいても，卒業時に一定水準の知識と技術を修得していることは不可欠であるが，それを実現するための環境や条件は必ずしも十分に整備されているとはいえない．

　これらの現状をふまえて15レクチャーシリーズでは，医療専門職を目指す学生が授業で使用する本を，医学書ではなく教科書として明確に位置づけた．

　学生諸君に対しては，各教科の基礎的な知識が，後に教授される応用的な知識へどのように関わっているのか理解しやすいよう，また臨床実習や医療専門職に就いた暁には，それらの知識と技術を活用し，さらに発展させていくことができるよう内容・構成を吟味した．一方，教員に対しては，オムニバスによる講義でも重複と漏れがないよう，さらに専門外の講義を担当する場合においても，一定水準以上の内容を教授できるように工夫を重ねた．

　具体的に本書の特徴として，以下の点をあげる．

● 各教科の冒頭に，「学習主題」「学習目標」「学習項目」を明記したシラバスを掲載する．
● 1科目を90分15コマと想定し，90分の授業で効率的に質の高い学習ができるよう1コマの情報量を吟味する．
● 各レクチャーの冒頭に，「到達目標」「講義を理解するためのチェック項目とポイント」「講義終了後の確認事項」を記載する．
● 各教科の最後には定期試験にも応用できる，模擬試験問題を掲載する．試験問題は国家試験に対応でき，さらに応用力も確認できる内容としている．

　15レクチャーシリーズが，医療専門職を目指す学生とその学生たちに教授する教員に活用され，わが国における理学療法の一層の発展にわずかながらでも寄与することができたら，このうえない喜びである．

2010年9月

総編集　石川　朗

序　文（第3版）

　2017年に第2版を発刊してから5年が経過しました．この間に元号が平成から令和へと変りましたが，2019年12月頃から新型コロナウィルス感染症（COVID-19）が全世界で猛威を奮っており，2年経過した現在でも先の見えない状況が続いています．そのため希望する全国民に対してワクチン接種が行われ，日常生活においてマスク着用や手指消毒が習慣となりました．さらに幾度となく発出された緊急事態宣言やまん延防止等重点措置などによって国民の生活や行動範囲は大きく制限されました．

　従来から患者との対面・接触が治療の基本であったリハビリテーションにおいても，感染予防のため介入方法の変更が必要となり，オンラインを利用したTelerehabilitationの導入や，将来的には人工知能（AI）やウエラブルデバイス，仮想現実（VR）を利用したデジタルヘルスなど新たな治療戦略への転換が検討されています．このように医療は常に世の中の動向や変化に即座に対応することが求められるため，リハビリテーションを提供するセラピストも，常に最新の情報や知見などを取り入れ，エビデンスに基づいた効果的な治療を行っていかなければなりません．

　ただしこのような社会の変化や医療が進歩したとしても，変わってはならないものが在ります．"患者を丁寧に診て，正しく評価し治療する"というセラピストとしての基本姿勢です．これは安全で効果的な理学療法を提供するためには絶対的に必要なものです．本書はこの考え方を意識し，呼吸理学療法を行うためにはどのような知識が必要か，何を考えて治療プログラムを組み立てたら良いかを15回の講義に分け，できるだけ分かりやすく解説するよう工夫をしています．単なる知識の提供に留まらず，臨床に即した評価方法や治療技術についても詳細に解説し，さらにガイドラインやステートメント，最新の論文の知見など，多くの有益な情報も取り入れています．そして今回の改訂における大きな変化として，図や写真を全面カラーにしたことで，とてもイメージしやすく理解しやすくなりました．

　毎年，厚生労働省から発表される国民の死亡順位の上位に肺炎，誤嚥性肺炎が入っており，全世界の死亡原因の3位が慢性閉塞性肺疾患（COPD），4位が下気道感染である現状から考えると，今後ますます呼吸理学療法教育の充実が求められます．このような意味でも，本書は理学療法士を目指す学生だけでなく，呼吸理学療法を基礎から，そしてさらに深く勉強したいと考えている臨床のセラピストにも読んでいただければ幸甚です．

2022年2月

責任編集　玉木　彰

序　文（第2版）

　15レクチャーシリーズ　理学療法テキスト『内部障害理学療法学　呼吸』の初版が2010年に発刊されてから7年が経ちました．その間に，総編集の石川朗先生も責任編集の私自身も勤務する大学が変わりましたが，もちろん呼吸理学療法も大きく変化しました．

　特にAmerican Thoracic Society（ATS）とEuropean Respiratory Society（ERS）合同のStatement（ステートメント）やGuideline（ガイドライン）が数多く発表され，呼吸理学療法の考え方や介入の仕方も大きく進歩しました．例えば，COPDなどの慢性呼吸不全に関する呼吸リハビリテーションの考え方は，運動療法，患者教育，行動変容と，長期の健康増進に対する行動のアドヒアランスを促進することが明記されており，これまでの運動療法を中心としたトレーニング的な内容だけでなく，患者自身の行動を変化させる必要性が強調されています．またCOPD患者の生命予後に身体活動量が大きく影響していることが明らかとなったことから，身体活動量を高めるための介入が求められており，さらに高齢者が多い慢性呼吸不全患者ではFrailty（フレイル）やSarcopenia（サルコペニア）などの問題も注目されています．

　一方，急性期における呼吸理学療法では，集中治療室（ICU）滞在中に発生する問題として，ICU-Acquired weakness（ICU-AW），ICU-Acquire Delirium（ICU-AD），Post Intensive Care Syndrome（PICS）などが，患者の身体機能，認知機能の回復や生命予後などに大きく影響することが示されたことから，その対策としてのABCDE（Awakening and Breathing Coordination of daily sedation and ventilator removal trials, Choice of sedative or analgesic exposure, Delirium monitoring and management, Early mobility and Exercise）bundleが導入されるようになりました．そのため，現在では人工呼吸器管理中に関わらず可能な限り早期離床が積極的に実施されるようになっており，ICU専従の理学療法士を配置する施設も増加してきています．

　今回の改訂では，このような7年間における呼吸理学療法の変化に対応し，ガイドラインなどは最新のものを掲載しています．

　もちろん本書は卒前教育においてどのように内部障害理学療法学（呼吸）を勉強したらよいかという観点から，内容や構成が考えられていますが，卒前教育のレベルにとどまらず最新の情報を含んでいるのが本書の特徴であり，強みでもあります．

　理学療法士を目指す多くの学生が本書で勉強することでこの分野に興味を持ち，将来的にこの分野の専門理学療法士になってくれることを期待しています．

2017年1月

責任編集　玉木　彰

序　文（初版）

　2010 年は理学療法士にとって新たな挑戦の年となりました．その理由として，一つはこれまで医師や看護師，そして特別な条件を満たすもの以外には認められていなかった気管吸引が，理学療法士にも法的に認められたことがあげられます．これにより，呼吸ケアにおける理学療法士の業務範囲は広がりましたが，その分，気管吸引を実施するために呼吸に関わる専門的な知識と技術の習得が必要となりました．そしてもう一つは，診療報酬の新しい算定項目として「呼吸ケアチーム加算」が作られたことです．これは医師や看護師，臨床工学技士，理学療法士らの専門家によるチームで，人工呼吸器装着患者の呼吸ケアを行っていくものです．ただしこのチームに参加できる理学療法士は，呼吸リハビリテーションを含め 5 年以上の経験が必要という条件があります．このように呼吸ケア領域においては，より高度な知識と技術を有する理学療法士が求められていますが，残念ながら，呼吸分野を含め，内部障害を専門としている理学療法士の数は，他の分野に比べるとごく少数です．なぜなのでしょうか？これには卒前教育の現状が少なからず影響していると思われます．

　養成校によって多少の差はあるものの，理学療法士教育における内部障害の教育時間は運動器系や神経系の疾患に比べて少なく，また実際に内部障害の講義を担当している教員は，必ずしもその専門家ではないことが多いのが現状です．つまり卒前教育において内部障害に対する理学療法の重要性や面白さなどが十分に伝えられないまま，臨床に出てしまっているのではないでしょうか．しかし実際の臨床現場では，ハイリスクの患者に対し早期から介入することが常識となった現在，呼吸・循環機能に関する知識や技術を有していないということは，理学療法士として安全な治療を提供することができないことを意味するということを認識しておかなければなりません．

　このような現状をふまえ，本書『内部障害理学療法学　呼吸』は編者らがこれまでの卒前・卒後教育の経験から，呼吸理学療法に関する基礎から実際の臨床にわたる内容を 15 回の講義で網羅できるようまとめました．そして，講義毎の到達目標を明確にし，また予習・復習がしやすいように工夫しました．ただし本書は学生諸君だけでなく，呼吸理学療法を基礎から勉強しようと考えている臨床家にも有用となるよう，可能な限り最新の知見やガイドラインを掲載し，さらに具体的な治療技術や吸引の手順なども詳細に記述しました．

　本書が呼吸理学療法を学ぼうとする多くの学生や臨床家の必携の書となることを切に願うばかりです．

2010 年 11 月

責任編集　玉木　彰

15レクチャーシリーズ
理学療法テキスト／内部障害理学療法学　呼吸　第3版

目次

呼吸理学療法総論
呼吸の概念と呼吸リハビリテーションの必要性の理解　石川　朗　1

呼吸器系の解剖学・運動学
玉木　彰　11

呼吸器系の生理学

玉木　彰　23

1. 換気とガス交換 ──────────────────────── 24

2. 呼吸運動のメカニズム ────────────────── 24

3. 呼吸リズムの調節 ────────────────────── 25

4. 呼吸の化学的調節 ────────────────────── 25

5. 呼吸の機械的調節 ────────────────────── 26

6. 動脈血液ガスの評価 ────────────────────── 26

4 呼吸不全の病態と呼吸器疾患

5 呼吸理学療法のための評価（1）
医療面接（病歴聴取，問診）とフィジカルアセスメント

呼吸理学療法のための評価（2）
その他の評価法
玉木　彰　61

7 LECTURE 呼吸理学療法基本手技（1）
コンディショニング

8 LECTURE 呼吸理学療法基本手技（2）
排痰法・排痰で用いる徒手的手技

呼吸理学療法基本手技（3）
呼吸困難改善のための手技

玉木　彰　95

呼吸理学療法基本手技（4）
運動療法

酸素療法と呼吸理学療法

12 人工呼吸療法と呼吸理学療法　　　　　玉木　彰　125

13 疾患別呼吸理学療法（1）
慢性呼吸不全（薬物療法を含む）
玉木　彰　137

14 疾患別呼吸理学療法（2）
急性呼吸不全（外科手術前後，集中治療）
玉木　彰　151

吸引

試験

15レクチャーシリーズ　理学療法テキスト
内部障害理学療法学　呼吸　第3版
シラバス

一般目標	呼吸理学療法は，内科系疾患・外科系疾患，急性期・慢性期を問わず，また新生児から高齢者までとさまざまな患者が対象となる．本書では最初に運動と呼吸・循環反応を学び，それらに障害をもつことにより，身体機能にどのような問題が生じるかを理解する．その後，基本的な呼吸器系の評価，治療技術を習得し，さらには内科系として慢性呼吸不全（COPD，間質性肺炎など），外科系として胸腹部外科手術前後（集中治療）における呼吸理学療法の役割と実際および吸引について学ぶことを目標とする

回数	学習主題	学習目標	学習項目
1	呼吸理学療法総論 ―呼吸の概念と呼吸リハビリテーションの必要性の理解	運動と呼吸・循環反応の関係を理解する 呼吸リハビリテーション，呼吸理学療法の概要を理解する	酸素運搬過程，ガス交換，呼吸不全の基準，呼吸リハビリテーション・呼吸理学療法の定義
2	呼吸器系の解剖学・運動学	呼吸にかかわる臓器，筋肉，骨を理解する 呼吸に伴う胸郭の運動を理解する	呼吸器の構造，呼吸にかかわる骨・関節・筋肉，胸郭の構造と運動，呼吸運動のメカニズム，体表解剖実習
3	呼吸器系の生理学	換気とガス交換について理解する 動脈血液ガス分析値，呼吸機能評価を理解する	呼吸運動，呼吸リズム，化学的・機械的調節，動脈血液ガス，スパイロメトリー，フローボリューム曲線，肺年齢
4	呼吸不全の病態と呼吸器疾患	呼吸不全の病態を理解する 呼吸不全を呈する代表的な疾患の症状と病態を理解する	酸素化不全，換気不全，COPD，肺結核後遺症，間質性肺炎，気管支喘息，肺炎，無気肺
5	呼吸理学療法のための評価（1） ―医療面接（病歴聴取，問診）とフィジカルアセスメント	呼吸理学療法を実施するための評価法（フィジカルアセスメント）の内容を理解し，実際の方法を習得する	医療面接（病歴聴取，問診），フィジカルアセスメント（視診，触診，打診，聴診）
6	呼吸理学療法のための評価（2） ―その他の評価法	呼吸理学療法を実施するための運動耐容能評価，ADL・QOL評価，画像所見の評価の内容および実施方法を理解する	6分間歩行試験，シャトル・ウォーキング試験，四肢筋力，呼吸筋力，ADL，身体活動量，QOL，胸部X線・CT
7	呼吸理学療法基本手技（1） ―コンディショニング	呼吸理学療法におけるコンディショニングの目的や効果を理解し，実際の方法を習得する	リラクセーション，ポジショニング，呼吸練習，呼吸筋トレーニング，胸郭可動域トレーニング
8	呼吸理学療法基本手技（2） ―排痰法・排痰で用いる徒手的手技	呼吸理学療法における排痰法の目的や方法を理解し，実際の徒手的排痰手技を習得する	体位排痰法，スクイージング，咳嗽，ハフィング，咳嗽介助手技，その他の排痰法
9	呼吸理学療法基本手技（3） ―呼吸困難改善のための手技	呼吸不全患者の呼吸困難のメカニズムを理解し，その改善のための手技を習得する	呼吸困難，呼吸介助法，気管支喘息重責発作時の呼吸介助法，パニックコントロール
10	呼吸理学療法基本手技（4） ―運動療法	呼吸リハビリテーションにおける運動療法の位置づけ，意義，効果を理解し，実際の方法を習得する	骨格筋機能障害，運動処方（FITT），全身持久力トレーニング，筋力トレーニング，ADLトレーニング，呼吸体操
11	酸素療法と呼吸理学療法	酸素療法の意義，目的，方法，合併症と運動療法中の酸素吸入の意義と効果について理解する	酸素療法の目的と開始基準，合併症，酸素供給システム，在宅酸素療法，運動療法中の酸素吸入の意義と効果
12	人工呼吸療法と呼吸理学療法	人工呼吸療法の目的と役割，基本的なモード，人工呼吸管理中の呼吸理学療法の実際について理解する	人工呼吸療法の目的，人工呼吸器が生体に与える影響，人工呼吸器の基本構造，人工呼吸による弊害，人工呼吸中の呼吸理学療法，在宅人工呼吸療法
13	疾患別呼吸理学療法（1） ―慢性呼吸不全 （薬物療法を含む）	慢性呼吸不全患者に対する呼吸理学療法の実際について，評価から治療の実際までの一連の流れを理解する	COPD・肺結核後遺症・間質性肺炎と呼吸理学療法，呼吸理学療法における薬物療法の意義
14	疾患別呼吸理学療法（2） ―急性呼吸不全 （外科手術前後，集中治療）	急性呼吸不全患者に対する呼吸理学療法の実際について，評価から治療の実際までの一連の流れを理解する	外科手術が生体に与える影響，リスクファクター，外科手術前後の呼吸理学療法，早期離床，ICU-AW
15	吸引	呼吸理学療法における吸引の意義を理解したうえで，安全かつ清潔な吸引操作の方法を習得する	鼻腔・口腔・咽頭・気道の解剖，標準予防策，吸引の目的・適応，気管挿管，気管吸引の手順，口腔内・鼻腔内吸引の手順

呼吸理学療法総論
呼吸の概念と
呼吸リハビリテーションの必要性の理解

到達目標

- 運動と呼吸・循環反応の関係を理解する.
- 呼吸不全の定義を理解する.
- 呼吸リハビリテーションの概要を理解する.
- 呼吸理学療法の概要を理解する.

この講義を理解するために

　呼吸リハビリテーションや呼吸理学療法の対象となるのは，呼吸器疾患の診断名がついている患者だけではありません．呼吸障害をもつ患者，さらに，今後呼吸障害が生じることが予想される患者も重要な対象者となります．

　本書では，理学療法士がこうした患者にどのように介入していけばよいかを学習していきますが，その前に，呼吸リハビリテーションおよび呼吸理学療法の概念を整理しておきましょう．この講義では，呼吸に関する理学療法の核となる点を総論として解説します．動脈血液ガスなどの詳細な理解は，後述するレクチャーで学習してください．

　この講義の前に，以下について整理・学習しておきましょう．

　　□ 呼吸とはどのような作用で，何を目的としているのか，自分の考えをまとめておく.
　　□ ATP（アデノシン三リン酸）について学習しておく.
　　□ 空気の組成について学習しておく.

講義を終えて確認すること

　　□ 呼吸を外呼吸と内呼吸に分けて説明できる.
　　□ 酸素運搬過程をワッサーマンの歯車から説明できる.
　　□ 呼吸不全の定義と基準を説明できる.
　　□ 呼吸リハビリテーションの概要を説明できる.
　　□ 呼吸理学療法の概要を説明できる.
　　□ 呼吸理学療法の対象疾患を説明できる.

1. 理学療法士が呼吸を学ぶ必然性

MEMO
「身体障害者福祉法」で定める
内部障害は，次の7つがある．
①心臓機能障害
②腎臓機能障害
③呼吸機能障害
④膀胱・直腸機能障害
⑤小腸機能障害
⑥ヒト免疫不全ウイルスによる免
　疫機能障害
⑦肝臓機能障害

COPD
(chronic obstructive pulmonary
disease；慢性閉塞性肺疾患)
▶ Lecture 4 参照．

ここがポイント！
2013年から厚生労働省より
施行された「健康日本21（第
2次）」では，COPDが対策を
必要とする主要な生活習慣病
と位置づけられた．しかし，
2018年のCOPD認知度把
握調査では30%に届かず，
2013年から10年間で認知
度を80%にすることを目標と
している．

　理学療法士がなぜ呼吸について学ばなければならないのだろうか．2016（平成28）年に実施された厚生労働省の「生活のしづらさなどに関する調査（全国在宅障害児・者等実態調査）」によると，日本の身体障害者は436.0万人，身体障害者手帳所持者数は428.7万人であり，手帳所持者数では5年前の対前回比が110.9%であった．内部障害が124.1万人（28.9%）であり，そのうち呼吸機能障害は8.3万人を占めていた（図1，表1）[1]．

　一方，代表的な呼吸器疾患であるCOPD（慢性閉塞性肺疾患）の推定患者数は530万人以上とされているが，厚生労働省の2017（平成29）年の「患者調査」によると，COPDの総患者数は22.0万人であり，未診断者が約95%を占めている．

　このように，増え続ける内部障害，呼吸障害への対応は，理学療法士にとって今後ますます重要な課題となり，未診断や未治療の呼吸器疾患への評価も非常に重要である．

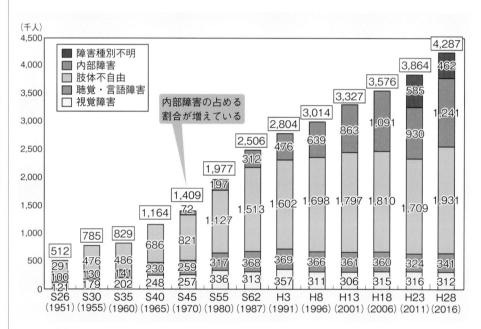

図1　障害の種類別にみた身体障害者数の推移
（厚生労働省：平成28年生活のしづらさなどに関する調査〈全国在宅障害児・者等実態調査〉結果．2018[1]をもとに作成）

表1　身体障害者手帳所持者数，年齢階級別（年次推移）　　　　　　　　　　　　　（単位：千人）

	総数	0〜19歳	20〜29歳	30〜39歳	40〜49歳	50〜59歳	60〜69歳	70歳以上	不詳
平成28年	4,287	78	74	98	186	314	907	2,537	93
平成23年	3,864	83	57	110	168	323	882	2,216	25
対前回比	110.9%	94.0%	129.8%	89.1%	110.7%	97.2%	102.8%	114.5%	372.0%
平成28年内訳 視覚障害	312	5	8	8	18	29	65	175	5
聴覚・言語障害	341	6	6	6	14	16	55	228	9
肢体不自由	1,931	42	42	52	96	181	462	1,019	37
内部障害	1,241	15	13	24	31	59	248	821	29
障害種別不詳	462	9	6	9	28	28	76	293	14
（再掲） 重複障害	761	29	21	28	42	64	192	369	15

（厚生労働省：平成28年生活のしづらさなどに関する調査〈全国在宅障害児・者等実態調査〉結果．2018[1]より抜粋）

2. 呼吸の概念

　呼吸とは，細胞またはヒトのような多細胞生物体が酸素（O_2）を取り込み，二酸化炭素（CO_2）を放出する過程の総称である．一般的に呼吸は「内呼吸（細胞呼吸）」と，「外呼吸」に大別される

　内呼吸は，生体が生命活動を維持するために必要なエネルギーを細胞内で生成する過程で行われる．細胞内のミトコンドリアが食物中の炭水化物などの栄養素を分解し，生成したエネルギーは，酸化によって生成される ATP（アデノシン三リン酸）として蓄えられる．この細胞内代謝において酸素が利用され，二酸化炭素を放出する．

　外呼吸は，多細胞生物と外界との間で行われる．ヒトでは，内呼吸に必要な酸素を取り込むため，呼吸器官である肺を利用し，吸気により酸素を含む空気を吸入する．そして，呼気で細胞内代謝（内呼吸）の結果生じた二酸化炭素を含む空気を呼出する．このはたらきを換気という．

ATP
(adenosine triphosphate；
アデノシン三リン酸)

3. 酸素運搬過程（ワッサーマンの歯車）

　呼吸器疾患や呼吸障害を有する患者に対する理学療法介入によって生じる生体反応は，肺や心臓といった単一臓器だけで完結するものではない．生体内と生体外，細胞内と細胞外それぞれで行われ，一つのシステムとして機能する呼吸を理解するためには，ガス交換系とガス輸送系および代謝系の一連の応答連関を総合的に把握することが必要である．

　このガス交換系とガス輸送系に関して，呼吸器，循環器と骨格筋，また外呼吸と内呼吸の関係を表しているのが，ワッサーマンの歯車（図2）[2]である．

　肺には，吸気により約21％の酸素を含む空気が取り込まれ，肺循環をとおして血液が酸素化される．血液は心臓のポンプ機能で全身に運搬され，骨格筋のミトコンドリアで行うエネルギー産出の過程で酸素が消費される．一方，エネルギーの産出過程で生じる二酸化炭素は，末梢循環を経由して心臓に運搬され，さらに肺循環で肺に達する．そして肺によって，呼気として二酸化炭素が体外に呼出される．

　これらを一連の歯車の動きとして示したのがワッサーマンの歯車であり，ガス輸送のメカニズムを表している．肺でのガス交換が外呼吸，骨格筋におけるガス交換が内

ワッサーマン（Wasserman）の歯車

💡 **ここがポイント！**
筋における酸素消費量（$\dot{Q}O_2$）の増大は，筋を灌流している血液から抽出した酸素量の増加，末梢血管床の拡張，心拍出量の増加，肺血流量の増加，換気量の増加などにより達成される．

👆 **試してみよう**
脈拍数（心拍数）と呼吸数を安静時と約20 mを全力で走った後の2回測定する．その結果をもとに，ワッサーマンの歯車から身体の反応について検討してみよう．

✏️ **MEMO**
単位時間あたり（1分あたり）の換気量は $\dot{V}$，血流量は $\dot{Q}$ で表現される．
▶ Lecture 3 参照．

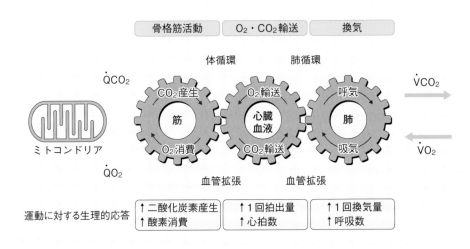

図2　ワッサーマンの歯車
(Wasserman K, et al.：Principles of Exercise Testing and Interpretation. Lea & Febiger：1987[2])
$\dot{Q}CO_2$：二酸化炭素産生量，$\dot{Q}O_2$：酸素消費量，$\dot{V}CO_2$：二酸化炭素排出量，$\dot{V}O_2$：酸素摂取量．

1回換気量
(tidal volume：VT, TV)
呼吸数 (respiratory rate：RR)
1回拍出量
(stroke volume：SV)
心拍数 (heart rate：HR)

mmHg＝Torr
▶ Lecture 3 参照.

血液ガスに関する記号の意味
▶ Lecture 3 参照.

ここがポイント！
富士山頂でも酸素の濃度は約21％．しかし，山頂で気圧は約2/3となるため，酸素分圧は下がっている．

動脈血液ガスの基準値
▶ Lecture 3・表1 参照.

酸素瀑布 (oxygen cascade)

TCA (tricarboxylic acid；トリカルボン酸) 回路

呼吸に相当する．

　このメカニズムのなかで，肺でのガス交換は，1回換気量と呼吸数で調整され，心臓による循環機能は，1回拍出量と心拍数により調整される．

4. ガス交換

1）外呼吸と分圧

　外呼吸によって肺内に吸入された酸素を含む空気が，肺胞内でガス交換される過程で，酸素分圧の変化が生じる（**図3**）．

　われわれが生活している環境の大気圧は「1気圧＝760 mmHg」である．大気（空気）中には約21％の酸素（O_2）が存在し，他はほとんどが窒素（N_2）であるため，大気中では酸素分圧（P_BO_2）は「760 mmHg×0.21 ≒ 160 mmHg」となり，窒素分圧（P_BN_2）は約600 mmHgで，二酸化炭素分圧（P_BCO_2）は0 mmHgに近い．空気は鼻から吸入することにより加湿され，飽和水蒸気圧（P_IH_2O）47 mmHgが生じるため，吸入気の酸素分圧（P_IO_2）は150 mmHgとなる．さらに，肺胞気レベルでは，血液中から二酸化炭素が排出されるために，二酸化炭素分圧（P_ACO_2）40 mmHgが生じ，肺胞気酸素分圧（P_AO_2）は100 mmHgへと低下する．このため，肺胞気-動脈血酸素分圧較差（A-aDO_2）がほとんどない健常者では，動脈血酸素分圧（PaO_2）は90〜100 mmHgであり，動脈血二酸化炭素分圧（$PaCO_2$）は35〜40 mmHgとなる．一方，PaO_2が80 mmHgより低下している場合などは，A-aDO_2が大きくなっており，後述するなんらかの酸素化不全が生じている．このような大気中からの酸素分圧変化を，酸素瀑布（酸素カスケード）という（**図4**）[3]．

2）内呼吸

　細胞内のエネルギーはATPとして細胞内に局在し，グルコース（ブドウ糖）の分解系である解糖系とミトコンドリアのATP合成系で生成される（**図5**）[4]．

　このうち，グルコース（ブドウ糖）を無酸素の状態でピルビン酸，または乳酸にまで分解する過程を解糖系とよび，無酸素的に1分子のグルコースが2分子の乳酸に変換される間に2分子のATPを生成する．これに対して，ATP合成系では有酸素的に1分子のグルコースが解糖系を経た後，ミトコンドリアに局在するクエン酸（TCA）回路で完全に酸化されて，二酸化炭素と水（H_2O）に分解される間に38分子のATPを生成する．

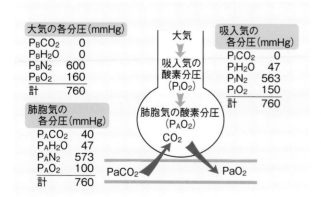

図3　酸素分圧
記号の意味は本文参照.

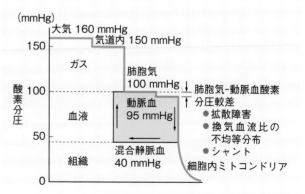

図4　酸素瀑布―大気中から組織・細胞までの酸素分圧の変化
（日本呼吸ケア・リハビリテーション学会ほか編：酸素療法マニュアル．メディカルレビュー社；2017. p.4[3] をもとに作成）

5. 呼吸不全の定義と基準

　呼吸不全は，一般的に「呼吸機能障害のため動脈血液ガス（特に酸素と二酸化炭素）が異常値を示し，そのために正常な機能を営むことができない状態」と定義されている[5]．さらに，厚生省（現 厚生労働省）特定疾患呼吸不全調査研究班では，動脈血液ガス値から具体的に定義している．呼吸不全の基準を**表2**[5]に，定義の模式図を**図6**[6]に示す．

　この基準では次の点に注意を要する．

　基準①において，「室内空気呼吸時」と記載があるが，これは，「室内空気＝約21％の酸素が含まれた空気」を意味している．あえてこのような記述があるのは，呼吸不全が進行すると高濃度の酸素を投与している場合が多く，酸素投与中のPaO_2では条件が異なるためである．

　基準②において，「加えて」との記載があるが，これは呼吸不全はPaO_2が異常値を示すことが前提で，そのうえで$PaCO_2$が異常値を示しているかを分類しているものである．では，PaO_2が正常範囲で$PaCO_2$が異常値を示すことはないのであろうか．これは，筋ジストロフィーや筋萎縮性側索硬化症などの神経筋疾患でみられる場合がある．

　基準③において，「1か月以上続く」と記載があるが，これは，1か月未満を急性呼吸不全としないことを意味する．急性呼吸不全の定義は別にある．

📖 MEMO
動脈血液ガスが異常値を示さない場合も，息切れを感じる患者はみられる．呼吸器疾患の ADL（activities of daily living；日常生活活動）の制限因子は，息切れのことが多い．

急性呼吸不全の定義
▶ Lecture 14 参照．

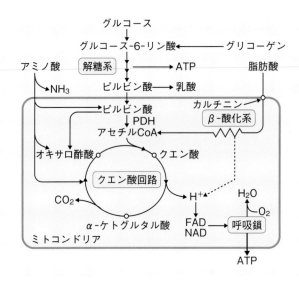

図5　細胞（内）呼吸
（下村吉治：運動適応の科学．杏林書院；1998．p.51[4]）
PDH：ピルビン酸脱水素酵素．
FAD：フラビンアデニンジヌクレオチド，NAD：ニコチンアミドアデニンジヌクレオチド，ともに酸化還元酵素の補酵素．

表2　呼吸不全の基準

①室内空気呼吸時のPaO_2が 60 Torr 以下となる呼吸器系の機能障害，またはそれに相当する異常状態を呼吸不全と診断する
②加えて$PaCO_2$が 45 Torr 未満をⅠ型呼吸不全，45 Torr 以上をⅡ型呼吸不全と分類する
③慢性呼吸不全とは，呼吸不全の状態が 1 か月以上続くものをいう
④呼吸不全の状態には至らないが，室内空気呼吸時のPaO_2が 60 Torr 以上で 70 Torr 以下のものを準呼吸不全とする

（厚生省特定疾患呼吸不全調査研究班：呼吸不全—診断と治療のためのガイドライン．メディカルレビュー社；1996．p.10[5]）
PaO_2：動脈血酸素分圧，$PaCO_2$：動脈血二酸化炭素分圧．

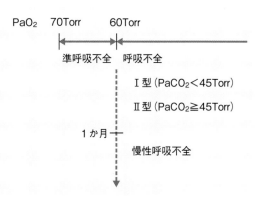

図6　呼吸不全の定義の模式図
（橋爪一光：一目でわかる呼吸器病学．メディカル・サイエンス・インターナショナル；1996．p.12[6]）

6. 呼吸リハビリテーション総論

1) 定義と概念

MEMO
日本の「呼吸リハビリテーションに関するステートメント」は，2001 年に上梓され，17 年ぶりに改訂された．

2018 年に日本呼吸ケア・リハビリテーション学会，日本呼吸理学療法学会，日本呼吸器学会によって「呼吸リハビリテーションに関するステートメント」が報告された[7]．

そこでは，「呼吸リハビリテーションとは，呼吸器に関連した病気を持つ患者が，可能な限り疾患の進行を予防あるいは健康状態を回復・維持するため，医療者と協働的なパートナーシップのもとに疾患を自身で管理して，自立できるよう生涯にわたり継続して支援していくための個別化された包括的介入である」と定義されている．

呼吸リハビリテーションは原則としてチーム医療であり，また患者の病態に応じて急性期から回復期，そして維持期から終末期までシームレスな介入が重要となる．その介入は，評価に基づきコンディショニングを併用した運動療法を中心として，ADL トレーニングを組み入れ，セルフマネジメント教育，栄養指導，心理社会的支援なども含む包括的な個別化されたプログラムを実施する．

ここがポイント！
シームレスな介入
呼吸リハビリテーションは，生涯にわたり継続して実施される治療介入であることを意味する．

QOL (quality of life；生活の質)

呼吸リハビリテーションの効果として，息切れを軽減，健康関連 QOL や ADL，不安や抑うつを改善させ，入院回数・日数を減少させるなどがあげられる．

2) チーム医療

呼吸リハビリテーションは，チーム医療が原則となる．そのチームには，医師，歯科医師，看護師，保健師，理学療法士，作業療法士，言語聴覚士，薬剤師，管理栄養士，歯科衛生士をはじめ，臨床検査技師，臨床工学技士，放射線技師，臨床心理士，ソーシャルワーカーなどが関与する．加えて，患者と家族も参加して行われることが望ましい（図7）．しかし，その専門職種がすべてそろわなくても，呼吸リハビリテーションを行うことは可能である．チームメンバーの人数や専門的バックグラウンドはそれぞれの施設によって異なるが，それぞれの職種が専門性を活かしながら運動療法や患者教育を実施することが重要である（図8）．

チーム医療では目標やプログラムの設定において，コンセプトの統一を図るため，ディレクターとしての医師と，スタッフ間の連携を進めるためのコーディネーター役のスタッフがいることが望ましい．両者は常に患者とかかわり，プログラムの進行状況や習得状況を把握し，メンバーにフィードバックする必要がある．

チームによるアプローチの有効性は，十分なコミュニケーションをとるシステムがあるかどうかによって決まる．チームカンファレンスはこうした相互のはたらきかけの機会となり，1 週間に 1 度など，定期的に開かれることが多い（図9）．

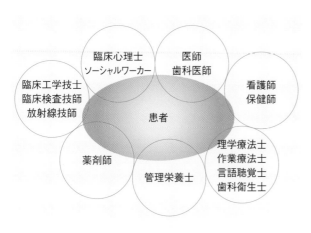

図7　呼吸リハビリテーションに関与する医療スタッフ

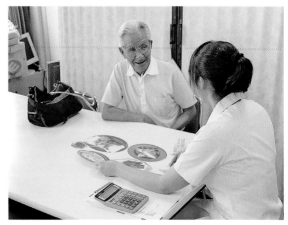

図8　管理栄養士による患者教育

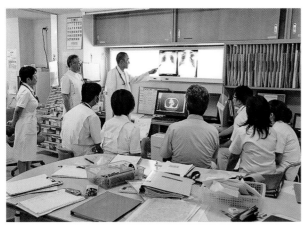

図9　チームカンファレンスの様子

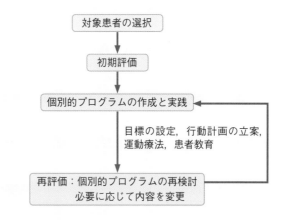

図10　呼吸リハビリテーションのプロセス

LECTURE
1

呼吸リハビリテーションのプロセスは，対象患者の選択に始まる．関連職種が初期評価を実施し，それをもとに個別的プログラムを作成し実践する．プログラムでは目標を設定し，行動計画を立案し，運動療法と患者教育を実践する．さらに再評価を行い，個別的プログラムを再検討し，必要に応じて内容を変更する（図10）．

7．呼吸理学療法総論

1）定義と概念

呼吸理学療法は，かつて肺理学療法や胸部理学療法とよばれてきた．これは，その内容が体位排痰法など，排痰を目的とした理学療法が主体であったためといわれている．しかし現在，呼吸リハビリテーションとは，学際的，包括的な概念であり，薬物療法，栄養指導，酸素療法，また患者と家族への種々の教育や，排痰を含むその他の総合的な理学療法介入が重要な役割を担うものとされている．すなわち，呼吸リハビリテーションの内容は，呼吸に関する理学療法を広くとらえて行うべきものであり，最近では呼吸理学療法と統一されて使用されている．

神津は，「呼吸理学療法（respiratory physiotherapy/physical therapy）とは，呼吸障害に対する理学療法の呼称および略称さらには総称であり，呼吸障害の予防と治療のために適用される理学療法の手段」と定義しており，さらに「リラクセーションや呼吸練習，呼吸筋トレーニング，胸郭可動域練習，運動療法，気道クリアランス法など，適用されるあらゆる手段を包括したものとして用いられており，肺および胸部理学療法と呼吸理学療法は明確に区別して用いる」としている[8]．

呼吸理学療法の主な目的は，①気道内分泌物の除去，②換気と酸素化の改善，③気道閉塞の改善，④呼吸困難の軽減，⑤運動耐容能の改善などである．これらは結果として，早期離床，ADL能力の改善，QOLの向上，さらに生命予後の改善などにつながるものである．

2）対象疾患

2020（令和2）年の診療報酬の改定で，呼吸器リハビリテーション料の対象とされた疾患を表3に示す．対象疾患は，急性発症した疾患から慢性の呼吸器疾患まで非常に多様である．さらに，これらの疾患に加え，急性呼吸促迫症候群，誤嚥性肺炎，脳血管障害，重症脳性麻痺，さらに多くの高齢者も重要な対象者となる．

一方，COPDは95％近くの患者が未診断，未治療の状態にある．高齢者では，未診断の呼吸器疾患を合併している場合も多いため，注意を要する．

💡 **ここがポイント！**
呼吸リハビリテーションの介入は，コンディショニングを併用した運動療法が中心となる．コンディショニングとは，呼吸理学療法におけるリラクセーション，呼吸練習，呼吸筋トレーニング，胸郭可動域トレーニング，気道クリアランス法などを指す．

📝 **MEMO**
胸郭可動域トレーニングの名称は，書籍によって「胸郭可動域練習」「胸郭可動域の拡張」など，さまざまあるが，本書では「胸郭可動域トレーニング」とする．

急性呼吸促迫症候群
（acute respiratory distress syndrome：ARDS）

表3 呼吸器リハビリテーション料の対象疾患（2020年度診療報酬改定）

①急性発症した呼吸器疾患：肺炎，無気肺等
②肺腫瘍，胸部外傷その他の呼吸器疾患またはその手術後の患者：肺腫瘍，胸部外傷，肺塞栓，肺移植手術，COPDに対するLVRS（lung volume reduction surgery；肺容量減少術）
③慢性の呼吸器疾患により，一定程度以上の重症の呼吸困難や日常生活能力の低下をきたしている患者：COPD，気管支喘息，気管支拡張症，間質性肺炎，塵肺，びまん性汎細気管支炎（diffuse panbronchiolitis：DPB），神経筋疾患で呼吸不全を伴う患者，気管切開下の患者，人工呼吸管理下の患者，肺結核後遺症等のものであって，次の（イ）から（ハ）のいずれかに該当する状態
  （イ）息切れスケール（Medical Research Council Scale）で2以上の呼吸困難を有する状態
  （ロ）COPDで日本呼吸器学会の重症度分類Ⅱ以上の状態
  （ハ）呼吸障害による歩行機能低下や日常生活活動度の低下により日常生活に支障をきたす状態
④食道癌，胃癌，肝臓癌，咽・喉頭癌等の手術前後の呼吸機能訓練を要する患者：食道癌，胃癌，肝臓癌，咽・喉頭癌等の患者であって，これらの疾患にかかわる手術日からおおむね1週間前の患者および手術後の患者で呼吸機能訓練を行うことで術後の経過が良好になることが医学的に期待できる患者

息切れスケール
（mMRC質問票）
▶ Lecture 5・Step up 参照.

🐾 MEMO
「呼吸＝生きること」
日本語では「呼吸」「息」「胸」に関する表現が数多くある（表4）. 多くの慢性呼吸不全において，呼吸リハビリテーションを集中的に実施しても，一度傷害を受けた肺実質を根本的に治癒させることは困難である. 逆にいえば，肺の機能や動脈血液ガス値を改善させることだけが呼吸リハビリテーションの目的ではない. 医療の重要な使命である「QOLの回復・維持・向上」に資する「呼吸＝生きること」への支援がその基礎におかれるものなのである.

表4 「呼吸」「息」「胸」に関する表現

「呼吸」で始まる言葉
呼吸が合う
呼吸が止まる
呼吸が苦しい
呼吸が荒い
呼吸を合わせる　など

「息」で始まる言葉
息がかかる
息が切れる
息が詰まる
息が長い
息をひきとる　など

「胸」で始まる言葉
胸が痛む
胸がいっぱいになる
胸苦しい
胸が締め付けられる
胸が躍る　など

3）呼吸理学療法の進め方

呼吸理学療法に関する介入の第一歩は，呼吸器疾患や障害に適応した評価から始まる. 種々の検査や測定結果を統合・解釈し，問題点を整理し，適切なプログラムを選択する. 呼吸理学療法の基本手技は，コンディショニングとして，リラクセーション，呼吸法および呼吸練習，呼吸筋トレーニング，胸郭可動域トレーニング，排痰法（気道クリアランス法），さらに理学療法の根幹である運動療法とADLトレーニング，呼吸体操に分類される.

介入の内容は，患者の重症度によって異なり，軽症の場合は運動療法が主体となるが，重症の場合にはコンディショニングやADLトレーニングが中心となる[9].

■引用文献

1) 厚生労働省：平成28年生活のしづらさなどに関する調査（全国在宅障害児・者等実態調査）結果. 2018.
   http://www.mhlw.go.jp/toukei/list/seikatsu_chousa_c_h28.pdf
2) Wasserman K, Hansen JE, et al.：Principles of Exercise Testing and Interpretation. Lea & Febiger；1987.
3) 日本呼吸ケア・リハビリテーション学会酸素療法マニュアル作成委員会ほか編：酸素療法マニュアル. メディカルレビュー社；2017. p.4.
4) 下村吉治：運動による分子レベルの変化と適応現象. 竹宮 隆，石河利寛編：運動適応の科学. 杏林書院；1998. p.51.
5) 厚生省特定疾患呼吸不全調査研究班：呼吸不全—診断と治療のためのガイドライン. メディカルレビュー社；1996. p.10.
6) 橋爪一光：一目でわかる呼吸器病学. メディカル・サイエンス・インターナショナル；1996. p.12.
7) 日本呼吸ケア・リハビリテーション学会，日本呼吸理学療法学会，日本呼吸器学会：呼吸リハビリテーションに関するステートメント. 日呼ケアリハ学誌 2018；27（2）：95-114.
8) 神津 玲：呼吸理学療法の歴史・定義・展望. 千住秀明ほか監，石川 朗ほか編：呼吸理学療法標準手技. 医学書院；2008. p.4-14.
9) 日本呼吸ケア・リハビリテーション学会呼吸リハビリテーション委員会ワーキンググループほか編：呼吸リハビリテーションマニュアル—運動療法. 第2版. 照林社；2012. p.4-5.

■参考文献

1) 安倍紀一郎，森田敏子：呼吸機能学と呼吸器疾患のしくみ. 日総研出版；2009. p.25-9.
2) 石川 朗編著，野原幹司：言語聴覚士のための呼吸ケアとリハビリテーション. 第2版. 中山書店；2020.
3) West JB：Pulmonary Physiology and Pathophysiology：An Inregrated, Case-Based Approach. Lippincott Williams & Wilkins；2001./堀江孝至訳：ウエスト呼吸の生理と病態生理—症例から考える総合的アプローチ. メディカル・サイエンス・インターナショナル；2002. p.26-30.

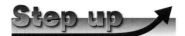

1. 新型コロナウイルス感染症（COVID-19）と理学療法

　新型コロナウイルス感染症（coronavirus disease 2019：COVID-19）は，2019 年 12 月に中国で初めて報告され，日本においては 2020 年 1 月に最初の感染が確認され，急速に拡大した．感染から 1 週間程度の潜伏期間の後，発熱，鼻水，のどの痛み，咳などの呼吸器症状や，嗅覚異常や味覚異常などの症状が現れ，感染者の一部では肺炎が悪化し，酸素投与や集中治療室での人工呼吸管理が必要となる．基礎疾患のある人や高齢者，さらに喫煙歴のある人の重症化リスクが高い．

　COVID-19 患者への理学療法は，発生当初は感染患者の対応に関する知識と技術が伴わず，導入が遅れる傾向にあった．また，急性期での対応が終了後，その患者の受け入れが可能な医療機関が限られており，呼吸器症状の後遺症に加え，運動機能障害が残存していても継続して理学療法を受けることができず，自宅療養となることも多くみられた．特に，重症患者は，ICU-AW（ICU-acquired weakness）を合併することが多いため，理学療法の早期介入が重要との報告がなされた（Lecture 14・Step up 参照）．

　ICU-AW は，COVID-19 治療における鎮静や筋弛緩薬，ステロイド薬の使用など，種々の要因で引き起こされ，急速に進行する全身の筋力低下を特徴とする．筋力低下は，四肢の筋肉に加え，嚥下に関与する頸部筋，また呼吸に重要な横隔膜にも及ぶ．ICU-AW の発症後は，回復に長期間を要することが多いため，早期介入による予防が重要となる．早期介入では，感染に十分配慮しながら ICU 滞在中から関節拘縮の予防として関節可動域トレーニング，自動介助運動，基本動作練習を実施する（図 1）[1]．

　一方，COVID-19 患者は，脳血管障害や高齢で整形外科疾患を合併していることも多い．呼吸器疾患だけでなく，理学療法対象疾患ととらえて対応することが重要である．

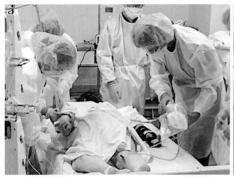
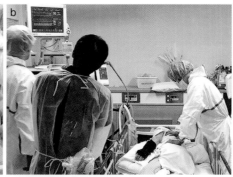
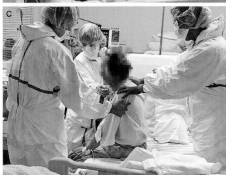
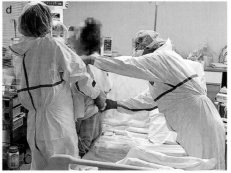

図 1　重症 COVID-19 患者に対する集中治療室での理学療法
集中治療室における人工呼吸管理中の重症 COVID-19 患者に対する理学療法では，ケアの量の確保と感染予防のため，少なくとも 2 人の理学療法士と 1 人の看護師を必要とした．
a, b：体位ドレナージ（腹臥位，シムズ位），c：端座位，d：立位．
（Shimogai T, et al.：Kobe City Hosp Bull 2021；60〈in press〉[1]）

2. 呼吸リハビリテーションの目的と効果，EBM

　COPD に対する呼吸リハビリテーションは，すでに多くのエビデンスが示されている．COPD の国際ガイドラインである GOLD（Global Initiative for Chronic Obstructive Lung Disease）2020 年版では，COPD における呼吸リハビリテーションの効果は，「運動耐容能の改善」「呼吸困難の軽減」「健康関連 QOL の向上」「入院回数と日数の減少」「COPD による不安・抑うつの軽減」「増悪による入院後の回復を促進」の項目がエビデンスレベル A（無作為

表1 ACCP/AACVPR による Evidence-Based Clinical Practice Guidelines に示された
呼吸リハビリテーションに関するエビデンス

		推奨レベル	
		1（高い）	2（低い）
エビデンスレベル	A（強い）	●呼吸リハビリテーション（以下，呼吸リハ）は COPD の息切れを軽減 ●呼吸リハは COPD の健康関連 QOL（HRQOL）を改善 ●6〜12 週の呼吸リハはいくつかの有益な効果をもたらし，それらは 12〜18 か月かけて徐々に減少 ◆COPD の運動療法は，歩行にかかわる筋群のトレーニングが必須 ◆筋力トレーニングを加えることにより，筋力が増強，筋量が増加 ◆上肢支持なし持久力トレーニングは COPD に有用であり，呼吸リハに加えるべき ◆低強度負荷および高強度負荷による COPD の運動療法は，両者とも臨床的に有用	
	B（中等度）	●呼吸リハは COPD 以外のいくつかの慢性呼吸器疾患においても効果的 ◆COPD の高強度負荷による下肢運動トレーニングは低強度負荷トレーニングよりも生理学的効果は大きい ◆吸気筋トレーニングを呼吸リハの必須の構成要素としてルーチンに行うことを支持するエビデンスはない ◆患者教育は，呼吸リハの不可欠な構成要素．相互的なセルフマネジメント，増悪の予防と治療に関する情報提供が必須	●呼吸リハは COPD の入院日数や医療資源の利用を減少 ◆COPD に対する包括的呼吸リハは心理・社会的効果をもたらす ◆選択された重症 COPD の運動トレーニングに NPPV を併用すると，ある程度の相加的な効果が得られる
	C（弱い）	●HRQOL などいくつかの呼吸リハの効果は，12〜18 か月の時点でも対照群を超えて維持される ◆高度の運動誘発性低酸素血症をきたす患者には呼吸リハ中は酸素投与をすべき	●費用対効果が高い ◆より長期的なプログラム（12 週）は短期的なプログラムよりも効果の持続性が高い ◆呼吸リハ終了後の維持を目的とした介入は，長期的なアウトカムにある程度の効果を示す ◆COPD の呼吸リハに蛋白同化ホルモン剤のルーチンな併用を支持する科学的エビデンスはない ◆単独療法として行う心理・社会的介入を支持するエビデンスはわずかである ◆高強度負荷運動療法中の酸素投与は運動誘発性低酸素血症をきたさない患者の持久力をより改善させる可能性がある

●：呼吸リハビリテーションの効果に関するエビデンス，◆：手技，介入方法に関するエビデンス．
1）COPD に対する生命予後改善効果は，エビデンスが不十分．効果として推奨はできない．
2）COPD の呼吸リハにおいて，ルーチンの栄養補給療法併用を支持する科学的エビデンスは不十分．推奨はできない．
3）エビデンスに基づく推奨はできないが，臨床の現場および専門家の見解は，心理・社会的介入を包括的呼吸リハの構成要素として支持している．
4）エビデンスに基づく推奨はできないが，臨床の現場および専門家の見解は，COPD 以外の慢性呼吸器疾患患者への呼吸リハは，COPD と非 COPD の共通の治療計画に，疾患別，個別の治療計画を加えたものとすることを示唆している．
※ Ries AL, et al.：Pulmonary Rehabilitation：Joint ACCP/AACVPR Evidence-Based Clinical Practice Guidelines. Chest 2007；131（5 Suppl）：4S-42S を翻訳して改変．
（日本呼吸ケア・リハビリテーション学会ほか編：呼吸リハビリテーションマニュアル―患者教育の考え方と実践．照林社；2007．p.183[3]）
ACCP：American College of Chest Physicians, AACVPR：American Association of Cardiovascular and Pulmonary Rehabilitation.

化比較対照試験による，多量のデータがあり根拠が強い）と報告されている[2]．ACCP/AACVPR により呼吸リハビリテーションに関するエビデンスレベルをまとめたものを，表1[3] に示す．

■引用文献

1）Shimogai T, Kitai T, et al.：Early intensive physiotherapy for critically ill patients with coronavirus disease who require mechanical ventilation. Kobe City Hosp Bull 2021；60（in press）.
2）Global Initiative for Chronic Obstructive Lung Disease：Global Strategy for the Diagnosis, Management, and Prevention of Chronic Obstructive Pulmonary Disease. 2020 GOLD report.
3）日本呼吸ケア・リハビリテーション学会呼吸リハビリテーション委員会ほか編：呼吸リハビリテーションマニュアル―患者教育の考え方と実践．照林社；2007．p.183.

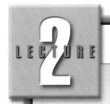

呼吸器系の解剖学・運動学

到達目標

- 呼吸器 (気管, 肺, 縦隔など) の構造が理解できる.
- 呼吸運動に関与している胸郭系の構造について理解できる.
- 呼吸運動に関与している筋肉について理解できる.
- 呼吸に伴う胸郭の運動について理解できる.
- 体表から呼吸器系の各部位を触診で特定することができる.

この講義を理解するために

　この講義では, 呼吸理学療法を実施するうえでの基礎となる, 呼吸器系の解剖学および運動学について学びます. そしてこれらの知識の習得のみならず, 体表から呼吸器系の各部位を触診で確認できる能力も身につけます.

　呼吸理学療法を実施するためには, その基礎となる呼吸器系について十分に理解しておくことが大切です. 気管や肺はどのような構造になっているのか, また, 体表から見てどの位置にあるのかを理解しておくことは, 後に学習するフィジカルアセスメントを理解するために必要な知識となります. 特に呼吸運動を観察する場合, 胸郭が吸気や呼気でどのように動くのか, また, なぜそのように動くのかは, 呼吸を診るうえでたいへん重要です. それらを可能にするためには, 解剖学や運動学を単に頭の中で覚えるのではなく, 体表から見た身体内部の構造, さらに呼吸による胸郭の運動, 呼吸筋のはたらきなどをイメージできることが大切です.

　呼吸器系の解剖学および運動学を学ぶにあたり, 以下の項目を学習しておきましょう.

　　□ 頸部から胸・腹部にかけての解剖学 (骨格・筋肉・内臓, 血管・神経など) を復習しておく.

講義を終えて確認すること

　　□ 呼吸器系の構造が理解できた.
　　□ 呼吸運動に関与している呼吸筋について理解できた.
　　□ 呼吸運動による胸郭の運動について理解できた.
　　□ 体表から肺の位置を確認するためのランドマークを触知できた.
　　□ 体表から見た呼吸器系 (気管, 肺, 横隔膜など) の位置が理解できた.

1. 呼吸器系の解剖学

呼吸器系の概要は**図1**のとおりである.

1) 上気道

上気道は鼻腔,咽頭,喉頭により構成され,下気道は,解剖学的に声帯を境として区別されている.上気道は吸入された粗大な異物を捕捉し排除するとともに,吸入気を加湿および加温する役割を担っている.

2) 下気道

下気道は,気管から気管支の末梢までの部分(終末細気管支)を指し,第7頸椎の高さで始まり,食道の前部に接しながら下方に伸びる半円筒状の管である.気管粘膜,気管支粘膜に覆われ,平滑筋と軟骨から成る柔軟な管である.

3) 気管

気管は,第7頸椎の高さで咽頭とつながり,第5胸椎の高さ(第2肋骨,胸骨角)で左右主気管支に分岐するまでの10～12 cmの管腔をいう.15～20個の馬蹄形の軟骨輪が前面を,縦走する弾力線維を有する結合組織(膜様部)が後面を形成するドーム状構造を呈している(**図2**).この構造によって,気管に対する圧迫やねじれなどの外的侵襲に対しても断裂しない強度を保っている.

4) 気管支の分岐

気管は胸郭中へ下降し,左右の1次気管支(主気管支)に分かれて肺に入る.右の1次気管支は左の1次気管支よりも太く短く,分岐の角度は右約25度,左約45度である(**図2**).各々の1次気管支から各肺葉へ至る2次気管支が分岐し,さらに肺区域へ至る3次気管支となる.5次気管支以降は小気管支とよばれ,小気管支までは軟骨と気管支腺構造が残存している.気管支は分岐が進むにつれて細くなり,10次気管支まで分岐すると気管支の直径は約1 mm,気管支軟骨は減少して軟骨片になり,これ以降は細気管支となる.細気管支は平滑筋線維と弾力線維のみで構成されており,線毛のはたらきはなくなる.12～16次分岐で気管支軟骨のない終末細気管支となり,終末細気管支より末梢で20次分岐あたりから気管構造は消失し,ガス交換を行う肺胞領域(呼吸細気管支,肺胞管,肺胞囊)となる(**図3**).

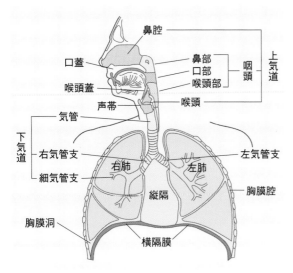

図1 呼吸器系の模式図

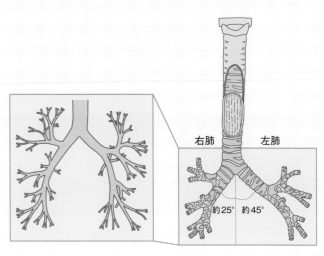

図2 気管支の分岐

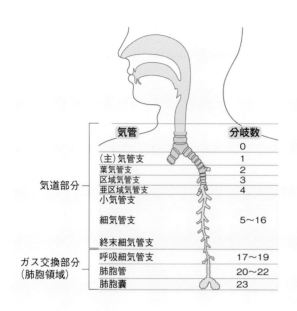

図3 気管の分岐

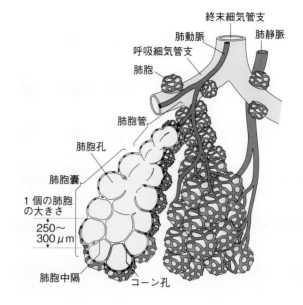

図4 肺胞の構造

LECTURE
2

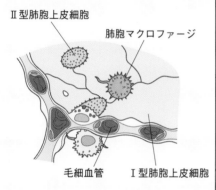

	ガス交換に都合の良い薄く伸びた構造
Ⅰ型肺胞上皮細胞（扁平肺胞上皮細胞）	Ⅰ型肺胞上皮細胞・基底膜・毛細血管内皮細胞とで血液空気関門を形成する
Ⅱ型肺胞上皮細胞（大肺胞上皮細胞）	立方状の大型細胞 界面活性剤（サーファクタント）を分泌する 肺胞における水の表面張力を低下させ，肺胞がつぶれるのを防ぐ
肺胞マクロファージ	肺胞内の小さな異物を処理する

図5 肺胞
（坂井建雄ほか編：人体の正常構造と機能. 日本医事新報社；2008. p.24[1]）

5) 肺胞

　肺の最も重要な機能であるガス交換は，肺胞管，肺胞嚢，肺胞から成る肺胞実質で行われている．肺胞は17次分岐から現れ始め，**図4**のようにブドウの房状の構造を呈しており，肺胞壁には毛細血管が豊富に分布している．直径は250～300 μm で約3億個あるとされており，総面積は年齢によって異なるものの成人で約80 m^2 程度であり，この面積を「呼吸：ガス交換」に利用している．肺胞壁は0.2～1.0 μm の薄い壁状構造で，一方が気腔に，もう一方が毛細血管内腔に面しており，この薄い膜構造の間で酸素と二酸化炭素の交換が行われている．

　肺胞組織は2種類の上皮細胞で被覆されており，それぞれⅠ型肺胞上皮細胞（以下，Ⅰ型），Ⅱ型肺胞上皮細胞（以下，Ⅱ型）とよばれている（**図5**）[1]．Ⅰ型とⅡ型の数は圧倒的にⅡ型が多いが，Ⅰ型は薄く扁平な大型細胞で，肺胞壁の約95％を被覆している．一方，Ⅱ型はやや厚みのある小型細胞で，Ⅰ型の細胞内に点在しており，肺胞面積の約5％を被覆している．Ⅱ型は肺の修復および再生に関与し，同時に肺胞表面を被覆する肺サーファクタント（界面活性剤）を分泌している．

　肺胞壁にはコーン孔とよばれる円形または楕円形の小孔があり，隣り合った肺胞の

MEMO
解剖学的死腔
死腔とは気道において血液とガス交換を行わないガスの導管部を占める領域．死腔には解剖学的死腔と生理学的死腔に分類されるが，解剖学的死腔は呼吸器系の全容積から肺胞容積を引いたものである．

MEMO
肺サーファクタント
（pulmonary surfactant）
肺胞の表面を被覆する界面活性剤であり，肺胞構造の維持や異物除去作用，局所免疫機能などのはたらきがある．肺胞が丸い形を維持できるのは，サーファクタントが肺胞内腔を被覆しているためで，このサーファクタントがなくなると肺胞はつぶれてしまう．

コーン（Kohn）孔

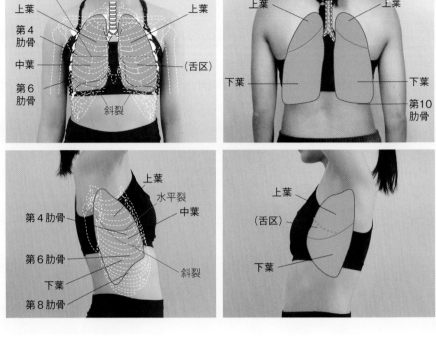

図6　体表から見た肺の位置

肺区域
(pulmonary segment：S)

側副換気を裏づける形態と考えられているが，通常は肺表面を覆っている被覆液によって小孔は開存していないことが示唆されている．

6）肺の解剖と体表から見た位置

　肺は生体内に必要な酸素を空気中から取り込み，最終代謝産物である二酸化炭素を体外に排出する臓器である．肺は胸腔内に左右で2つ存在し，半円錐状を呈している．心臓がやや左側に偏位していることや肝臓があることなどから，右肺は左肺に比べてやや大きい．

　各肺は右が3つ，左が2つの肺葉に分かれる．肺の表面には深い切れ込み，すなわち裂（斜裂と水平裂）があり，これによって肺葉に分けられている（**図6**）．斜裂は左右両肺にみられ，後上方から肋骨面に沿って前下方に回って走る．水平裂は右肺のみにみられ，肺の前面で第4肋骨に沿ってほぼ水平に横走する．右肺は斜裂と水平裂とによって上葉，中葉，下葉に分かれ，左肺は斜裂で上葉，下葉に分かれる．肺葉はさらに気管支の分岐によって肺区域に分割され，$S^1 \sim S^{10}$ と示される（**図7**）．

　肺は部位を示すための上下端として肺尖部，肺底部，3つの面として肋骨面，横隔面，内側面，さらに前縁，後縁などと区別できる．

　体表から見て，肺尖部は肺の上端部で鎖骨内側1/3の部位で3cm程度（2横指程度）上まで位置している．前方には鎖骨下動脈が走り，後方には第一肋骨の頸がある．肺底部は肺の下面で，横隔膜の上に乗っている．

　肋骨面は肋骨に接する肺の外面で，胸郭の内面に一致し凸面となっている．横隔面は横隔膜に面する下面で，横隔膜がドーム状に挙上しているため凹面になっている．内側面は左肺と右肺にある縦隔に向かい，やや陥凹している．特に心臓に対する部分は深く凹み，心圧痕といわれ，左肺で著明である．心圧痕の後上方に胸膜に覆われていない部分があり，気管支，血管，リンパ管，神経などが出入りする肺門がある．

7）循環系の解剖

　循環器系の役割は，血液を介して全身の臓器や組織が活動するために必要な酸素や

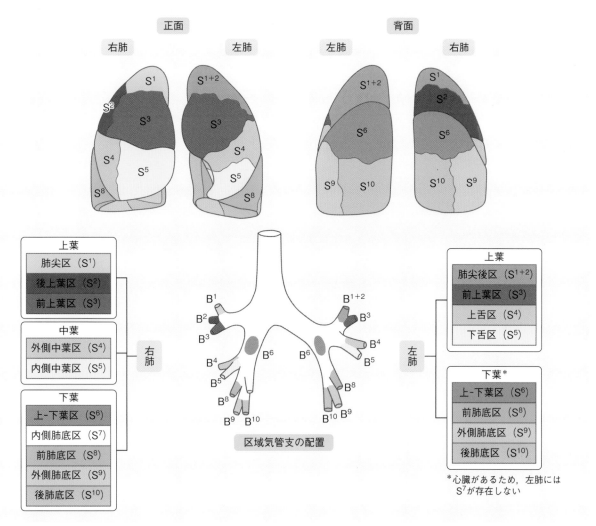

図7 肺区域
左肺には S^7 がない．一方，右肺では S^7 は前面から見ると S^5 の後方に，後面から見ると S^{10} の前方に位置しているため，上図では見ることができない．

栄養素を供給することと，不要になった二酸化炭素や老廃物を回収することである．呼吸によって取り込まれた酸素が心臓のはたらきによって全身に送ることができなければ，生命活動を営むためのエネルギーを作り出すことはできない．よって呼吸器系と循環器系は密接な関係にあり，それぞれが正常に機能することが生命活動のために重要である．

　心臓は生きたポンプであり，大きさは握りこぶし大で，重量は成人で約250～300 gである．胸骨の背面で第2～6肋骨の高さのほぼ中央にあり，心尖が左を向いている（**図8**）[2]．ヒトの心臓は右心房（右房），右心室（右室），左心房（左房），左心室（左室）から成る4つの部屋に分かれており（**図9**）[2]，それぞれが一定のリズムで収縮と弛緩を繰り返すことで，全身に血液を送っている．

8) 肺循環（小循環系）と体循環（大循環系）　（図10）

（1）肺循環（小循環系）

　全身から戻ってきた二酸化炭素を多く含む静脈血は一度心臓に戻った後，肺で二酸化炭素から酸素に交換される（ガス交換）．その後，酸素を多く含んだ動脈血が心臓から全身に送り出される．肺循環（小循環系）は「心臓→肺動脈→肺→肺静脈→心臓」の一連の流れで，1周する時間は約3～4秒である．

区域気管支
（segmental bronchus：B）

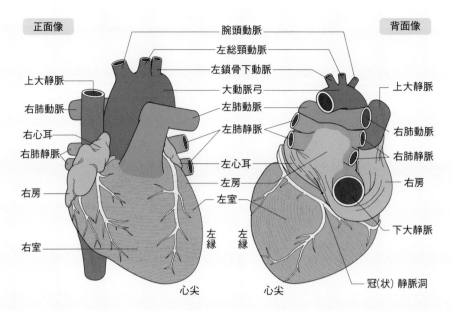

図8　心臓の外観
（木村雅彦編：15 レクチャーシリーズ 理学療法テキスト. 内部障害理学療法学 循環・代謝. 第2版. 中山書店；2017. p.3[2]）

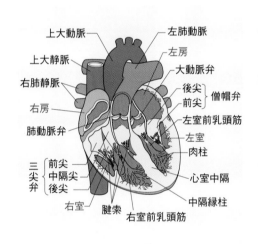

図9　心臓の内腔
（木村雅彦編：15 レクチャーシリーズ 理学療法テキスト. 内部障害理学療法学 循環・代謝. 第2版. 中山書店；2017. p.3[2]）

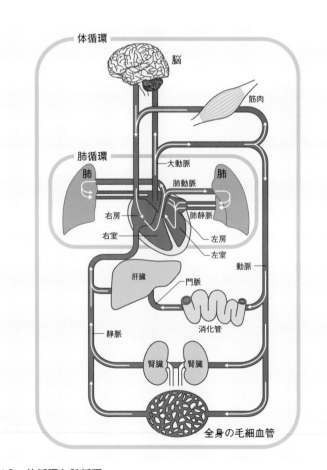

図 10　体循環と肺循環

（2）体循環（大循環系）

　心臓のポンプ機能によって体内を循環する血液は，全身の各器官（臓器）や細胞（筋肉）のすみずみに酸素や栄養素を運び，さらに不要となった二酸化炭素や老廃物を受け取って，身体の外に排出するために絶え間なく流れている．体循環（大循環系）は「心臓→大動脈→動脈→毛細血管→静脈→大静脈→心臓」の一連の流れで，1周する時間は約 20 秒である．

2. 胸郭の構造

1）胸郭

胸郭を構成する組織は，外表の皮膚，骨格，呼吸運動に関する筋肉，胸腔内面を覆う壁側胸膜および横隔膜である．骨格は12の胸椎と12対の肋骨および胸骨（胸骨柄，胸骨体，剣状突起）から成り，その形状は，尖端を上方に向けた円錐形をなし，横断面は脊柱（椎体）の突出によって凹面を後方に向ける大豆形をなしている（図11，12）．

胸郭の上方は，第1肋骨，胸骨柄および第1胸椎椎体によって区切られ，胸郭上口（出口）をつくる．下方は胸郭下口とよばれ，胸骨の剣状突起，第7〜10肋軟骨，第11・12肋骨および第12胸椎椎体の下縁によって囲まれている．第8〜10肋軟骨は結合し，全体として下方に向かう膨隆した弓状縁をつくり，肋骨弓とよばれている．

2）胸腔

胸郭の内部は胸腔といい，肺の表面と胸腔の内面は連続した胸膜で覆われ袋状となっている．胸膜は壁側胸膜と臓側胸膜に分けられ，肺門や肺靱帯で接合し，胸腔を形成している．この胸腔内には少量の胸水があり，呼吸運動時の胸膜間の摩擦を防ぐはたらきをしている．胸腔の下方は横隔膜によって腹腔から隔てられ，胸腔内部は心臓や肺を含んでいる．

3）縦隔　（図13，14）

縦隔は，胸腔内で左右の縦隔胸膜に挟まれ，左右の胸腔を隔てる構造物の総称であ

MEMO
胸水
胸水は通常，胸腔内に少量存在しているが，異常にたまることを胸水貯留という．胸水が貯留する原因としては，感染症，腫瘍，外傷，心不全，腎不全，肝不全などさまざまあり，呼吸困難や咳などを引き起こす．

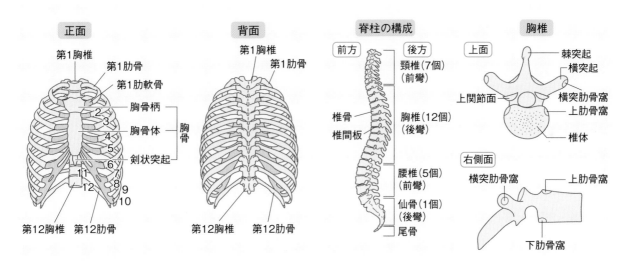

図11　胸郭の構造

図12　脊椎の構成と胸椎

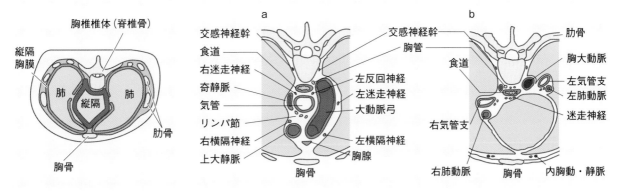

図13　胸部横断面の模式図
縦隔には心臓，大血管，気管・気管支，食道，胸腺などがある．

図14　縦隔の上部（a）と後部（b）

✎ MEMO

食道癌手術の際，反回神経周囲のリンパ節郭清を行うことが多いが，合併症として反回神経麻痺が起こることがある．反回神経麻痺を生じると誤嚥を起こしやすく，声帯にも影響して声がかすれる嗄声が起こる．

☝ 試してみよう

自分のウエストに手を置き，第11肋骨（浮肋）を探してみよう．

👁 覚えよう！

肋骨の走行は上位と下位で異なる．この違いが胸郭の動きにかかわっていることを理解する．

る．頭側は胸郭上口（胸骨上縁と第1胸椎椎体上縁を結ぶ線），尾側は横隔膜，前方は胸骨，後方は胸椎椎体に囲まれた部分を指し，内部に多数の器官を有している．

縦隔は上部縦隔，下部縦隔（前縦隔，中縦隔，後縦隔）に分けられ，胸骨柄の下端と第4胸椎とを結ぶ線の上方にある上部縦隔には，胸腺，上大静脈，大動脈弓，気管，食道などがあり，これらの血管には迷走神経，反回神経，横隔神経などが密接に分布している．

下部縦隔の前縦隔は，前方が胸骨で後方が心囊によって囲まれる領域であり，胸腺下部，縦隔リンパ節，内胸動脈下部などがある．中縦隔には，心臓，上行大動脈，肺動脈，肺静脈，上大静脈下部，気管下端，主気管支，リンパ節，横隔神経などがある．心囊の後方を占める後縦隔には，下行大動脈，食道，胸管，奇静脈，半奇静脈，交感神経，迷走神経，縦隔リンパ節などがある．

4）骨，関節

（1）胸椎（図12参照）

胸椎は胸郭の支柱であり，肋骨の起点として胸郭運動の支点になる．12個の椎体（第1～12胸椎）で，頸椎よりは丈高く大きく，腰椎よりは丈低く小さく，下位に進むにつれて大きくなる．横突起がよく発達しており，上位胸椎では外側方に，下位では後外側方に突出している．横突起尖端の前面には横突肋骨窩があり肋骨結節と接するが，第1～10胸椎にはあるものの，第11および第12胸椎にはない．

（2）肋骨（図11参照）

肋骨は12対あり，胸郭後方で脊椎と関節をつくり，前方で胸骨に連なる．第1～7肋骨は肋軟骨を経てそれぞれ個別に胸骨と関節をつくり，真肋とよばれている．残る5対の肋骨は仮肋とよばれ，その前方が胸骨には直接結合していない．第8～10肋骨ではそれぞれの肋軟骨はすぐ上位のものと関節をつくっており，間接的に胸骨に連なっている．第11・12肋骨の軟骨端は自由であり浮肋（浮遊肋骨）とよばれている．

肋骨の彎曲は弓形をなして凸側を外方に向けており，その彎曲度の最も著しいところを肋骨角というが，第11・12肋骨にはない．

呼吸に関係のある胸郭内の関節は，肋骨を介して形成されている．後部には肋椎関節があり，これには肋骨頭関節と肋横突関節の2つが含まれる．前部胸肋結合には，胸肋関節と肋軟骨結合がある．

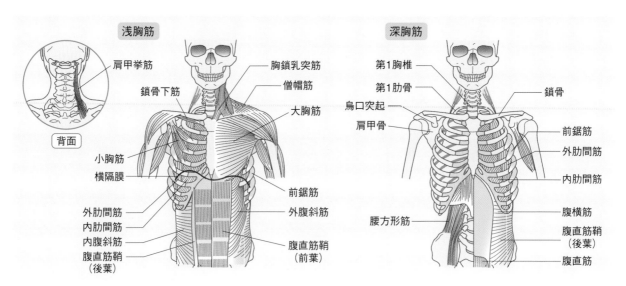

図15　胸郭の筋肉

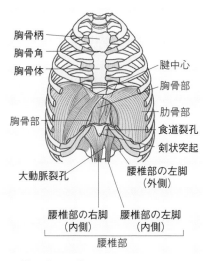

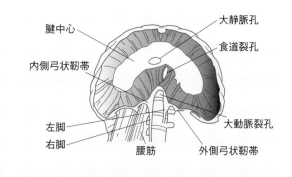

図17　横隔膜の解剖（下方から見た図）

図16　横隔膜の形状

(3) 胸骨（図11参照）

　胸骨は胸郭前面にあり，胸骨柄，胸骨体，剣状突起の3部から成る．胸骨柄と胸骨体の結合部は胸骨角とよばれ，やや尖っている．

(4) 胸郭の筋肉（図15）

　胸郭を覆う筋は，肋骨面より表層にある浅胸筋，肋間やその深層にある深胸筋および横隔膜の3つに分けることができる．

　浅胸筋は大胸筋や小胸筋などで，大胸筋は鎖骨部，胸肋部，腹部に分かれ，それぞれが上腕骨の大結節稜に付着している．また，小胸筋は大胸筋の下面にある筋で，第2〜5肋骨前面から起こり，肩甲骨の烏口突起に付着し，いずれの筋も胸郭を広げ吸気を助ける作用がある．

　深胸筋は外肋間筋や内肋間筋などで，肋間を走行する筋である．外肋間筋は肋骨を挙上するはたらきがあるため吸気筋として，内肋間筋は肋骨を引き下げるため呼気筋として主に作用する．

　横隔膜は胸腔と腹腔を分け，上方に向かって膨隆する板状の筋で，その中央部は腱膜から成り，腱中心とよばれている．腰椎部，肋骨部，胸骨部の3つの部位から始まって腱中心に付着しており，横隔膜の収縮や弛緩によって呼吸運動の吸気および呼気の大部分が行われている（図16，17）．

(5) 呼吸にかかわる筋肉

　呼吸運動は吸気筋と呼気筋によって行われているが，安静時にはたらく筋肉と努力呼吸時にはたらく筋肉とに分かれる（表1）．安静時の吸気では主に横隔膜，外肋間筋と内肋間筋の前方傍胸骨部が主動作筋であり，安静時の呼気は吸気筋が弛緩することにより生じる．

　努力呼吸時の吸気では，頸部周辺の胸鎖乳突筋，斜角筋，僧帽筋などがはたらき，努力呼吸時の呼気では腹筋群や内肋間筋の横・後部がはたらく．

3. 呼吸運動のメカニズム

　安静時の吸息は，横隔膜が収縮して下降することで平低となり，中心部は1.5〜3cm程度下がることで，胸郭が広がる．胸郭が広がると胸腔内の圧と肺の弾性が変化し，胸腔内は陰圧状態となるため，圧勾配によって，外部より空気が肺の中に流入し肺が膨らむ．安静時の呼息は受動的に行われており，胸郭が拡張，肺が膨張して吸息が終了すると，それぞれの弾性によってもとに戻ろうとすることで，空気が肺から

ここがポイント！
胸骨角の確認
胸骨上切痕部に示指の指腹を当て，そこから下に向かって胸骨上をなぞっていくと，途中で尖った部分を感じる．そこが胸骨角である．第2肋骨と同じ高さにある．

MEMO
横隔膜の表面積は，約250 cm²である．

表1　呼吸にかかわる筋肉など

	吸気筋	呼気筋
安静時	横隔膜 外肋間筋 内肋間筋の前方傍胸骨部	胸郭自体の弾性 肺の弾性収縮力 内肋間筋
努力呼吸時	僧帽筋 斜角筋 胸鎖乳突筋 大・小胸筋 腰方形筋 肋骨挙筋 肩甲挙筋	内肋間筋の横・後部 腹直筋 内・外腹斜筋 腹横筋

呼吸運動のメカニズム
▶ Lecture 3参照．

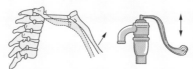
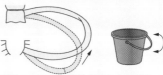

正常な上部胸郭の動き
＝ポンプの取っ手様の動き

側面から見て，吸気時に肋骨と胸骨を前上方に引き上げ，胸郭の前後径が増大する

正常な下部胸郭の動き
＝バケツの取っ手様の動き

正面から見て，肋骨を前上方に引き上げ，胸郭の横径が増大する

図18　胸郭の動き

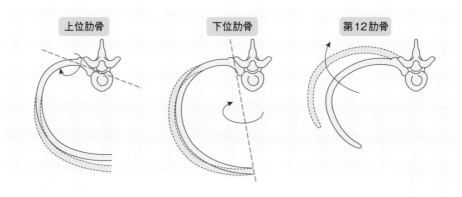

上位肋骨　　　下位肋骨　　　第12肋骨

図19　肋骨の動き

排出される．この際にも呼息に対するエネルギーをほとんど必要としない．しかし強い呼息（呼気努力）のときには内肋間筋が収縮して肋骨を引き下げ，さらに腹筋の収縮によって横隔膜を上方に押し上げることで胸腔内を狭くし，空気を排出する．

4. 胸郭の運動

　胸郭の動きは，部位により動きに特徴がみられる．上部胸郭である第1〜6肋骨までは，吸気時に胸骨を中心として前上方へ拡張してくる動きがみられ，ポンプの取っ手様の動きとよばれる．下部胸郭である第7〜10までの肋骨は，吸気時に外側へと拡張する動きがみられ，バケツの取っ手様の動きとよばれている（**図18**）．

　肋椎関節における肋骨の運動について考えると，肋骨頭関節と肋横突関節は機構的に結合して1つの関節を形成している．結合した関節は，それぞれ関節の中心を通る軸の回りを回旋することができる．

　上部胸郭がポンプの取っ手様に動くのは，**図19**のように上位肋骨では肋骨頭関節と肋横突関節を結ぶ線の角度が前額面に近いためであり，下部胸郭がバケツの取っ手様に動くのは，下位肋骨は肋骨頭関節と肋横突関節を結ぶ線が矢状面に近いためである．第12肋骨ではさらに動きが異なってくる．

■引用文献

1) 坂井建雄，河原克雅編：人体の正常構造と機能．日本医事新報社；2008．p.24.
2) 小倉 彩：循環器系および腎臓の構造と機能．石川 朗総編集，木村雅彦責任編集：15レクチャーシリーズ 理学療法テキスト．内部障害理学療法学 循環・代謝．第2版．中山書店；2017．p.3.

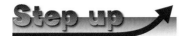

1. 体表解剖の理解

呼吸理学療法を実施するうえで，体表解剖を理解しておくことはとても重要である．特に Lecture 5 で学習するフィジカルアセスメントでは，体表から肺の中の状態をイメージすることが求められるため，体表から見て肺がどの位置にあるのか，各肺葉がどの部位なのかを理解しておく必要がある．ここでは体表から肺の位置を確認するため，ランドマークとなる部位（骨）を触診で確認し，最終的には体表に肺の絵を描いてみよう（図1）．

1）実習準備

モデル役にベッド上で背臥位（場合によっては側臥位や腹臥位）になってもらう．このとき，男性は上半身の服を脱いでおき，女性の場合は書き込みが可能な白のTシャツやタンクトップを着ておく．

用意するものは，肺を描くためのペンであるが，実習後に消すことや，Tシャツなどに描く際ににじみにくいことを考えるとポスカ®が使いやすい．

2）正面

（1）気管の確認

①頸部の咽頭より下の甲状軟骨付近（男性の喉仏）に軽く触れ，その下にある輪状軟骨である気管を確認する．

②気管を母指と示指で軽くつまんだら，形を確認しながら徐々に下へ移動していき，胸骨上切痕部のところで胸腔内に入っていくのを確認する．気管に触れる場合，甲状軟骨の上後方付近に頸動脈があるため，左右から同時に頸動脈を圧迫すると血圧が急激に低下するため，注意する．

③左右の胸鎖関節に囲まれた胸骨柄に触れ胸骨体につながっている部分（胸骨角）を確認する（第2肋骨の高さ）．

④胸骨角の高さで気管が左右に分岐している（気管の分岐角度は，右約25度，左約45度）ことをイメージする．

⑤視覚的に理解するため，胸骨柄，胸骨体，剣状突起の輪郭を触診で確認し，ペンで記入する．

（2）肺の位置の確認

肺の上端（肺尖部）は，両鎖骨内側 1/3 から上方 3 cm（2横指程度）まで位置している．下端は，鎖骨中央線上で第6肋骨までの高さにある（**講義・図6**参照）．

①鎖骨を確認し，内側 1/3 の部分に示指を鎖骨に沿うように当て，肺尖部に印をつける．

②鎖骨全体に触れるよう示指，中指，環指，小指を当て，鎖骨の走行を確認する．

③そのままの状態から指を下に下ろすと最初に触れるのが第2肋骨である（第1肋骨は胸鎖関節のすぐ下辺りにわずかに触れる）．

④同様に第3，第4，第5，第6と肋骨を確認し，可能な限り肋骨の走行をペンで記入する．

⑤肺の上葉部分は，正面では肺尖部から第4肋骨までの部分となるため，第4肋骨の部分に印をつける．

⑥前面での肺の下端は第6肋骨の高さであるため，第6肋骨の部分に印をつける．

⑦胸部前面において，肺尖部，肺の下端部の印をもとに，肺の形を描く．

⑧第4肋骨の高さで水平に線を入れ（水平裂），上葉の部分を明確にする．第4肋骨と第6肋骨の間と，背部から第6肋骨下縁に向けて引いた線（斜裂）に囲まれた部分が中葉である．

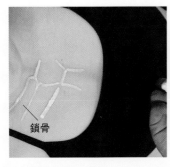
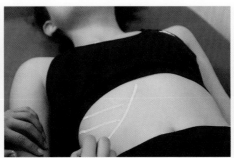
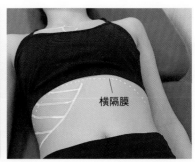

鎖骨　　横隔膜

図1 肺の位置の確認

⑨左肺も同様に肋骨を確認し，肺の形を描く．ただし，左肺には水平裂を引かず，斜裂のみを描く．

3）右側面

肺の下端は中腋窩線上で第8肋骨の位置であり，右肺は水平裂と斜裂によって上葉，中葉，下葉に分かれる．

①正面で確認した第6肋骨（正面での肺の下端）の印から，第7，第8肋骨とそれぞれの肋骨を確認する．

②中腋窩線（腋の真ん中から下に下ろした線，服の縫い目の線）との交点に印をつける．そこが右側面での肺の下端である．

4）左側面

肺の下端は中腋窩線上の第8肋骨の位置で，左肺は斜裂によって上葉と下葉に分かれ，右肺の中葉に相当する部分は上葉の一部である舌区となる．

①右側面と同じように，第6肋骨の印から，第7，第8肋骨とそれぞれの肋骨を確認する．

②第8肋骨と中腋窩線の交点に印をつける．そこが左側面での肺の下端である．

5）背面

背面での肺の上端は第7頸椎棘突起で，下端は肩甲骨線（肩甲骨下角を通る垂直線）上で第10肋骨の高さである．

①第7頸椎棘突起（頸部屈曲時に最も出ている骨）を確認し，その高さを左右の上端として印をつける．

②肩甲骨線上で左右の第10肋骨の部分に印をつける．

③背部での肺の上端と下端がわかったら，肺の形を描いてみる．

④第2胸椎棘突起を探し，左右肺の内側から前面での肺の下端である第6肋骨の部分に向かって斜めの線を描く．これが斜裂となる．

> **ここがポイント！**
> 第10肋骨の探し方は，上から順に探す方法もあるが，下から探したほうが早い．第11肋骨と第12肋骨は上の肋骨と肋軟骨結合をしていない浮肋であるため，不安定である．背部より腰部付近で肋骨を上から軽く押しながら，よく動く肋骨と動きが悪くなる肋骨を探し，第10肋骨と第11肋骨を区別する．第10肋骨がわかれば，肩甲骨線上との交点が背部における肺の下端となる．

2. 肺の体表解剖のランドマーク

肺の体表解剖を覚える場合のランドマークを表1に示す．

肺の区域は，各区域につながる気管支の番号を示した気管支体操で覚えるとよい（図2）．

表1 肺の体表解剖のランドマーク

正面	気管の分岐部：第2肋骨の高さ（胸骨角） 肺尖部：鎖骨内側1/3より2横指（3cm）上 右肺上葉と中葉の境（水平裂）：第4肋骨と鎖骨中央線の交点 肺の下端：第6肋骨と鎖骨中央線の交点
側面	肺の下端：第8肋骨と腋窩中央線の交点
背面	肺尖部：第7頸椎棘突起 斜裂の上端：第2胸椎棘突起 肺の下端：第10肋骨と肩甲骨線の交点

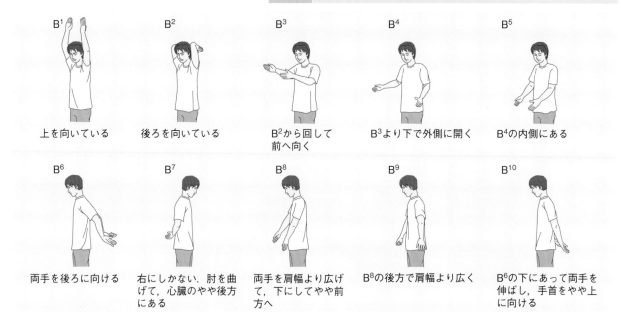

B¹　上を向いている
B²　後ろを向いている
B³　B²から回して前へ向く
B⁴　B³より下で外側に開く
B⁵　B⁴の内側にある

B⁶　両手を後ろに向ける
B⁷　右にしかない．肘を曲げて，心臓のやや後方にある
B⁸　両手を肩幅より広げて，下にしてやや前方へ
B⁹　B⁸の後方で肩幅より広く
B¹⁰　B⁶の下にあって両手を伸ばし，手首をやや上に向ける

図2　気管支体操
B¹～B¹⁰は区域気管支の名称で，肺区域（S¹～S¹⁰）に対応している．

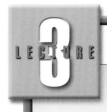

呼吸器系の生理学

到達目標

- ● ヒトが生きるために必要な呼吸の目的や意味を理解する.
- ● 換気およびガス交換について理解する.
- ● 動脈血液ガス分析値を解釈できる.
- ● 呼吸機能評価（特にスパイロメトリー）の目的や方法について理解する.
- ● 動脈血液ガス分析やスパイロメトリーの値から病態を推測できる.

この講義を理解するために

　この講義では，呼吸理学療法を学んでいく過程で必要不可欠な基礎知識として，呼吸器系の生理学について学習します.

　最初に，ヒトが生きていくために必要である呼吸の意味や目的を理解したうえで，呼吸によって取り入れられた酸素がどのように体内に入っていくかの過程を学習します. 次に実際の体内における酸素の量（動脈血液ガス）を数値で覚えるだけでなく，なぜそのような値になるのかの意味を理解します. それによって，呼吸不全となる原因や病態について把握することが可能となります. さらに呼吸機能検査として重要なスパイロメトリーについて，その目的や方法だけでなく，数値の意味や波形の解釈を学び，実際の臨床における病態と照らし合わせて理解していきます.

　呼吸器系の生理学を学ぶにあたり，以下の項目を学習しておきましょう.

　　□ 生理学の呼吸および循環にかかわる部分を学習しておく.

　　□ 呼吸機能検査の方法や手順を確認しておく.

講義を終えて確認すること

　　□ 呼吸の役割が理解できた.

　　□ 換気およびガス交換のしくみが理解できた.

　　□ 動脈血液ガス分析値の基準値が理解できた.

　　□ スパイロメトリーについて，基本的事項が理解できた.

　　□ 動脈血液ガス分析値やスパイロメトリーの値から，臨床の病態を推測できた.

1. 換気とガス交換

1）換気とは

呼吸運動によって肺胞に入ってきた空気と肺毛細血管との間でガス交換が行われるが，換気とはこの空気と肺胞の間で行われる気体の出入りをいう．肺の中に入ってくる空気の量（1回換気量）は，安静時の呼吸は成人で約500 mLであり，これにはガス交換に関与しない気道（解剖学的死腔）に存在する空気の量も含まれている．したがって，実際にガス交換に関与する空気の量は解剖学的死腔が約150 mLであることから，「500−150＝350 mL」となり，これが肺胞に到達し実際のガス交換に関与する量（肺胞換気量）となる．1回換気量に呼吸数をかけたものが1分間あたりの換気量で分時換気量である．

換気量は，①呼吸筋の収縮力，②胸郭や肺の弾性（コンプライアンス），③気道抵抗の3つの因子の影響を受ける．呼吸筋力が徐々に低下するような神経筋疾患では，肺は問題ないものの，胸郭のコンプライアンスが徐々に低下し，その結果，1回換気量が低下してくる．

2）ガス交換（拡散）とは

換気によって肺胞内には常に新鮮な空気が送り届けられ，肺胞壁に張りめぐらされた毛細血管内の血液との間で拡散によるガス交換が行われる．肺胞膜は肺胞の内面を覆う液層（肺サーファクタントを含む），肺胞上皮，上皮基底膜，肺胞上皮と肺毛細血管の間の間質，肺毛細血管基底膜，肺毛細血管内皮の6層から成る．肺胞中の空気と，それをとりまく肺毛細血管の中の血球とは，①表面活性物質の薄い膜，②細胞上皮，③間質，④毛細血管内皮，⑤血漿，⑥赤血球膜などによって隔てられているが，その厚さは0.4 μm以下であるため，ガス交換は容易である．この拡散は，肺胞内と毛細血管内とのガス分圧の差によって行われる（図1）．

拡散はガスの分子の大きさや水への溶解性などによって異なる．二酸化炭素の拡散能は酸素の約20倍であり，二酸化炭素は酸素に比べて分圧差1/20で酸素と同様の拡散を行うことができる．

2. 呼吸運動のメカニズム

安静時の呼吸では，横隔膜が下降し，外肋間筋が収縮して肋骨が前方に引き上げられることで胸腔が広がり，胸腔内圧が陰圧にシフトすることで外部から空気が流入し吸息が行われる．吸息が終わり，横隔膜がもとの位置に戻るとともに，肋間筋の収縮が終わり，肋骨は弾性と自重により，肺は弾性によりもとに戻ることで呼息が起こる．

呼吸様式では，主に横隔膜の運動によって行われるものを腹式呼吸（横隔膜呼吸），肋間筋などの収縮によって行われるものを胸式呼吸とよんでいる．横隔膜は普段，ドーム型をしており，収縮して下降することで平低となり，中心部は1.5〜3 cm程度下がることで胸郭が広がる．胸郭が広がると，胸腔内の圧変化と肺の弾性によって吸息が起こる．横隔膜が収縮し下降することによって胸腔内は陰圧状態となるため，圧勾配によって，外部より空気が肺の中に流入する形で肺が膨らむ（図2）．安静時の吸息は，横隔膜が下降することによって行われているため大きなエネルギーを必要としない．運動時や正常な呼吸運動をすることができない呼吸器疾患などは，呼吸補助筋を過剰に収縮させ，肋骨を上方に引き上げることによって吸気を行うため，多大なエネルギーが必要となる．

試してみよう

次のAさんとBさんにおいて，ガス交換に関与する肺胞換気量の違いを計算してみよう．
Aさん：1回換気量が500 mL，呼吸数が15回．
Bさん：1回換気量が250 mL，呼吸数が30回．
Aさんの分時換気量は「500×15＝7,500 mL」，分時肺胞換気量（ガス交換に関与する量）は「（500−150）×15＝5,250 mL」となる．
Bさんの分時換気量は「250×30＝7,500 mL」，分時肺胞換気量は「（250−150）×30＝3,000 mL」となる．
分時換気量が同じでも，1回換気量が異なれば分時肺胞換気量に差が生じ，上記の場合はAさんのほうが換気効率が良いことになる．

MEMO

肺サーファクタント
（pulmonary surfactant）
肺胞表面を覆っている界面活性剤．
▶ Lecture 2 参照.

MEMO

横隔膜の表面積は，約250 cm^{2}であり，250×（1.5〜3）＝375〜750（約500 mL）の1回換気量となる．

MEMO

健常者の1日の呼吸に費やす消費エネルギーは，50〜60 kcalである．

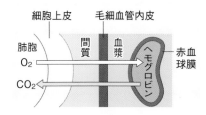

図1　拡散のしくみ

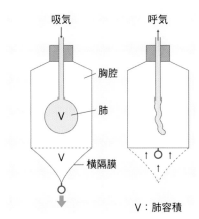

図2　吸息・呼息のメカニズムの
　　　概念モデル
図のように吸息時には横隔膜が収縮して
下降することで胸腔内圧が陰圧となり，
外から空気が流入して肺が膨らみ，胸郭
は拡張する．呼息時は横隔膜がもとの位
置に戻り，胸郭ももとに戻ることで肺が
縮み，空気が外に出る．

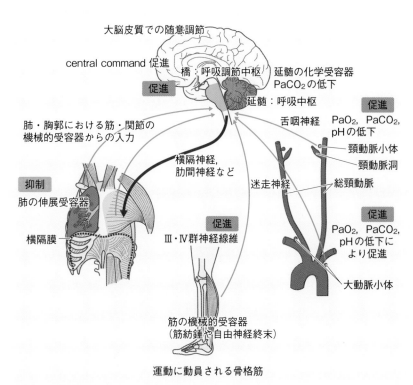

図3　呼吸調節のしくみ
化学受容器（頸動脈小体，大動脈小体，延髄），機械的受容器（肺の伸展受容器，骨格筋），
大脳皮質からの入力によって呼吸中枢が促進/抑制され，換気量が調節される．出力経路
としては，横隔神経や肋間神経などがあり，それぞれ呼吸筋である横隔膜，内外肋間筋，
腹筋群を制御する．
（解良武士：リハビリテーション運動生理学．メジカルビュー社；2016．p.37[1]）

LECTURE 3

　一方，安静時の呼息は受動的に行われており，胸郭が拡張，肺が膨張して吸息が終
了すると，それぞれの弾性によってもとに戻ろうとすることで，空気が肺から排出さ
れる．この際にも呼息に対するエネルギーをほとんど必要としない．しかし，強い呼
息（努力呼出）のときには内肋間筋が収縮して肋骨を引き下げ，さらに腹筋の収縮に
よって横隔膜を上方に押し上げることで胸腔内を狭くし，空気を排出する．

3.　呼吸リズムの調節

　呼吸の目的は体内に酸素を取り入れることであり，取り入れた酸素を利用して食事
によって摂取された栄養素からエネルギーを産生することで，運動を含めたさまざま
な生命活動が可能となる．活動によって必要とされる酸素の量も変化するため，呼吸
もその時々に変化し，調節されている．

　呼吸の中枢は延髄にあり，その他に，橋や脊髄などで呼吸リズムを形成している．
これら各部が神経回路をつくって吸息および呼息のパターンを形づくる（図3）[1]．呼
吸中枢には吸息性ニューロンと呼息性ニューロンとがあり，そこから規則正しい興奮
が胸髄から肋間筋に，また，頸髄から横隔膜に達する．そして吸息性ニューロンが興
奮すると，吸息に必要な筋を収縮させると同時に，呼気筋のはたらきを抑制し，吸息
運動が起こる．これと同様の機構で呼息も行われる．

4.　呼吸の化学的調節

　呼吸は化学的にも調節される．頸動脈の分岐部にある頸動脈小体や大動脈弓にある
大動脈小体の中にある化学受容器は，動脈血液中の酸素分圧や二酸化炭素分圧の変化

MEMO
胸郭をバネ，肺を風船に例える
と，呼吸運動は理解しやすい．
吸気で胸郭が拡張したことバネ
が伸びたと考えると，呼気では力
を抜けばバネは縮むため，胸郭は
もとに戻る．一方，吸気で膨らん
だ肺を風船と考えると，力を抜け
ばしぼんで空気が出る．このよう
に安静呼気では，エネルギーは
必要ない．

MEMO

CO_2 ナルコーシス
高二酸化炭素血症により，重度の呼吸性アシドーシスとなり，中枢神経系の異常（意識障害）を呈する病態.

伸展受容器（stretch receptor）

ヘーリング-ブロイヤー
（Hering-Breuer）反射

ここがポイント！

血液ガス分析によってモニターできるもの[4]
①動脈血酸素化能：PaO_2
　（動脈血酸素分圧）
②肺胞換気：$PaCO_2$
　（動脈血二酸化炭素分圧）
③酸塩基平衡：pH
④組織への酸素運搬：$P\bar{v}O_2$
　（混合静脈血酸素分圧）
$P\bar{v}O_2$ は組織への酸素運搬状況を確認するための検査であり，混合静脈血はスワン-ガンツ（Swan-Ganz）カテーテルによって肺動脈から採取して行う.

MEMO

血液ガスで用いられる値の単位には mmHg や Torr が用いられるが，これらは同じものとして扱われている. Torr は，大気の圧力を初めて水銀柱で測定したトリチェッリ（Torricelli E）の名前からとられたものである. また，hPa（ヘクトパスカル）が用いられることもあり，1 mmHg＝1.333 hPa で，1 hPa＝0.750 mmHg である.

試してみよう

ヘモグロビン（Hb）が 15 g/dL，SaO_2 が 98 %，PaO_2 が 95 mmHg の健常者の場合，CaO_2 の値は，以下のとおりである.
CaO_2＝15×0.98×1.34＋0.003×95＝19.983 mL/g

をとらえ，舌咽神経，迷走神経を介して呼吸中枢へ興奮を伝え，呼吸運動を変化させる（図3）[1]. 特に，二酸化炭素分圧の変化に対しては敏感であり，わずかでも二酸化炭素分圧が高くなると，呼吸の頻度と深さが大きくなり（多呼吸），肺胞換気量が増加して調節を行う. また，酸素分圧が高くなると無呼吸にもなる. 呼吸中枢がその興奮性を維持するにはある程度以上の二酸化炭素が血液中に存在することが必要である.

5. 呼吸の機械的調節

呼吸にはさまざまな反射が関与しており，肺迷走神経反射はその一つである. これは吸息によって肺が膨らむと，肺胞にある伸展受容器が興奮し，迷走神経を介してその興奮が呼吸中枢に伝えられる. その結果，吸息ニューロンの興奮を抑えて呼息が始まるもので，ヘーリング-ブロイヤー反射とよばれている. 呼吸は気道粘膜や皮膚からの反射にも影響を受け，気道内に異物が入ると，咳やくしゃみが起こり異物の侵入を防衛している.

6. 動脈血液ガスの評価

1）血液ガスとは

血液ガスとは，通常状態では気体として存在する元素や化合物（例えば，酸素や二酸化炭素）で，分子の状態で血液に溶けるものを指す. そして酸素分子（O_2）や二酸化炭素分子（CO_2）が動脈血にどれくらい溶け込んでいるかを測定することによって，心肺系の状況が把握でき，呼吸器疾患あるいは呼吸機能障害の重症度を判定したり，現在の治療を変更するか維持するかを判断したりする[2].

2）血液ガスに関する用語

血液には，酸素，窒素，二酸化炭素が溶解しており，その量的な表現として，以下のものがある[3].

- 濃度（F：fraction）：vol%
- 含量（C：content）：mL/dL
- 分圧（P：partial pressure）：mmHg または Torr

それ以外に，ガスの存在部位を a，v，A などの記号で表し，F，C，P と組み合わせて用いる. 小文字は液相（血液）を表し，大文字は気相（肺胞気など）を表している. 以下に，基本的な記号の意味を示す.

- 動脈血（a：arterial）
- 吸気（I：inspiratory）
- 静脈血（v：venous）
- 呼気（E：expiratory）
- 混合静脈血（$\bar{v}$：mixed venous）
- 肺胞気（A：alveolar）

流量を表す記号としてドットがあり，これは単位時間あたり（1分あたり）の意味である. 換気量（気体の流量）は $\dot{V}$，血流量は $\dot{Q}$ で表現される.

3）血液中の酸素の量

血液ガスの場合，酸素や二酸化炭素は血液中に物理的に溶解しているだけでなく，ヘモグロビン（Hb）や血液中の緩衝系と化学的に結合している. 血液が保持できる酸素の量は血液に溶解している溶解（溶存）酸素と Hb と結合した結合酸素との和であり，これを動脈血酸素含量（CaO_2）とよぶ. そして動脈血の酸素含量は次の式で計算できる.

$$CaO_2 \text{ (mL/g)} = Hb \times SaO_2 \text{ (%)} \times 1.34 + 0.003 \times PaO_2 \text{ (mmHg)}$$

※ CaO_2：動脈血酸素含量，SaO_2：動脈血酸素飽和度，1.34：1 g の Hb が結合しうる酸素の量，0.003：100 mL の血液に 1 mmHg の酸素分圧で溶解する酸素の量，式の前半「Hb×SaO_2×1.34」は Hb 結合酸素量を，後半「0.003×PaO_2」は溶解（溶存）酸素量を示している.

4）分圧とは

　ガスの中にある気体分子は活発に活動しており，これらが衝突して濃度に比例した圧力を発生する．分圧とは，複数の気体が集まって一定の圧力を構成しているとき，そのうち1種類の気体が全圧力のうちで担っている圧であり，空気が含まれる成分の分圧を合わせた全ガス圧が大気圧となる[2]．

　大気圧は1気圧（760 mmHg）であり，水蒸気を含まない空気の酸素の分圧は，「760×0.21（空気中の酸素濃度は約21％）＝159.6（mmHg）」となる．しかし，室内空気はさまざまな割合で水蒸気を含んでおり，また，鼻腔などから吸入された空気は気道内を通って肺胞に到達するまでに水蒸気によって飽和されるため，この水蒸気圧を引く必要がある．通常，気道内のガスの温度は37℃（体温）であり，この温度における飽和水蒸気圧は47 mmHg，したがって，気道内の酸素分圧は，「（760－47）×0.21≒150 mmHg」となる．その後，肺胞に到達する過程では，もともと肺胞内に残存する空気で希釈されることやガス交換比によって酸素が移動するため，最終的に肺胞に到達する酸素分圧（肺胞気酸素分圧〈P_AO_2〉）は約100 mmHgとなる（P_AO_2を求める式は後述する；**図4**）．

5）動脈血液ガスの基準値

　動脈血液ガスの基準値を**表1**に示す．このなかで，動脈血酸素分圧（PaO_2）の値は吸入酸素濃度（F_IO_2）の影響を受けるため，F_IO_2が何％の条件下で測定しているかを把握したうえで値を解釈する（**表1**の値はF_IO_2 21％の条件下）．さらに，PaO_2は年齢や検査時の体位にも影響を受ける（臥位：PaO_2＝100－0.4×年齢，座位：PaO_2＝100－0.3×年齢）．しかし，pHや動脈血二酸化炭素分圧（$PaCO_2$）などは年齢にかかわらず基準値は一定である．

6）動脈血酸素化能の指標

（1）動脈血酸素分圧（PaO_2）

　PaO_2は血液の血漿中に溶解している酸素であり，酸素と結合したHb分子以外の部分である．PaO_2 1 mmHgあたり0.003 mLの酸素が溶解する．**表1**に示すPaO_2の基準値はF_IO_2 21％（室内空気吸入時）で80～100 mmHgである．PaO_2が異常な低値を示す状態を低酸素血症という．

（2）肺胞気酸素分圧（P_AO_2）

　肺胞に到達する酸素分圧の値であり，これは次の式によって計算できる．

$$P_AO_2 \text{(mmHg)} = [(\text{大気圧} - 47 \text{〈mmHg〉}) \times F_IO_2] - (PaCO_2/0.8)$$　　※0.8はガス交換比

（3）肺胞気-動脈血酸素分圧較差（A-aDO₂）

　A-aDO₂は「$P_AO_2 - PaO_2$」によって求められ，この値によって肺胞から肺動脈への酸素の受け渡しにおいて，どの程度損失があるのかを把握できる．臨床において病態

MEMO
大気圧
空気も"もの"であるため質量がある．地球では質量があれば地球の重力によって引きつけられる．そのため，大気も重力によって引きつけられ，地表を押す力（重さ）となる．これが大気圧である．
1気圧＝760 mmHg＝760 Torr ＝1,013 hPa

低酸素血症（hypoxemia）

試してみよう
以下の条件のときのP_AO_2を求めてみよう！
大気圧：760 mmHg，気道内の飽和水蒸気圧：47 mmHg
F_IO_2：通常の空気では21％
$PaCO_2$：通常40 mmHg
式は以下になる．
P_AO_2＝[（760－47）×0.21]
　　－40/0.8
　　＝（713×0.21）－50
　　＝149.73－50
　　≒100 mmHg

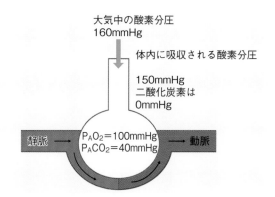

図4　空気中の酸素分圧の変化
P_AO_2：肺胞気酸素分圧，P_ACO_2：肺胞気二酸化炭素分圧．

表1　動脈血液ガスの基準値

pH	7.35～7.45
動脈血二酸化炭素分圧（$PaCO_2$）	35～45 mmHg（Torr）
動脈血酸素分圧（PaO_2）	80～100 mmHg（Torr）*
動脈血酸素飽和度（SaO_2）	95～98％
重炭酸イオン（HCO_3^-）	22～26 mEq/L
過剰塩基（BE）	－2.0～2.0 mEq/L

海面位，室内空気吸入下.
*年齢に依存する.

ヘモグロビン (hemoglobin：Hb)

P/F 比 (oxygen index)

急性呼吸促迫症候群
(acute respiratory distress syndrome：ARDS)

ベルリン定義
▶ Lecture 14・表 2 参照.

PEEP (positive end-expiratory pressure；呼気終末陽圧)

CPAP (continuous positive airway pressure；持続的気道内陽圧)

高二酸化炭素血症
(hypercapnia)

ヘンダーソン-ハッセルバルヒ
(Henderson-Hasselbalch) の式

を考えるうえで重要であり，$A-aDO_2$ の値が大きくなる病態として，換気血流比不均等，拡散障害，肺内シャントがある．室内空気（FiO_2 21 %）における正常値は 20 mmHg 未満，純酸素（FiO_2 1.0）吸入時では 150 mmHg 未満であり，年齢の影響を受ける[5].

（4）動脈血酸素飽和度（SaO_2）

酸素と可逆的に結合可能なヘモグロビン総量（総 Hb）のうち，酸素と結合したヘモグロビン（酸化ヘモグロビン）を占める割合の百分比（%）である．

$$SaO_2 (\%) = HbO_2/総 Hb \times 100$$

臨床では，パルスオキシメータで測定される SpO_2 が用いられることが多い（図9参照）.

（5）P/F 比

PaO_2 の値は FiO_2 に影響され，酸素化の指標として PaO_2 を FiO_2 で割った P/F 比が用いられる．これは FiO_2 に対する PaO_2 の割合を示し，正常値は 500 程度である．P/F 比は $PaCO_2$ の値が反映されないため，人工呼吸管理中や $PaCO_2$ の値がほぼ問題ない場合に用いる．

急性呼吸促迫症候群（ARDS）の定義であるベルリン定義にも P/F 比が使用されており，軽症は「201 mmHg≦P/F 比≦300 mmHg（PEEP または CPAP≧5 cmH_2O）」である[6].

7) 換気能の指標

$PaCO_2$ は分時肺胞換気量（$\dot{V}_A$）に反比例し，二酸化炭素排出量（$\dot{V}CO_2$）に比例する．その関係は以下の式で表される．

$$PaCO_2 \text{(mmHg)} = \dot{V}CO_2 \times 0.863/\dot{V}_A \quad ※0.863：定数$$

分時換気量（$\dot{V}_E$）のすべてがガス交換に関与するのではなく，ガス交換に関与していない死腔換気量も含んでいる．したがって，$\dot{V}_E$ から分時死腔換気量（$\dot{V}_D$）を引いた量が実際のガス交換に関与する．

$$\dot{V}_A = \dot{V}_E - \dot{V}_D \qquad \dot{V}_E = V_T \times f \quad ※V_T \text{ または } TV：1 回換気量 \text{(mL)}, f：呼吸数 \text{(回/分)}$$

$$∴ PaCO_2 = \dot{V}CO_2 \times 0.863/(\dot{V}_E - \dot{V}_D)$$

$PaCO_2$ は換気の状態を把握する指標であり，この式から，$\dot{V}_E$ が減少すると，$PaCO_2$ の値が大きくなる．このように，肺胞低換気によって $PaCO_2$ の値が高値になった状態を高二酸化炭素血症といい，低酸素血症とともに臨床において重要な所見である．

8) 酸塩基平衡の指標

（1）水素イオン指数（pH），重炭酸イオン（HCO_3^-）

pH は血液および細胞外液中の水素イオン濃度（H^+）の対数の逆数を表し，酸塩基状態で，身体が中性かアルカリ性か酸性かを判断する指標である．これはヘンダーソン-ハッセルバルヒの式によって計算できる．

$$pH = pK + \log (塩基)/(酸) \quad ※pK は定数で 6.1$$
$$= 6.1 + \log (HCO_3^-)/0.03 \times PaCO_2$$
〔代謝性因子/呼吸性因子〕

したがって，これらの式から pH バランスは $PaCO_2$ と HCO_3^- の 2 因子の比によって決定される（図5）.

pH の正常値は 7.35〜7.45，HCO_3^- の正

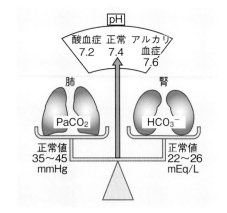

図5 酸塩基平衡
CO_2 は酸として，HCO_3^- は塩基として作用しており，平常状態では $PaCO_2$ と HCO_3^- は図のように釣り合っており，pH は 7.4 である．

常値は 22〜26 mEq/L であり，pH<7.35 をアシデミア（酸血症），pH>7.45 をアルカレミア（アルカリ血症）という．体内の酸塩基平衡を酸性に傾かせようとする力がはたらいている状態をアシドーシス，塩基側に傾かせようとする力がはたらいている状態をアルカローシスという．また，pH が異常な値を示している原因が代謝性因子（HCO_3^-）による場合を代謝性アシドーシス/アルカローシス，呼吸性因子による場合を呼吸性アシドーシス/アルカローシスという[7,8]．

(2) 過剰塩基（BE）

過剰塩基（BE）は，緩衝に作用している塩基の総和（BB）の正常値からの偏位を示している．正常値は−2〜＋2 mEq/L である．BB は HCO_3^- の変化とほぼ同じ意味をもっており，HCO_3^- が増加する（BE がプラスに偏位する）と pH は上昇し，HCO_3^- が減少する（BE がマイナスに偏位する）と pH は下降する．

9) PaO_2 や $PaCO_2$ の値に影響する因子

PaO_2 の値が低下（低酸素血症）する要因には，以下のものがある（**図6**）．

- **FIO_2 の低下**：環境的要因で吸入する酸素の濃度が低下した状態．
- **肺胞低換気**：単位時間に肺胞へ到達するガス量（肺胞換気量）が低下した状態．低酸素血症と同時に高二酸化炭素血症となる（Ⅱ型呼吸不全）．
- **拡散障害**：肺胞内の酸素が肺毛細血管壁をとおって血液に入り，赤血球の Hb に到達するまでの一連の過程の障害（**図7**）．
- **換気血流比不均等**：肺の領域において血流量に比べて換気が少ないか，換気量に比べて血流量が少ないことにより，血液への酸素摂取不足が起こった状態．
肺の各部位における換気血流比の違いを**表2**に示す．
- **肺内シャント**：体循環系静脈血が肺循環系で酸素化されることなく動脈血に合流してしまう状態．

低酸素血症の原因については，**図8**[9] に示す．

10) ヘモグロビン酸素解離曲線

PaO_2 と SaO_2 の関係は，直線ではなく**図9**のとおりS字カーブの形をしている．これは PaO_2 が 60 mmHg 以下においては，PaO_2 が少し変化することで SaO_2 が大きく変化することを示している．また，曲線が平低化してくる部分では，PaO_2 が 60 mmHg 以上になると酸素と Hb の親和性が少しずつ上がり，PaO_2 が 70 mmHg において SaO_2 は 93%，80〜100 mmHg において SaO_2 が 95〜100% 程度に変化する．

この酸素解離曲線はさまざまな因子に影響され，pH の低下，$PaCO_2$ の上昇，温度

過剰塩基（base excess：BE）
緩衝に作用している塩基の総和（buffer base：BB）

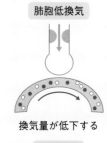

肺胞低換気
換気量が低下する

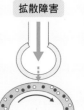

拡散障害
間質の炎症や水がたまる

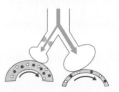

換気血流比不均等
換気が少なく　　換気が多く
血流が多い　　　血流が少ない

肺内シャント
短絡ルートがある

図6　低酸素血症の要因

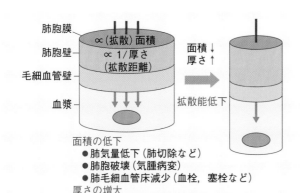

肺胞膜
肺胞壁
毛細血管壁
血漿

∝（拡散）面積
∝ 1/厚さ（拡散距離）

面積↓
厚さ↑

拡散能低下

面積の低下
- ●肺気量低下（肺切除など）
- ●肺胞破壊（気腫病変）
- ●肺毛細血管床減少（血栓，塞栓など）

厚さの増大
- ●肺胞壁の肥厚（間質性病変）
- ●毛細血管拡張（肝肺症候群）

図7　有効肺胞膜内での拡散における規定因子

表2　部位による換気血流比の違い

	$\dot{V}A : Q$	$\dot{V}A/Q$
上肺野	0.6 : 0.2	3.0
中肺野	1.0 : 1.0	1.0
下肺野	2.4 : 3.8	0.6
全体	4.0 : 5.0	0.8

$\dot{V}A$：分時肺胞換気量，Q：肺血流量．

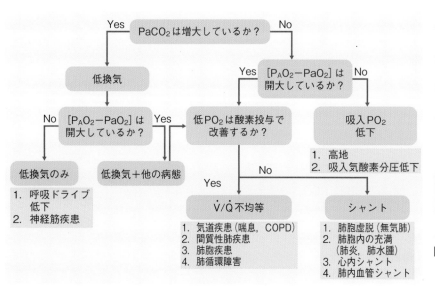

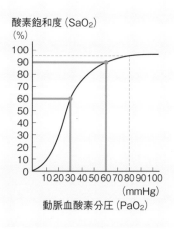

図9 ヘモグロビン酸素解離曲線

図8 血液ガス所見による呼吸不全の原因診断へのアプローチ
（福井次矢，黒川 清日本語版監：ハリソン内科学．第3版〈原著第17版〉．メディカル・サイエンス・インターナショナル；2009．p.1653[9]）
$PaCO_2$：動脈血二酸化炭素分圧，P_{AO_2}：肺胞気酸素分圧，PaO_2：動脈血酸素分圧，PO_2：酸素分圧，$\dot{V}/\dot{Q}$：換気量/血流量．

気をつけよう！
SaO_2とSpO_2の値は完全に一致しない．また，プローブのずれや振動などにより測定誤差が出ることもあり，表示されている脈拍数が心拍数と一致しなければ値は信用できない．加えて，末梢循環不全がある場合には正確に測定できず，SpO_2の値が低値であるほど誤差が大きくなるため注意する．

PaO_2		SpO_2	
100	←	98	最後に1を足す
90	←	97	
80	←	95	偶数を足す
70	←	93	
60	←	89	
50	←	83	
40	←	75	
30	←	57	奇数
20	←	35	
10	←	13	

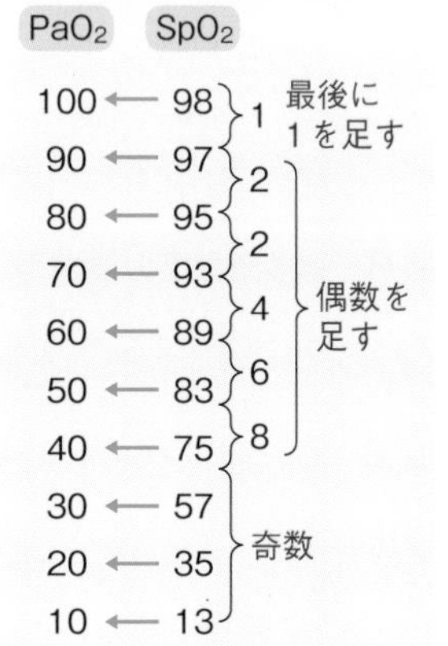

図10 PaO_2とSpO_2の対応表（目安）
PaO_2の10から100までの値に対応するSpO_2の値の覚え方として，まずは奇数である13，35，57を覚え，PaO_2が40のときのSpO_2は75%と覚える．次に75から偶数である8，6，4，2，2と足していき，最後に1を足すと，PaO_2 100 mmHgはSpO_2 98%となる．

上昇などによって曲線は右方へ偏位する[4]．

臨床ではSaO_2の代わりに非侵襲的でリアルタイムに測定が可能なパルスオキシメータによるSpO_2がモニターされる．よって，SpO_2の値からPaO_2の値がどれくらいであるかを予想するための目安と覚え方を**図10**に示す．

11）動脈血液ガスの基本的な解釈の仕方（$PaO_2 < 60$ mmHgのとき）

①$PaCO_2$をみることで，換気の状態を判断する．

$PaCO_2$が35～45 mmHgであれば正常換気状態，$PaCO_2 > 45$ mmHgであれば低換気状態，$PaCO_2 < 35$ mmHgであれば過換気状態と判断できる．

②酸素化に問題があるかどうかを判断する．

PaO_2/F_{IO_2}（P/F比）または，A-aDO_2を計算する．

③pHの値をみることによって酸性かアルカリ性かを判断する．

pH<7.35ならばアシドーシス，pH>7.45ならばアルカローシスである．

④pHに問題があれば，その原因が$PaCO_2$あるいはHCO_3^-のどちらの変化によるものなのかを判断する．

$PaCO_2$の変化でpHが変化する場合は，呼吸性アシドーシスまたは呼吸性アルカローシス，HCO_3^-の変化でpHが変化する場合は，代謝性アシドーシスまたは代謝性アルカローシスである．

⑤代償の徴候を観察することで，病態が急性期，亜急性期，慢性期のいずれかが判断できる．

●急性期の場合：pHが変化する原因として$PaCO_2$またはHCO_3^-が変化しているが，pHは異常値のままである（代償は起こっていない）．

●亜急性期で代償がはたらきつつある場合：変化している$PaCO_2$が初期のpH変化（数値の高低）の原因であるとしたら，HCO_3^-はpHを正常値に戻すように変化（数値の高低）していく（その逆もある）．しかし，pHはまだ正常範囲に戻っていない（部分代償性となる）．

●慢性期の場合：代償機転がはたらき，pHが正常範囲に戻っている．しかし，$PaCO_2$とHCO_3^-は両方とも異常値を示している（代償性となる）．

LECTURE 3

7. 呼吸機能の評価

　呼吸機能の評価は呼吸器疾患の診断や治療において不可欠なものであり，呼吸理学療法の対象のなかで代表的な疾患である COPD の診断や病期分類（重症度）を判定する場合にも，この結果が重要となる.

　呼吸機能の測定により，以下のことが臨床的に評価できる. ①換気機能障害の有無，程度および鑑別診断，②呼吸機能障害に対する治療効果の判定，予後の診断，③患者の活動能力の判定，手術侵襲に対する危険度の診断，④呼吸不全の診断，酸素治療や呼吸管理の選択，効果の判定などである[10].

1）目的

　呼吸機能の評価は，呼吸器系の生理学的状態を検査することにより，換気能力の判定，呼吸器疾患の診断，さらに，病態に関する情報を得ることができる. 呼吸機能の評価の目的は，①呼吸機能に異常があるかどうかのスクリーニング（手術前の呼吸機能のチェックを含む），②呼吸器疾患の生理学的異常の診断（呼吸機能障害のパターンやその程度），③治療やその管理に役立つ病態の把握などである[11].

2）種類

　呼吸機能の評価には，①スパイロメトリー，②フローボリューム曲線（気道可逆性試験，気道過敏性試験を含む），③残気量測定，④肺拡散能検査，⑤クロージングボリューム，⑥換気力学（コンプライアンス，抵抗），⑦負荷試験（吸入誘発試験，運動負荷試験），⑧換気調節，⑨呼吸筋力があり，これらから検出しようとする異常を念頭におきながら選択する. 臨床ではスクリーニング検査（スパイロメトリーとフローボリューム曲線）を行い，より精密な検査をする場合に③以降の検査を必要に応じて選択して行う[11].

　以下，特に臨床で最もよく行われるスパイロメトリーとフローボリューム曲線について説明する.

（1）スパイロメトリー

　スパイロメトリー[12-14]とは，呼吸機能のなかで最も基本的な生理的パラメータである肺容量の変化（肺気量）を測定するもので，スパイロメータにより肺気量分画を測定することをスパイロメトリーとよび，得られた記録をスパイログラムという. 肺気量は気道，肺胞を含む口から肺胞までの気腔（エアスペース）量である.

　スパイログラムから分類される各肺気量の名称は**図 11**[14]のとおりであり，肺気量は，安静吸気位（EIP），安静呼気位（EEP，または基準位），最大吸気位（MIP）および最大呼気位（MEP）の4つの基本ポジションによって分画される. これらによって分画される肺気量には，単一の要素から成る4つのボリュームがある. 1回換気量（V_T または TV），予備吸気量（IRV），予備呼気量（ERV），残気量（RV）である.

　2つまたはそれ以上のボリュームが集まって構成される4つの容量がある.

- 肺活量（VC）＝IRV＋V_T＋ERV
- 機能的残気量（FRC）＝ERV＋RV
- 最大吸気量（IC）＝IRV＋V_T
- 全肺気量（TLC）＝IRV＋V_T＋ERV＋RV

　このなかで RV と FRC はスパイロメトリーで直接測定することはできず，ガス希釈法や体プレチスモグラフ法などで求める.

a．測定パラメータ

- 肺活量（VC）：ゆっくりとした呼吸の際に測定される MEP と MIP の間の肺容量変化のことで，slow VC（SVC）ともよばれている.

COPD（chronic obstructive pulmonary disease；慢性閉塞性肺疾患）
▶ Lecture 4 参照.

MEMO
肺気量分画
- 安静吸気位（end inspiratory position：EIP）
- 安静呼気位（end expiratory position：EEP）
- 最大吸気位（maximal inspiratory position：MIP）
- 最大呼気位（maximal expiratory position：MEP）

肺気量の種類
- 1回換気量（tidal volume：V_T, TV）：安静呼吸時の吸気または呼気の空気の量.
- 予備吸気量（inspiratory reserve volume：IRV）：安静吸気後に吸うことができる最大吸気量.
- 予備呼気量（expiratory reserve volume：ERV）：安静呼気後に吐くことができる最大呼気量.
- 残気量（residual volume：RV）：最大呼気後に肺の中に残っている空気の量.
- 肺活量（vital capacity：VC）
- 機能的残気量（functional residual capacity：FRC）
- 最大吸気量（inspiratory capacity：IC）
- 全肺気量（total lung capacity：TLC）

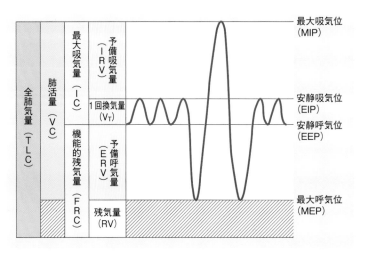

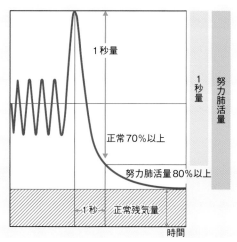

スパイロメトリーでは残気量（斜線部分）が求められないため，機能的残気量や全肺気量は測定できない．

図 11　肺気量分画
（日本呼吸器学会編：呼吸機能検査ガイドライン．メディカルレビュー社；2004．p.2[14]）

図 12　努力性肺活量（FVC）と 1 秒量（FEV$_1$）

予測肺活量（predicted vital capacity：PVC）

努力性肺活量（forced vital capacity：FVC）

1 秒量（forced expiratory volume in one second：FEV$_1$）

空気のとらえ込み指数（air trapping index）

- 予測肺活量（PVC）：男性は「（27.63 − 0.112 × 年齢）× 身長（cm）」，女性は「（21.78 − 0.101 × 年齢）× 身長（cm）」で求める．
- 対標準肺活量（% VC）：性別，年齢，身長から求めた標準値に対する割合を % VC という．% VC が 80% 以上を正常とし，それ以下は拘束性換気障害と判定される．
- 努力性肺活量（FVC）：MIP からできるだけ速く最大努力呼気をさせて得られるスパイログラムを努力呼気曲線とよび，この曲線の MIP から MEP までの肺気量変化を努力性肺活量（FVC）という（**図 12**）．
- 1 秒量（FEV$_1$），対標準 1 秒量（% FEV$_1$）：努力呼気開始から 1 秒間の呼出肺気量を 1 秒量（FEV$_1$）といい（**図 12**），性別，年齢，身長から求めた標準値に対する割合を対標準 1 秒量（% FEV$_1$）という．
- 1 秒率（FEV$_{1\%}$）：FEV$_1$ の値を FVC で除した値を 1 秒率（FEV$_{1\%}$）という（「FEV$_{1\%}$ ＝ FEV$_1$/FVC × 100」）．70% 以上を正常とし，それ以下は閉塞性換気障害と判定される．
- 空気のとらえ込み指数：「（VC − FVC）/VC × 100」で計算され，5% 以上を病的とし，閉塞性換気障害を表す指標として用いられる．

b. 測定結果の評価・判定

　呼吸機能検査における % VC と FEV$_{1\%}$ の値から判定する換気障害の診断を**図 13** に示す．一般的に正常と判定されるのは % VC ≧ 80% かつ FEV$_{1\%}$ ≧ 70% であり，% VC ≧ 80% かつ FEV$_{1\%}$ ＜ 70% を閉塞性換気障害，% VC ＜ 80% かつ FEV$_{1\%}$ ≧ 70% を拘束性換気障害，% VC ＜ 80% かつ FEV$_{1\%}$ ＜ 70% を混合性換気障害と判定する．

　図 11[14] に示したとおり，肺活量（VC）は全肺気量（TLC）から残気量（RV）を引いた肺気量であるため，その低下は TLC の低下か，あるいは RV の上昇によって起こる．したがって，単に肺実質の障害（間質性肺炎，肺線維症など）だけでなく，胸郭系の障害（肺結核後遺症による胸郭成形術後，側彎など），気道系の疾患，神経筋疾患，脊髄損傷などの広範な疾患で拘束性換気障害を呈する．一方，FEV$_{1\%}$ が低下する閉塞性換気障害は，気道抵抗の増加や肺の弾性収縮力の低下，さらには呼吸筋力の弱化などでも起こり，COPD や気管支喘息，びまん性汎細気管支炎などにみられる．また，混合性換気障害は進行した気腫性病変優位型 COPD などでみられることが多い．

（2）フローボリューム曲線

　スパイロメトリーで努力呼気曲線を記録する際に，呼気量を X 軸，各肺気量での呼気気流速度を Y 軸に配し，XY 軸上に気流と肺気量の関係を曲線として図示したも

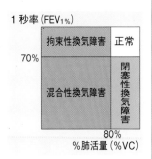

図 13　換気障害の診断

🖊 MEMO

COPD の気道閉塞は，肺気腫病変と末梢気道病変がさまざまな割合で複合的に作用して起こる．病型として肺気腫病変が優位である気腫型 COPD と末梢気道病変が優位である非気腫型 COPD がある．

▶ Lecture 4・図 1 参照．

のをフローボリューム曲線という．各肺気量レベルでの呼出障害を検出でき，末梢気道から上気道までの情報をパターンとして認識できる[15]．

　正常なフローボリューム曲線を**図14**に示す．曲線の頂点部分が最大呼気流量（ピークフロー）であり，初期に出現する呼気流量の最大値である．努力性肺活量（FVC）の75%，50%，25%肺気量位における呼気流量をそれぞれ，$\dot{V}_{75}$，$\dot{V}_{50}$，$\dot{V}_{25}$という．

　最大呼出時のフローボリューム曲線において全肺気量（TLC）より80〜75%の肺活量位までの気量範囲では，呼気フローは対象者の呼出努力度によりその値が変動する．この部分の曲線を努力依存性部分とよぶ．一方，それ以外の気量範囲では，呼気フローは一定の努力条件下では対象者のそれ以上の呼出努力の程度に関係なく再現性のよい曲線が得られ，努力非依存性部分とよぶ．努力非依存性部分の最大呼気速度をmaximal expiratory flow rate（$\dot{V}max$）というが，このとき，胸腔内圧の上昇に伴い，中枢気道の一部が圧迫されて狭くなる動的圧迫が起こる[12]．

a. 測定パラメータ

a）フローボリューム曲線の分析

　フローボリューム曲線の分析にはその全体像のパターンをみることが大切であり，疾患により特徴のある曲線を呈する．COPD患者では，努力性の呼吸時に気道が閉塞しやすいため，息を吐き出しにくく，また，吐き出すのに時間が長くかかる．そのため健常者の曲線に比べるとピークフローが低いだけでなく，下に凸の形となる．

b）ピークフロー，$\dot{V}_{75}$，$\dot{V}_{50}$，$\dot{V}_{25}$，$\dot{V}_{50}/\dot{V}_{25}$

　フローボリューム曲線の定量的評価の指標として，ピークフロー，FVCに対する75%，50%，25%の肺気量におけるフローおよび曲線の勾配を表す$\dot{V}_{50}$と$\dot{V}_{25}$の比をとる．直線であれば$\dot{V}_{50}/\dot{V}_{25}$は2となり，下に凸であれば2以上となり，一般的に3以上を異常とする．ピークフローと$\dot{V}_{50}$は中枢気道，$\dot{V}_{25}$と$\dot{V}_{50}/\dot{V}_{25}$は末梢気道の閉塞性換気障害の指標として有用である[16]．

b. 測定結果の評価・判定

　呼気フローにおけるピークフローや$\dot{V}max$の低下は，末梢気道抵抗の増加（細気管支炎など），肺の弾性収縮力の低下（気腫性病変優位型COPDなど），動的圧迫を起こす中枢気道のつぶれやすさ（慢性気管支炎など）などの要因で生じる．このような病態の場合は，フローボリューム曲線の努力非依存性部分は下に凸のパターンを示し，$\dot{V}_{50}$や$\dot{V}_{25}$は低下する[11]．そして$\dot{V}_{50}/\dot{V}_{25}>4$のときは，末梢気道の閉塞性変化，いわゆるsmall airway disease（末梢気道病変）が疑われ，特に喫煙との関連が示唆されている[10]．疾患に特徴的なフローボリューム曲線のパターンを**図15**[14]に示す．

最大呼気流量
（peak expiratory flow：PEF）

努力依存性部分
（effort dependent portion）

努力非依存性部分
（effort independent portion）

動的圧迫
（dynamic compression）

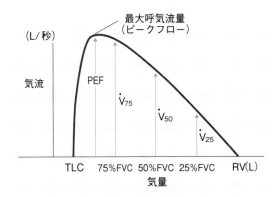

図14　正常なフローボリューム曲線

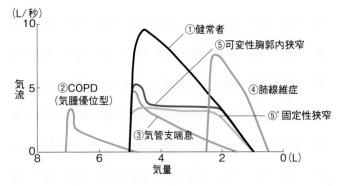

図15　疾患別フローボリューム曲線
（日本呼吸器学会肺生理専門委員会編：呼吸機能検査ガイドライン．メディカルレビュー社；2004．p.48[14]）

ここがポイント！
肺年齢は，潜在患者が多い呼吸器疾患（主に COPD）に対する予防と自覚を促し，早期予防と治療に役立たせることを目的としている．

8．肺年齢

　呼吸機能検査（スパイロメトリー）では，VC，FVC，FEV_1 などが測定できるが，性別，体格，年齢によって規定される標準値があり，標準値予測式にこれらの値を代入することで求められる．これらの値と実測値を比べたものが％ VC や％ FEV_1 であるが，これらの値はあくまでも予測値に対する割合である．健常者であっても呼吸機能は 20 歳代をピークに低下していき，FEV_1 は年齢とともに低下することから，FEV_1 の標準予測式（18〜95 歳）を年齢について解いたものに，実測した FEV_1 の値と身長を代入して計算すれば，年齢が算出される．ここで求められた年齢は実際の年齢ではなく，肺の機能的な年齢を表すものとして，「肺年齢」と定義されている[17]．

肺年齢の計算式（18〜95 歳）

性別，身長，FEV_1（L）をもとに標準回帰式の逆算式で肺年齢を算出する．

男性：肺年齢＝（0.036×身長〈cm〉−1.178−FEV_1〈L〉）/0.028

女性：肺年齢＝（0.022×身長〈cm〉−0.005−FEV_1〈L〉）/0.022

■引用文献

1）解良武士：換気の運動生理学．玉木 彰監：リハビリテーション運動生理学．メジカルビュー社；2016．p.37.
2）桑山直人：血液ガスについて．妙中信之監：コメディカルのための呼吸療法マニュアル．メディカ出版；2003．p.19-23.
3）吉矢生人：血液ガス検査とその解釈．3 学会合同呼吸療法士認定委員会編：呼吸療法テキスト．克誠堂出版；1992．p.55-64.
4）Barbaro AW, et al.：ABG interpretation. In：Persing G：Respiratory Care Exam Review. 2th edition. Elsevier Saunders；2005. p.106-13.
5）諏訪邦夫：シャント．肺機能セミナー編：臨床呼吸機能検査．第 6 版．メディカルレビュー社；2004．p.78-81.
6）ARDS Definition Task Force, Ranieri VM, et al.：Acute respiratory distress syndrome：the Berlin Definition. JAMA 2012；307（23）：2526-33.
7）氏家良人：血液ガス分析．氏家良人編：呼吸管理の知識と実際．メディカ出版；2000．p.37-9.
8）赤星俊樹，赤柴恒人：呼吸性アシドーシスと呼吸性アルカローシス．呼吸器ケア 2004；2（10）：86-91.
9）福井次矢，黒川 清日本語版監：ハリソン内科学．第 3 版（原著第 17 版）．メディカル・サイエンス・インターナショナル；2009．p.1653.
10）高橋憲一，陳 和夫：肺機能測定装置．呼吸器ケア 2004；2：32-9.
11）滝澤 始：呼吸機能検査について．妙中信之監：コメディカルのための呼吸療法マニュアル．メディカ出版；2003．p.32-43.
12）吉野克樹，朝戸裕子ほか：呼吸機能検査とその解釈．3 学会合同呼吸療法士認定委員会編：呼吸療法テキスト．克誠堂出版；1992．p.31-54.
13）Barbaro AW, et al.：Pulmonary function testing. In：Persing G：Respiratory Care Exam Review. 2th edition. Elsevier Saunders；2005. p.172-9.
14）日本呼吸器学会肺生理専門委員会編：呼吸機能検査ガイドライン．メディカルレビュー社；2004．p.2, 48.
15）桑平一郎：呼吸機能検査．本間生夫監：呼吸リハビリテーションの理論と技術．改訂第 2 版．メジカルビュー社；2014．p.64-75.
16）一和多俊男：呼吸ケアに必要な生理機能検査．永井厚志編：呼吸ケア実践ハンドブック．南江堂；2005．p.23-8.
17）相澤久道："肺年齢"とは何か—1 秒量と年齢．日胸臨 2008；67（10）：813-22.

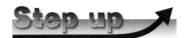

1. 呼吸にかかわる物理学

1）コンプライアンス (compliance) とエラスタンス (elastance)

コンプライアンスとは，弾性体（ある一定レベルまでの力をかけて物体を変形させたときにもとの形に戻る性質をもつ物体）の"伸びやすさ"の指標であり，エラスタンスとは"硬さ"を示す指標である．したがって，肺のコンプライアンスとは肺の伸びやすさを表している．

例えば，肺にかかっている胸腔内圧 (P) にさらに力を加え，圧を「P+ΔP」まで変化させたときに肺の容量が V から ΔV まで変化した場合，肺のコンプライアンス (C) は「$C=\Delta V/\Delta P$」によって求めることができる（図1）．

肺のコンプライアンスは高いほど肺が伸びやすいが，肺気腫などではコンプライアンスが高すぎるため，少しの圧変化で肺の容量が大きくなってしまう．一方，エラスタンスはコンプライアンスの逆数 (1/C) であるため，肺気腫などの肺はエラスタンスが低下している．COPD の肺は，ある一定の量膨らんだ後にもとの容量に戻ろうとする弾性収縮力が低下している．

2）肺・胸郭系の静的-圧量曲線

肺と胸郭はそれぞれ異なった方向に力がはたらいており，大気圧下では肺は収縮（弾性収縮力）しようとし，胸郭は拡張（弾性拡張力）しようとしている．機能的残気量 (FRC) 位は，図2に示すように，肺の弾性収縮力と胸郭の弾性拡張力が釣り合った状態であり，「弾性収縮力＋弾性拡張力＝0（大気圧）」の関係が成り立っている．

FRC は健常者では肺活量 (VC) のおよそ 40％程度の肺気量位に相当する．

肺・胸郭系の圧量曲線から，全肺気量 (TLC) 位では胸郭は縮まろうとしており，残気量 (RV) 位では肺は膨らもうとしている．

3）抵抗 (resistance)

換気において空気が気道を通過するときの通りにくさを示す指標が気道抵抗である．気道抵抗を考える場合に重要なものとしてポアズイユ (Poiseuille) の式があり，気道を空気が通過するとき，流れに対する気道抵抗 (R) は次の式で決定される．

$R=8nl/\pi r^4$　　※ r：気道の半径，n：気体の粘性，l：気道の長さ

この式から，気道の径が気道抵抗に大きく影響することが理解でき，気道の半径 (r) が 1/2 になれば気道抵抗 (R) は計算上 16 倍になる．

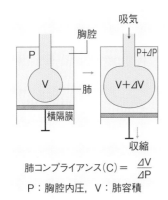

肺コンプライアンス(C)＝ $\dfrac{\Delta V}{\Delta P}$

P：胸腔内圧，V：肺容積

図1　肺のコンプライアンスの概念モデル

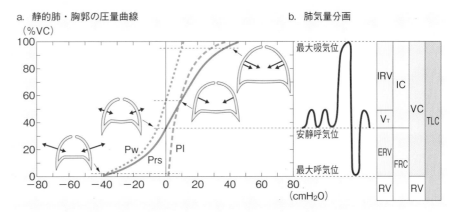

図2　肺・胸郭系の静的-圧量曲線
a：PI；肺圧量曲線，Pw；胸郭圧量曲線，Prs；肺・胸郭圧量曲線 (Prs＝PI＋Pw).
b：IRV；予備吸気量，V_T；1 回換気量，ERV；予備呼気量，RV；残気量（4 つの基本容量）.
　　IC；最大吸気量，FRC；機能的残気量，VC；肺活量，TLC；全肺気量（基本容量の組み合わせ）.

4) ラプラス (Laplace) の法則 　(図3)

　Pdi＝2 T/r 　　※Pdi：経横隔膜圧，T：横隔膜収縮力，r：横隔膜の彎曲半径

　この式から，横隔膜の彎曲半径 (r) が大きくなると，同じ横隔膜収縮力 (T) でも経横隔膜圧 (Pdi) は減少し，横隔膜の収縮効率が低下する．重度の COPD では，肺が過膨張し横隔膜が平低化しているため，横隔膜の彎曲半径が増加している．横隔膜の収縮効率が低下するため，吸気補助筋を使った上部胸式呼吸を呈する．

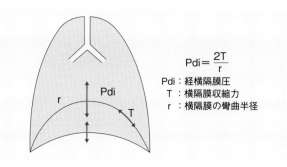

$$Pdi = \frac{2T}{r}$$

Pdi：経横隔膜圧
T：横隔膜収縮力
r：横隔膜の彎曲半径

図3　ラプラスの法則

2. 例題

　この講義で学んだ知識を用いて，次の例題を解いてみよう．
　症例1，2 (図4) の値から推測できる症状 (病態) を述べよ．

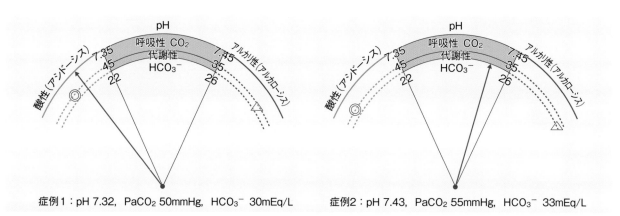

症例1：pH 7.32，PaCO$_2$ 50mmHg，HCO$_3^-$ 30mEq/L 　　　症例2：pH 7.43，PaCO$_2$ 55mmHg，HCO$_3^-$ 33mEq/L

図4　例題

解説

　症例1では，pH は 7.32 とアシドーシス (アシデミア) である．pH をアシドーシス側に動かしているのは PaCO$_2$ (50 mmHg) であるため呼吸性である．また，HCO$_3^-$ は 30 mEq/L と代償の徴候がみられるが，pH は正常ではないため代償機転の途中であると考えられる．したがって，部分代償性呼吸性アシドーシスと判断できる．

　症例2では，pH は 7.43 と正常の範囲に入っている．しかし，PaCO$_2$ (55 mmHg) も HCO$_3^-$ (33 mEq/L) も値が大きく，異常値を示している．pH は 7.43 とアルカローシス側に近いため，もともとはアルカローシスであったものが，代償機転によって正常範囲に戻ったと考えられる．アルカローシス側に動かしていたのは HCO$_3^-$ (33 mEq/L) であると考えられるため，代謝性アルカローシスに代償機転がはたらいたと解釈できる．したがって，代償性代謝性アルカローシスと判断できる．

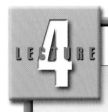

呼吸不全の病態と呼吸器疾患

到達目標

- 呼吸不全の定義を理解する.
- 呼吸不全における酸素化不全と換気不全の違いを理解する.
- 急性呼吸不全と慢性呼吸不全の違いを理解する.
- 呼吸不全を呈する代表的な疾患の症状と病態を理解する.
- 呼吸不全の病態から呼吸理学療法の役割について理解する.

この講義を理解するために

この講義では,呼吸不全の概念や病態,さらには呼吸理学療法の対象となる呼吸不全を呈する代表的な疾患について学習します.

最初に,呼吸不全の概念を理解したうえで,呼吸不全の診断基準や分類(型)について学びます.呼吸理学療法が対象とする呼吸不全患者の病態には酸素化不全と換気不全があり,その成因はまったく異なっています.そのことを十分理解しておくことは,実際の介入内容を決めるうえで重要な手がかりとなります.

また,呼吸不全には急性と慢性がありますが,一般的な時間の差である急性と慢性だけでなく,別の意味をもっていることも理解します.

次に,呼吸不全を呈する代表的な疾患として,COPD(慢性閉塞性肺疾患),肺結核後遺症,間質性肺炎,気管支喘息,肺炎,無気肺を取り上げ,その病態や症状,基本的な治療について学び,それらの疾患に対する呼吸理学療法の役割を学びます.

呼吸不全の病態と呼吸器疾患を学ぶにあたり,以下の項目を学習しておきましょう.

- □ 呼吸生理学の基礎として,血液ガス分析値の解釈を復習しておく(Lecture 3 参照).
- □ 専門基礎科目の内科学などで学習している呼吸器系の疾患を学習しておく.

講義を終えて確認すること

- □ 呼吸不全の定義と基準の意味が理解できた.
- □ 酸素化不全と換気不全の病態の違いが理解できた.
- □ 急性呼吸不全と慢性呼吸不全の違いが理解できた.
- □ 呼吸不全を呈する代表的な疾患について,症状と病態が理解できた.
- □ 呼吸不全患者に対する呼吸理学療法の役割について知ることができた.

1. 呼吸不全とは

呼吸不全とは，概念的には外呼吸の異常のために内呼吸が正常に行われず生体が正常な機能を営むことができない状態である.

呼吸不全は，病態の経過による分類と，成因による分類の2つに大別され，病態の経過による分類では，呼吸不全の状態が少なくとも1か月以上続いた場合に慢性呼吸不全と定義される. また，厚生省（現 厚生労働省）特定疾患呼吸不全調査研究班の分類にあるように，呼吸不全は動脈血二酸化炭素分圧（$PaCO_2$）が45 Torr 未満の場合にⅠ型呼吸不全，45 Torr 以上の場合にⅡ型呼吸不全と分類される. 成因による分類では，酸素化不全（ガス交換障害）と換気不全に大別され，前者はⅠ型呼吸不全，後者はⅡ型呼吸不全に相当する.

2. 酸素化不全と換気不全

1）酸素化不全（ガス交換障害）

Ⅰ型呼吸不全であり，肺胞レベルでのガス交換に障害が生じることから起こるため，肺胞気-動脈血酸素分圧較差（$A-aDO_2$）は開大した高値を呈することになる. $A-aDO_2$ が開大する病態としては，①拡散障害，②換気血流比不均等，③シャント（右→左）などがある.

この病態は肺胞レベルに問題があって起こるため，肺の治療をしなければ改善しない.

2）換気不全

Ⅱ型呼吸不全であり，肺胞レベルにおける換気に問題が生じることで起こる. $PaCO_2$ と分時肺胞換気量（$\dot{V}_A$）の関係には，「$PaCO_2 = (\dot{V}CO_2 \times 0.863)/\dot{V}_A$」が成り立っており，この式から $PaCO_2$ と $\dot{V}_A$ は二酸化炭素排出量（$\dot{V}CO_2$）が一定であれば反比例の関係であることがわかる. $\dot{V}_A$ が増えれば $PaCO_2$ は低下し，逆に $\dot{V}_A$ が減ると $PaCO_2$ は増加する. したがって，換気不全では高二酸化炭素血症を呈するⅡ型呼吸不全となる. 治療では換気の改善を中心に考える.

3. 急性呼吸不全と慢性呼吸不全

慢性呼吸不全とは呼吸不全の状態が1か月以上続いた状態であり，急性呼吸不全との違いは単なる"時間の差"ではない. 急性呼吸不全と慢性呼吸不全には"病態の差"がみとめられ，急性呼吸不全は病態の変化が激しく，重篤な状態を意味することが多い. 一方，慢性呼吸不全は病態が落ち着いており，比較的安定した状態である. ただし，慢性呼吸不全患者が感染症（かぜやインフルエンザなど）を契機に急性呼吸不全に移行することは，臨床ではよくみられる.

4. 呼吸不全を呈する代表的な疾患

1）COPD（慢性閉塞性肺疾患） （図1）[1, 2]

『COPD（慢性閉塞性肺疾患）診断と治療のためのガイドライン（第5版）』による定義では「タバコ煙を主とする有害物質を長期に吸入曝露することなどにより生ずる肺疾患であり，呼吸機能検査で気流閉塞を示す. 気流閉塞は末梢気道病変と気腫性病変がさまざまな割合で複合的に関与し起こる. 臨床的には徐々に進行する労作時の呼吸困難や慢性の咳・痰を示すが，これらの症状に乏しいこともある」[1]とされている.

厚生省（現 厚生労働省）特定疾患呼吸不全調査研究班による呼吸不全の基準
▶ Lecture 1・表2参照.

肺胞気-動脈血酸素分圧較差（$A-aDO_2$）
▶ Lecture 3 参照.

MEMO
静脈血がそのまま動脈系に流入していることを右→左シャントという.

MEMO
新型コロナウイルス感染症（coronavirus disease 2019：COVID-19）を契機に，重症の急性呼吸不全に陥る場合もある.

COPD（chronic obstructive pulmonary disease；慢性閉塞性肺疾患）

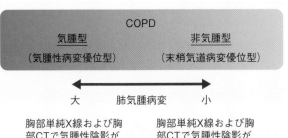

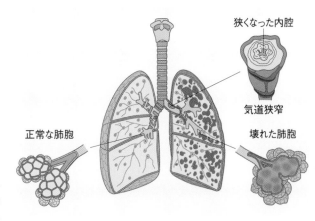

図2 COPDにみられる気道狭窄や肺胞の破壊

COPDの気流閉塞は肺気腫病変と末梢気道病変がさまざまな割合で複合的に作用して起こるため，その病型として肺気腫病変が優位である気腫型COPDと末梢気道病変が優位である非気腫型COPDがある．この両者の分布は二峰性の分布を示すものではなく，その関与の割合は個体間で連続性に分布している[2]．COPDの病型は，この他にも慢性気管支炎症状，増悪の頻度，気流閉塞の可逆性，息切れ，体重減少，呼吸不全，肺高血圧などの有無や重症度によってさまざまに分けられる．

図1 COPDの病型
（日本呼吸器学会編：COPD〈慢性閉塞性肺疾患〉診断と治療のためのガイドライン2018. 第5版. メディカルレビュー社；2018. p.10[1]）

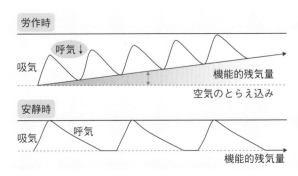

図3 COPDにおける運動時の動的肺過膨張

また，GOLDによる定義では「COPDは予防と治療が可能な疾患であり，持続的な呼吸器症状と気流の制限を特徴としている．この症状は通常，有害な粒子やガスに著しく曝露することで生じる気道や肺胞の異常に起因し，肺の異常な発達など宿主側の因子の影響を受ける．併存する疾患によっては，罹患率および死亡率に影響を及ぼす可能性がある」（2021年update）とされている[3]．

GOLD（Global Initiative for Chronic Obstructive Lung Disease）

(1) 病態生理

COPD患者は体動時に呼吸困難を訴えるが，その原因となる基本的病態は，末梢気道病変と気腫性病変による気流閉塞や動的肺過膨張である．気道粘液の過分泌は慢性の咳や喀痰の原因となるが，すべてのCOPD患者にみられるものではない．また，低酸素血症になる原因は換気血流比の不均等であるが，重症化すると肺胞低換気による高二酸化炭素血症となる場合がある．重症例では肺高血圧症を合併することがあり，進行すると右心不全や肺性心となる．

動的肺過膨張
(dynamic hyperinflation)

空気のとらえ込み現象
(air trapping)

a. 気流閉塞 (気流制限)

気流閉塞の原因は末梢気道病変と気腫性病変の両者である．末梢気道病変は，末梢気道における炎症細胞の浸潤，気管壁の線維化などの炎症性狭窄が気流閉塞の主な原因と考えられている（図2）．一方，気腫性病変は，ガス交換障害や呼気時の空気のとらえ込み現象によるところが大きい．

b. 動的肺過膨張

COPD患者では，呼気時の気道抵抗の増加や肺の弾性収縮力の低下などにより，

 MEMO
最大吸気量
(inspiratory capacity：IC)
スパイログラムでは，最大吸気量は1回換気量 (tidal volume：VT, TV)と予備吸気量(inspiratory reserve volume：IRV) の和となり，いわゆる息を吸う余裕を表している．COPD患者では，すでに高肺気量位で呼吸を行っているため，息を吸う余裕がなく，最大吸気量が低下している．
▶ Lecture 3参照.

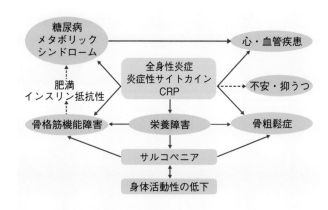

表1　COPDの病期分類

病期		特徴
Ⅰ期	軽度の気流閉塞	%FEV₁≧80%
Ⅱ期	中等度の気流閉塞	50%≦%FEV₁<80%
Ⅲ期	高度の気流閉塞	30%≦%FEV₁<50%
Ⅳ期	きわめて高度の気流閉塞	%FEV₁<30%

気管支拡張薬投与後の1秒率（FEV₁/FVC）70%未満が必須条件.
（日本呼吸器学会編：COPD〈慢性閉塞性肺疾患〉診断と治療のためのガイドライン2018. 第5版. メディカルレビュー社；2018. p.50[1]）
%FEV₁：対標準1秒量，FEV₁：1秒量，FVC：努力性肺活量.

図4　COPDの全身性炎症と併存症
（日本呼吸器学会編：COPD〈慢性閉塞性肺疾患〉診断と治療のためのガイドライン2018. 第5版. メディカルレビュー社；2018. p.35[1]）
CRP：C反応性蛋白.

空気のとらえ込み現象が生じるため，肺が過膨張してくる．肺の過膨張は残気量を増加させるため，最大吸気量が減少する．これらは運動時に著明となり，呼気終末肺気量位が増加して吸気量が減少するため，運動時の呼吸困難や運動能力の低下につながる（図3）.

(2) 併存症

COPDは長期喫煙歴のある中年から高齢者が多いため，加齢に伴いさまざまな併存疾患がみられる．また，COPD自体が肺以外にも全身性の影響（図4）[1]をもたらして併存症を誘発することから，近年ではCOPDは単なる呼吸器疾患ではなく，全身性疾患としてとらえられるようになってきた．COPDは単純な呼吸器の疾患としてとらえるのではなく，さまざまな併存症をもつ疾患として解釈する.

(3) 危険因子

危険因子には外的と内的があり，外的危険因子にはタバコ煙，大気汚染物質吸入，職業性粉塵や化学物質の曝露，受動喫煙，呼吸器感染症などがあり，内的危険因子には，α_1アンチトリプシン欠損症や遺伝子変異などがある.

なかでも外的危険因子であるタバコ煙はCOPDの最大の危険因子であり，COPDの発症率は年齢やタバコ煙の曝露量とともに増加している．高齢喫煙者では50%に，喫煙指数が60 pack-years以上では約70%にCOPDがみとめられる.

COPDの発症率は喫煙者の15～20%程度といわれ，20 pack-yearsの喫煙者ではCOPDの発症率が19%程度と報告されている．喫煙はCOPD発症における最大の危険因子であるが，すべての喫煙者がCOPDを発症するわけではない．また，能動的な喫煙習慣だけでなく，大気中のタバコ煙の吸入（受動喫煙）がCOPDの危険因子であることも重要である.

(4) 診断，治療

a. 診断基準

長年にわたる喫煙習慣があり，慢性の咳，喀痰や労作時の呼吸困難がみとめられる患者に対してはCOPDを疑う．そして気管支拡張薬吸入後のスパイロメトリーで「1秒率（FEV₁%）＝1秒量/努力性肺活量（FEV₁/FVC）×100」が70%未満であればCOPDであると診断される．ただし，確定診断する場合は，胸部X線，呼吸機能，心電図などの検査により，他の気流閉塞をきたす疾患（気管支喘息，気管支拡張症，肺結核後遺症など）を除外しなければならない.

MEMO

COPDの全身性の影響
（systemic effect）
全身性炎症，栄養障害，骨格筋機能障害，フレイル，サルコペニア，心・血管疾患（心筋梗塞，狭心症，脳血管障害），骨粗鬆症（脊椎圧迫骨折），抑うつ，糖尿病，睡眠障害，貧血などがある.

MEMO

pack-yearsとは，1日あたり何パック（1パックあたり20本とする）を何年吸ったかの年数との積で求める．例えば，1日40本（2パック）を30年吸い続けたら，pack-yearsは「2×30」で60 pack-yearsとなる.

MEMO

受動喫煙の影響
日本では受動喫煙による死亡者数は年間約1万5,000人である（国立がん研究センター）．全世界では，60万人以上が受動喫煙で死亡していると報告されている.

1秒率（forced expiratory volume in one second percent：FEV₁%）
1秒量（forced expiratory volume in one second：FEV₁）
努力性肺活量
（forced vital capacity：FVC）

b．病期分類

ガイドラインでは，COPD の病期分類は $FEV_{1\%}$ ではなく，FEV_1 の値に基づいている（**表 1**）[1]．これは COPD は病態が進行すると FVC も低下するため，FVC である $FEV_{1\%}$ では必ずしも病期の進行を正確に反映しないことによる．なお，FEV_1 は年齢，体格，性別の影響を受けるため，予測 1 秒量（FEV_1 predicted）に対する比率（対標準 1 秒量：% FEV_1）で表す．

c．治療

治療の中心である薬物療法については Step up と Lecture 13 を，酸素療法については Lecture 11，さらに呼吸リハビリテーションについては Lecture 13 を参照する．

2）肺結核後遺症

肺結核後遺症とは，抗結核薬がなかった 1940 年代に胸郭成形術や肺切除術などの外科的治療を受けた患者が，加齢による気道や肺，呼吸筋機能の低下によって呼吸不全になったものである．肺結核症の治療後にこれと関連して種々の合併症を生じた状態で，呼吸機能障害とこれに続発する肺性心，および肺真菌症がその主な病態である．呼吸機能では肺活量が低下（いわゆる拘束性換気障害）し，%肺活量（% VC）が50％以下になることもある．閉塞性換気障害を合併するような重度の患者もみとめられる．症状は体動時の呼吸困難であり，ほぼ必発で咳や痰などを合併する．

（1）病態生理

広範な肺実質病変や肺手術（胸郭成形術，肺切除など）による肺容量の減少，胸膜の癒着や胸郭変形による肺・胸郭コンプライアンスの低下によって肺活量がさらに減少し，拘束性換気障害を呈する．閉塞性換気障害は，繰り返す気道感染，太い気管支の狭窄や変形，喫煙の影響，肺気腫の合併，残存肺の過膨張などにより起こる（**図5**）[4]．

呼吸機能障害が進行すると慢性呼吸不全（低酸素血症，高二酸化炭素血症）に陥るため，酸素吸入や非侵襲的陽圧換気（NPPV）が必要となる．さらに肺性心は肺高血圧症の結果として起こり，COPD よりも比率は高く，同程度の低酸素血症ではより著しい肺高血圧症を示す．睡眠時の低酸素血症や高二酸化炭素血症などがあると，不眠や起床時の頭重感などが出てくる．

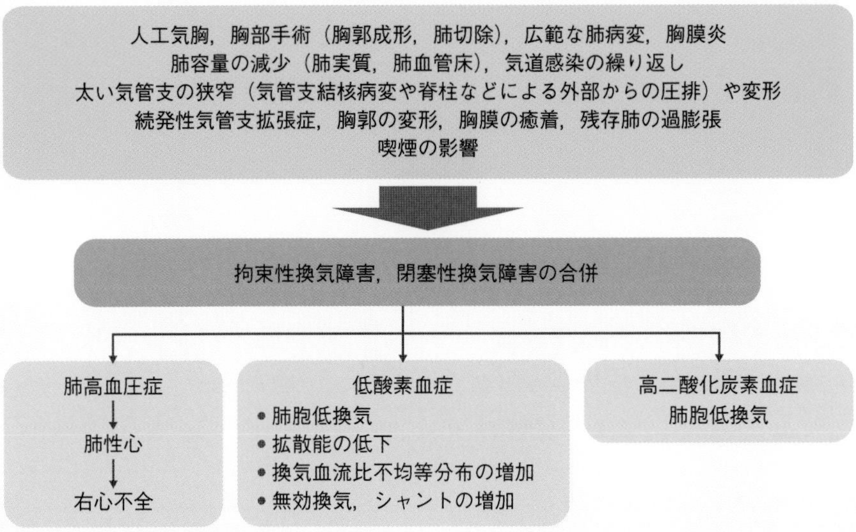

人工気胸，胸部手術（胸郭成形，肺切除），広範な肺病変，胸膜炎
肺容量の減少（肺実質，肺血管床），気道感染の繰り返し
太い気管支の狭窄（気管支結核病変や脊柱などによる外部からの圧排）や変形
続発性気管支拡張症，胸郭の変形，胸膜の癒着，残存肺の過膨張
喫煙の影響

↓

拘束性換気障害，閉塞性換気障害の合併

肺高血圧症	低酸素血症	高二酸化炭素血症
↓ 肺性心 ↓ 右心不全	・肺胞低換気 ・拡散能の低下 ・換気血流比不均等分布の増加 ・無効換気，シャントの増加	肺胞低換気

図 5　肺結核後遺症の病態生理
（町田和子：COPD frontier 2007；6〈2〉：154-8[4]）

(2) 診断 (検査)，治療

a．情報収集

医療面接 (病歴聴取，問診)
▶ Lecture 5 参照.

　最初に問診によって発病の時期，治療方法，人工気胸や胸郭成形術などを受けた時期，息切れの有無や程度，痰の量や色，体重の変化，睡眠状態などを確認する．

b．診断，検査所見

　診察では，浮腫・チアノーゼ・貧血の有無，呼吸様式，努力呼吸の有無などを観察し，胸部X線，呼吸機能，動脈血液ガス，心電図などの検査を行う．心エコーでは肺高血圧症の有無を，胸部CTでは気管支の狭窄や肺動脈の状態，胸膜肥厚に隠された肺の状態を確認する．夜間や早朝の頭痛を訴える場合は，睡眠時の酸素化の状態をモニターする検査を行う．

6分間歩行試験
▶ Lecture 6 参照.

　労作時の息切れがある場合は，その程度を把握するため6分間歩行試験や運動負荷試験などで，低酸素血症の有無を調べる．

c．治療

　安定期の治療では，禁煙，薬物療法，栄養療法，感染予防，在宅酸素療法，呼吸理学療法など，COPDの治療と共通する内容が多い．薬物療法では，閉塞性換気障害がある患者では気管支拡張薬の吸入が，うっ血性心不全に対しては利尿薬や強心薬が用いられる．睡眠障害や肺性心，高二酸化炭素血症がある場合は，NPPVが適応となる．

MEMO

NPPVの導入により，臨床症状，QOL，生命予後の改善が報告されている[6].

　増悪期の治療としては，急性増悪の原因の治療を第一に考え，呼吸・循環状態をより良い状態に保つ．急性増悪の原因は，気道感染，心不全などが多く，それらに対しては抗菌薬，利尿薬，ステロイドなどが用いられる．酸素流量は安定期よりやや増量し，吸入と呼吸理学療法による排痰を併用することで気道の浄化を図る．

3) 間質性肺炎

　間質性肺炎は，びまん性肺疾患のなかに位置づけられる疾患であり，さまざまな疾患が含まれ，なんらかの原因により肺胞間質に炎症を生じる疾患の総称である．間質性肺炎を呈する原因は多岐にわたり，薬剤，無機・有機粉塵吸入などが原因の場合や，膠原病，サルコイドーシスなどの全身性疾患に付随して発症する場合などがあるが，特発性間質性肺炎は原因不明の間質性肺炎の総称である．

MEMO

特発性間質性肺炎 (idiopathic interstitial pneumonias：IIPs)
● 労作時の息切れに始まる呼吸困難と胸部X線所見上のびまん性陰影が主徴である．原因不明で，間質性肺炎を惹起する可能性のある疾患は見出されない．
● 臨床経過から，急性期，亜急性期，慢性期に大別されるが，慢性期には急性増悪がみられることがある．

　特発性間質性肺炎の分類を**表2**に示す．このなかで特発性肺線維症や急性間質性肺炎は特に予後が不良であり，診断確定後の平均生存期間は2.5〜5年である．

(1) 診断

　最初に問診，身体所見，胸部X線所見，呼吸機能検査，血液検査などから特発性間質性肺炎を疑う．また，高分解能CTなどで典型的な所見がみとめられ，ガイドラインの診断基準を満たす場合，特発性肺線維症と診断される．しかし，典型的でない所見がみとめられる場合には，気管支肺胞洗浄や経気管支肺生検が考慮される．

高分解能CT (high-resolution computed tomography：HRCT)

気管支肺胞洗浄 (bronchoalveolar lavage：BAL)
経気管支肺生検 (transbronchial lung biopsy：TBLB)

(2) 臨床症状

　主要な症状は，労作時の呼吸困難と乾性咳嗽である．ばち状指がみられることもあ

表2　特発性間質性肺炎 (IIPs) の分類

特発性肺線維症 (idiopathic pulmonary fibrosis：IPF)
急性間質性肺炎 (acute interstitial pneumonia：AIP)
特発性器質化肺炎 (cryptogenic organizing pneumonia：COP)
非特異性間質性肺炎 (nonspecific interstitial pneumonia：NSIP)
剥離性間質性肺炎 (desquamative interstitial pneumonia：DIP)
呼吸細気管支炎関連性間質性肺疾患 (respiratory bronchiolitis-associated interstitial lung disease：RB-ILD)
リンパ球性間質性肺炎 (lymphocytic interstitial pneumonia：LIP)

る．聴診所見は吸気後半に捻髪音が聴取され，胸部 X 線所見はすりガラス陰影や浸潤陰影であり，病態の進行に伴い網状影や蜂窩肺，そして肺容量の減少がみとめられる．

呼吸機能検査では，拘束性換気障害や肺拡散能の低下があり，血液ガス分析では，病態が進行すると安静時にも低酸素血症がみとめられる．低酸素血症は特に労作時に著明であり，やがて高二酸化炭素血症も出現してくる．

(3) 治療

基本は薬物療法であるが，呼吸理学療法や在宅酸素療法，最終的には外科的治療（肺移植）が選択される場合もある．薬物療法ではステロイドと免疫抑制薬の併用療法が推奨されているが，その有効性は証明されていない．

4) 気管支喘息

気管支喘息（成人）は，日本アレルギー学会の『喘息予防・管理ガイドライン 2015』では「気道の慢性炎症，可逆性のある種々の程度の気道狭窄と気道過敏性の亢進，そして，臨床的には繰り返し起こる咳，喘鳴，呼吸困難で特徴づけられる閉塞性呼吸器疾患である．気道狭窄は，自然に，あるいは治療により可逆性を示す．気道炎症には，好酸球，リンパ球，マスト細胞などの炎症細胞，気道上皮細胞，線維芽細胞，気道平滑筋細胞などの気道構成細胞，および種々の液性因子が関与する．持続する気道炎症は，気道傷害とそれに引き続く気道構造の変化（リモデリング）を惹起し，非可逆性の気流制限をもたらし，気道過敏性を亢進させる」[7]と定義されている．

(1) 病態生理

気管支喘息は COPD と同様に気流閉塞を示す閉塞性肺疾患であり，呼吸機能検査においては $FEV_{1\%}$ や FEV_1 が低値となる．しかし，気管支喘息は自然経過と適切な治療により正常な呼吸機能に回復することができる点で，COPD とは異なる．気管支喘息は，気道の限定したアレルギー性炎症により気道が過敏に反応して平滑筋が収縮することで気道狭窄が生じる状態である（図 6）[8]．

(2) 診断

診断の目安は，FEV_1 とよく相関するピークフロー（最大呼気流量）に日内変動が 20％以上であることがあげられる．さらに，喘息診断の参考となる数値として，COPD における気道可逆性の基準値である気管支拡張薬（β_2 刺激薬）を使用した前後の FEV_1 の改善が 200 mL 以上かつ 12％以上とガイドラインに示されている[7]．

喘息の原因アレルゲン診断には，アレルゲンによる皮膚試験，吸入誘発試験，血中 IgE 抗体測定などを実施する．

(3) 治療

喘息治療の方針は，増悪予防，発作予防，薬物療法であり，基本的には日本アレルギー学会の『喘息予防・管理ガイドライン』に従った治療が行われる．具体的には，成人喘息と小児喘息，または急性発作時の管理と薬物主体の長期管理に大別できる．薬物療法の詳細については，ガイドラインを参照されたい．

喘息治療における呼吸理学療法の役割については，現在のところ確立されたものはない．また，ガイドラインにおいても，呼吸法に関する記載があるのみであり，エビデンスが明確になっているわけではない．ただし急性発作時の呼吸介助法として，胸郭外胸部圧迫法を用いることで，患者の救命率が上がるなどの報告がみられる[9]．

5) 肺炎

肺の末梢部は，肺胞上皮と含気空間から成る肺胞腔，毛細血管や支持組織から成る間質で形成されている．一般的に肺胞腔に炎症の主体があるものを肺炎という．肺胞腔に炎症が起こる原因のほとんどは病原微生物によるものであり，急性発症する．

捻髪音（fine crackles）

間質性肺炎に対する呼吸理学療法
▶ Lecture 13 参照.

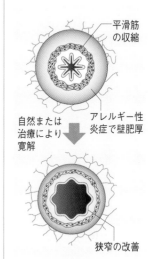

図 6　気管支喘息の気道狭窄
（永井厚志：COPD frontier 2007；6〈2〉：110-4[8]）

最大呼気流量
(peak expiratory flow：PEF)
IgE (immunoglobulin E；免疫グロブリン E)

💡 **ここがポイント！**
喘息管理プログラム
- 医師（看護師，薬剤師）と患者（家族）とのパートナーシップを確立する．
- 喘息増悪因子を特定し，それを避ける．
- 自覚症状とピークフローやスパイロメータによる呼吸機能検査から，喘息重症度を的確に判断する．
- 喘息の慢性期管理は，喘息の重症度に応じた長期薬物療法を行う．
- 喘息急性発作時の対応を患者に指示しておく．
- 喘息は慢性疾患であり，定期受診する必要があることを患者に説明する．

胸郭外胸部圧迫法
▶ Lecture 9・図 8 参照.

肺炎 (pneumonia)

よって肺炎とは，病原微生物による肺の急性・炎症性疾患と定義される．

（1）分類

肺炎は原因ごとに，肺炎球菌性肺炎，緑膿菌性肺炎，マイコプラズマ肺炎などに分類されるが，すべての肺炎の原因菌を特定するのは困難であるため，大葉性肺炎，気管支肺炎，急性間質性肺炎などの分類も用いられている．肺炎は原因菌の観点から，細菌性肺炎と非定型肺炎に大別され，また，発症した場所や病態から，市中肺炎，院内肺炎，医療・介護関連肺炎に分類されている[10]．

a．市中肺炎

病院外で生活を送っていた人が院外で肺炎に罹患したものであり，原因微生物として多いのは，細菌類と非定型病原微生物である．細菌類としては，肺炎球菌やインフルエンザ菌，黄色ブドウ球菌，肺炎桿菌などがあり，非定型病原微生物としては，マイコプラズマ，クラミジア，レジオネラ，インフルエンザウイルスなどがある．マイコプラズマ肺炎は若年者に多く，細菌性肺炎は基礎疾患を有する高齢者に多い．

b．院内肺炎

入院中の基礎疾患をもった患者が病院内で肺炎に罹患したものであり，病原菌としては，日和見感染の原因菌で抗菌薬が効きにくいグラム陰性桿菌，メチシリン耐性黄色ブドウ球菌，真菌などであり，死亡率は30〜60％と高い．

c．誤嚥性肺炎

肺炎の死亡率を年代別に見てみると，65歳以上の高齢者が90％以上を占めており，これは誤嚥が高齢者の肺炎に深く関係しているためと考えられている．誤嚥とは，水分や食物，口腔-咽頭分泌物などが咽頭下部の気道に侵入することであり，高齢者の肺炎の多くは不顕性誤嚥によるものである．高齢者の肺炎の発生機序を図7[11]に示す．

（2）症状

感染症による症状と呼吸器の症状があるが，感染症による症状の代表的なものは発熱である．発熱に随伴して頭痛，全身倦怠感，筋肉・関節痛，食欲不振などがみられ，高齢者では脱水もみられる．一方，呼吸器の症状として最も多いのは咳であり，痰は伴う場合とそうでない場合がある．膿性痰を伴う咳は細菌性肺炎で多く，痰を伴わない咳はマイコプラズマ肺炎やクラミジア肺炎に多い．

病変が胸膜まで及んだ場合，胸痛が出現し，広範囲に広がると呼吸困難をきたして呼吸不全に陥る．

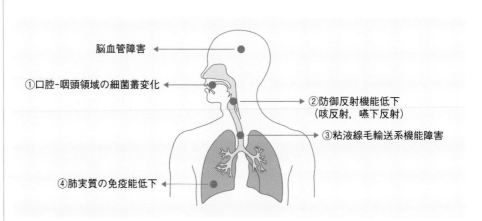

高齢者の口腔-咽頭部には病原性の高い細菌種が存在しやすく，脳梗塞などの脳血管障害による肺防御機能の低下は不顕性誤嚥を生ずる．この結果，病原性の高い細菌種が肺に繰り返し侵入するため，肺における処理能力が破綻し，肺炎が発症する．ADLの低下に伴う免疫能の低下は，肺炎の発症を助長する．

図7　高齢者の肺炎発生機序
（日野原重明ほか監：看護のための最新医学講座 第2巻 呼吸器疾患．第2版．中山書店；2005．p.217[11]）

（3）検査所見

血液検査では，病原菌の侵入による炎症反応のため，白血球の増加やC反応性蛋白陽性，赤沈値亢進などの炎症所見がみとめられる．

画像所見では，炎症病変に一致して，胸部X線で異常陰影（浸潤陰影やエアブロンコグラムなど）が出現する．

（4）基本的治療

肺炎は感染症であるため，最も根本的な治療は抗菌薬による治療であり，原因菌が特定された場合は，その菌に対して最も有効な薬剤を投与する．また，補助的治療として安静，保湿，栄養・水分・電解質補給などを行う．肺炎が重症化し呼吸不全となった場合は，酸素投与や，場合によっては人工呼吸管理となる．

肺炎に対する呼吸理学療法は，病態を直接改善させることは困難であるが，肺炎による症状の緩和（喀痰に対する排痰や，呼吸困難に対するリラクセーションや呼吸介助など）や臥床による廃用症候群の予防などが可能である．ただし，患者の状態を適切に評価したうえで実施する．

（5）誤嚥性肺炎の対策

誤嚥性肺炎は予防することが大切であり，そのためには①口腔ケア，②嚥下リハビリテーション，③ポジショニングなどが重要である．

- 口腔ケア：口腔内が不潔になると病原性細菌の増殖が起こり，肺炎発症の原因となりやすいため，口腔ケアを行い肺炎の予防を心がける．特に食後に口腔内の食べ残しなどを放置せず，歯磨きなどで清潔に保つ．
- 嚥下リハビリテーション：嚥下機能の低下は誤嚥につながるため，嚥下リハビリテーションにより嚥下機能を高めることや，嚥下機能の評価により誤嚥のリスクを把握しておく．
- ポジショニング：体位は誤嚥と深くかかわっており，特に背臥位は胃液の逆流が生じるなど誤嚥を最も引き起こしやすい．ベッド上での生活が多い患者の場合は，日中はできるだけティルトアップ位とし，食後2時間程度は臥位にならないなどのポジショニング指導を徹底する．

6）無気肺

無気肺とは，気管支や肺がさまざまな原因で閉塞したり圧迫された結果，肺全体または一部の空気が極端に減少したり，まったく空気が入っていない部分ができる状態をいう．気管支の場合は，気管支の内腔が異物や腫瘍，炎症，あるいは痰などの分泌物によって閉塞することにより，それより先の肺胞などに空気が入らなくなる．

（1）分類

a．急性無気肺

胸・腹部の術後によく起こる合併症であり，事故や転落，刺し傷など，胸部のけがによっても発症する．手術やけがの後で起こる無気肺では，片肺以上の広範囲にわたってほとんどの肺胞がつぶれることがあり，この場合，肺胞のつぶれる程度にむらがなく，完全につぶれている．

肺サーファクタントの量や機能の低下による急性無気肺では，ほとんどの肺胞がつぶれ，つぶれ方は一様ではない．片肺の一部に限られることもあれば，両肺全体に及ぶこともある．肺サーファクタント欠損症の未熟児は，肺サーファクタントを補充する治療を行わないと，新生児呼吸促迫症候群に進行する急性無気肺を発症する．成人では，過剰な酸素吸入療法や人工呼吸器の使用によって肺サーファクタントの機能が低下し，急性無気肺を起こす．

C反応性蛋白
（C-reactive protein：CRP）

エアブロンコグラム
（air bronchogram）
▶ Lecture 6・表6参照．

MEMO
人工呼吸器関連肺炎
（ventilator-associated
pneumonia：VAP）
人工呼吸器装着後48時間以上経過してから新たに発症する肺炎のことで，気管挿管されていること，および人工呼吸開始前に肺炎がないことが条件である．

無気肺（atelectasis）

肺サーファクタント
（pulmonary surfactant）
▶ Lecture 2参照．

b. 慢性無気肺

慢性無気肺には，中葉症候群と円形無気肺がある．中葉症候群では，リンパ節腫大や腫瘍によって気管支が圧迫され，右肺の中葉がつぶれる．閉塞してつぶれた肺は，完治しにくい肺炎となり，慢性的な炎症や瘢痕化，気管支拡張症を起こす．

円形無気肺（ひだ状肺症候群）では，肺を覆う胸膜が瘢痕化や縮小化を起こし，肺の外側の部分がゆっくりとつぶれる．これは，X線画像上で円形の陰影として現れるため，腫瘍と間違えることがある．

(2) 原因

無気肺の原因による分類を表3に示す．

無気肺の原因として最も一般的なものは，太い気管支の片方が閉塞することによる．閉塞は気管支の内部に粘液の栓（喀痰など），腫瘍，吸入した異物などが詰まって起こる．また，腫瘍，腫大したリンパ節，胸膜腔内にたまった大量の液体（胸水）や空気（気胸）など，気管支が外側から圧迫されても起こる．気道が閉塞すると，肺胞の内部の空気は血液中に吸収され，肺胞は縮み，つぶれた肺組織は血球や血漿，粘液で満たされ，感染を起こす．

(3) 症状

肺組織の機能が低下すると息切れが起こる．つぶれた状態の肺を血液が流れ続けるため（シャント血流），血液中の酸素分圧（または酸素飽和度）が低下し，心拍数が増加する．重症度は気管支が閉塞する速さ，影響を受けた肺の範囲，無気肺の発症要因，感染症の有無などによって異なる．気管支の閉塞が急速に起こり，広範囲の肺組織が影響を受けると，病変のある肺側に鋭い痛みを覚え，突然激しい息切れを起こす．血圧の急激な低下によるショックや心拍数の増加，感染症による発熱がみられることもある．

肺サーファクタントの量や機能の低下による広範囲の無気肺は，息切れ，浅速呼吸，血液中の酸素分圧の低下などを起こす．

ゆっくり発症する無気肺は，ほとんど症状を起こさないか，起こしてもわずかな息切れや軽度の心拍数の増加などである．

(4) 診断

患者の症状，身体所見（フィジカルアセスメント）などから無気肺を疑うが，胸部X線画像で診断を確定する（図8）．細かな無気肺は，胸部X線画像での診断が難しいことがあり，その際はCT検査などを行う．

(5) 予防，治療

手術を受ける患者に対しては術前から介入し，深呼吸や効果的な咳の方法，さらには自発的な深呼吸を促す呼吸練習器具（インセンティブ・スパイロメトリー）の使用法を指導する．術後も早期から介入し，インセンティブ・スパイロメトリーを使った深呼吸練習や早期離床を促し，無気肺の予防に努める．

無気肺が発生した場合は，気道に陽圧をかけ，肺胞を膨らませることが必要であり，その方法として持続的気道内陽圧（CPAP）やNPPVなどを使用する．また，バギングなどを用いることもある．呼吸理学療法で用いる手技を併用し，無気肺を改善することも可能である．

重い急性無気肺に対する治療は，その根本的な原因を治すことであり，咳や気道内の吸引で除去できない異物は，気管支鏡を用いて除去する．感染症であれば抗菌薬を投与する．

肺サーファクタントの量や機能の低下による無気肺の治療は，人工呼吸器やCPAPなどを使って血液中の酸素分圧の低下やそれによる影響への治療を行う．肺サーファ

表3　無気肺の原因による分類

閉塞性無気肺
気管支が閉塞するために起こる無気肺で，吸収性無気肺ともいう
受動性無気肺
気胸あるいは胸水などによって肺容積が減少したものをいい，弛緩性無気肺ともよばれる
圧迫性無気肺
肺内の種々の病変（腫瘍，膿瘍，囊胞）に接する肺胞が圧迫されて限局性に生じる無気肺のことである
癒着性無気肺
肺サーファクタントの産生が障害される結果，肺胞が虚脱して無気肺となったものである

フィジカルアセスメント
▶ Lecture 5 参照．

インセンティブ・スパイロメトリー
（incentive spirometry：IS）
▶ Lecture 7 参照．

持続的気道内陽圧
（continuous positive airway pressure：CPAP）

MEMO
バギング（bagging）
蘇生バッグやジャクソンリースなどを使い，徒手的に気道に陽圧をかけることをいう．

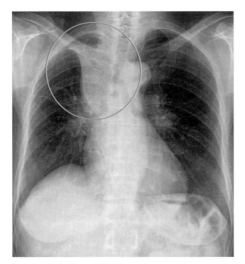

図8　右上葉の無気肺
上葉でシルエットサイン陽性. 肺の容量が減少
している.

確認してみよう
図8は，痰の貯留によって気道
が閉塞し，右上葉に無気肺が発
生した患者のX線画像である.
右上葉部分が閉塞することで右
肺全体の容量が減少しているだ
けでなく，代償的に左肺が過膨
張となり，その影響で気管支が
右側に偏位していることが確認で
きる.
▶画像所見の評価の詳細は，
Lecture 6 参照.

LECTURE
4

クタント欠損症の未熟児には肺サーファクタントを補充する薬物療法を行うことで，
治療することが可能である.

■引用文献

1) 日本呼吸器学会COPDガイドライン第5版作成委員会編：COPD（慢性閉塞性肺疾患）診断と治療のためのガイドライン2018. 第5版. メディカルレビュー社；2018. p.10, 35, 50.

2) Nakano Y, Muro S, et al.：Computed tomographic measurements of airway dimensions and emphysema in smokers. Correlation with lung function. Am J Respir Crit Care Med 2000；162（3 Pt 1）：1102-8.

3) Global Initiative for Chronic Obstructive Lung Disease. Global Strategy for the Diagnosis, Management and Prevention of Chronic Obstructive Pulmonary Disease. NHLBI/WHO workshop report. National Heart, Lung and Blood Institute；2001（NIH publication no. 2701）. Update of the Management Sections, GOLD website（http://www.goldcopd.com）. Date updated：2021.

4) 町田和子：肺結核後遺症とCOPD. COPD frontier 2007；6（2）：154-8.

5) 坪井知正：胸郭変形にみられる呼吸不全. THE LUNG perspectives 2011；19（1）：55-62.

6) Jäger L, Franklin KA, et al.：Increased survival with mechanical ventilation in posttuberculosis patients with the combination of respiratory failure and chest wall deformity. Chest 2008；133（1）：156-60.

7) 日本アレルギー学会喘息ガイドライン専門部会監：喘息予防・管理ガイドライン2015. 協和企画；2015. p.3-5.

8) 永井厚志：COPD，気管支喘息の定義，気道閉塞の起こり方の類似点と相違点. COPD frontier 2007；6（2）：110-4.

9) Fisher MM, Bowey CJ, Ladd-Hudson K：External chest compression in acute asthma：a preliminary study. Crit Care Med 1989；17（7）：686-7.

10) 日本呼吸器学会成人肺炎診療ガイドライン2017作成委員会編：成人肺炎診療ガイドライン2017. 日本呼吸器学会；2017. p44.

11) 日野原重明，井村裕夫監，貫和敏博編：看護のための最新医学講座 第2巻 呼吸器疾患. 第2版. 中山書店；2005. p.217.

12) 厚生労働省：令和2年（2020）人口動態統計月報年計（概数）の概況.
https://www.mhlw.go.jp/toukei/saikin/hw/jinkou/geppo/nengai20/dl/gaikyouR2.pdf

■参考文献

1) 小川智也ほか：間質性肺炎. 宮川哲夫ほか編：理学療法MOOK 呼吸理学療法. 第2版. 三輪書店；2009.

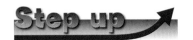

1. COPD の疫学

1）世界の動向

　COPD は世界的にみても有病率や死亡率が高いレベルにあると報告され，この傾向は高齢化や喫煙率の高さなどが影響し，今後数十年間は続くといわれている．WHO（世界保健機関）の調査によると，COPD は高所得国における死亡原因の第5位（総死亡の3.8%）で，低・中所得国では死亡原因の第6位（総死亡の4.9%）となっている[1]．また，COPD は 2004 年における世界の死亡原因の第4位であったものが，2030 年には，虚血性心疾患，脳血管障害に次いで第3位になると予測されている[2]．さらに，障害調整生存年数（disability-adjusted life year：DALY；短命により喪失した年数と障害をもって生きた年数〈障害の重症度に応じて調整〉の和によって表されたもの）は，高所得国の損失原因の第7位，低・中所得国では第10位であり，今後さらに上位になると予想されている[2]．このように，COPD は世界的にみても，有病率，死亡率が増加傾向にある．

2）日本の動向

　厚生労働省の統計によると，COPD は死亡原因の第10位（男性8位，女性20位）であり，死亡者数は年々やや増加傾向にある[3]．実際に厚生労働省が把握している COPD の患者数は 22 万人程度であり，日本では COPD の有病率が低いように感じられる．

　しかし，2001 年に実施された住民調査による大規模な COPD 疫学調査，NICE（Nippon COPD Epidemiology）study の結果によると，スパイロメトリーで 40 歳以上の 10.9%（男性 16.4%，女性 5.0%）に気流閉塞がみとめられ，COPD の有病率は 8.6% であることが明らかにされた[4]．この NICE study から推測すると，日本人の 40 歳以上の 8.6% である約 530 万人が COPD であり，70 歳以上では約 210 万人が COPD に罹患していると考えられる（図1）[4]．日本の喫煙者率は低下しているものの，COPD 患者数は今後も増加すると予想される．これらの結果から考えると，日本では COPD と思われる患者のうちほとんどが診断も治療も受けていないことになる．

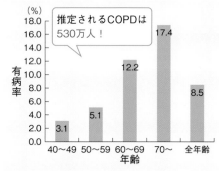

年齢，性，群で補正.
図1　日本における COPD 患者数
（Fukuchi Y, et al.：Respirology 2004；9〈4〉：458-65[4]）

2. COPD に対する薬物療法

　COPD 患者にとって重要な呼吸機能である1秒量（FEV_1）の経年的低下を明らかに改善する薬剤が存在しないのが現状であるが，適切な薬物療法は COPD 患者の症状の軽減，増悪の予防，QOL や運動療法の改善に有用である．また，インフルエンザや肺炎球菌に対するワクチンは，それぞれ増悪による死亡率や肺炎発生率を減少させることが明らかとなっており，安定期にある COPD 患者の管理上，重要な予防接種である．

　COPD 患者に対する安定期の薬物療法の中心は気管支拡張薬であり，重症度に応じて段階的に使用される．この気管支拡張薬には長時間作用性抗コリン薬（long-acting muscarinic antagonist：LAMA），長時間作用性 β_2 刺激薬（long-acting β_2 agonist：LABA）があり，重症度に応じて LAMA と LABA の配合薬（LAMA/LABA 配合薬）が用いられる．また，COPD と喘息の合併例（asthma and COPD overlap：ACO）に対しては，吸入ステロイド薬（inhaled corticosteroid：ICS）を追加する．

　吸入ステロイドは，対標準1秒量（% FEV_1）が 50% 未満で増悪を繰り返す患者に対しては，増悪頻度を減らし QOL の低下を抑制する．

■引用文献

1) Lopez AD, Mathers CD, et al.：Global Burden of Disease and Risk Factors. World Bank；2006.
2) WHO：World Health Statistics. 2008.
3) 厚生労働省：人口動態調査．2015.
4) Fukuchi Y, Nishimura M, et al.：COPD in Japan：Nippon COPD Epidemiligy（NICE）study. Respirology 2004；9（4）：458-65.

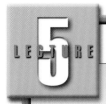

呼吸理学療法のための評価（1）
医療面接（病歴聴取，問診）と
フィジカルアセスメント

到達目標

- 呼吸理学療法における評価（アセスメント）の目的を理解する．
- 評価（アセスメント）に必要な情報収集の内容について理解する．
- 呼吸理学療法における身体観察（フィジカルアセスメント）の重要性を理解する．
- フィジカルアセスメントの内容とその意味を理解し，適切に実施できる．
- フィジカルアセスメントの結果から問題点を解釈できる．

この講義を理解するために

　この講義では，はじめに呼吸理学療法における評価の目的について理解し，次に患者の状態を理解するために必要な医療面接（病歴聴取，問診）の内容について学びます．そして，呼吸理学療法を実施するためのフィジカルアセスメントについて，その重要性，内容，方法を理解し，適切に実践できる技術を身につけ，さらに，アセスメントによって得られた情報を統合し，解釈することで患者の問題点（病態）を把握するという一連の流れを学習します．

　加えて，ここで明確となった問題点と他の評価結果とを組み合わせることで，治療プログラムの立案へとつなげていきます．

　医療面接とフィジカルアセスメントを学ぶにあたり，以下の項目を学習しておきましょう．

- □ 呼吸器にかかわる解剖学（特に肺の構造，心臓の位置，横隔膜の形状，胸郭の構造，呼吸筋）を復習しておく（Lecture 2 参照）．
- □ 生理学（特に呼吸の役割など）を復習しておく（Lecture 3 参照）．
- □ 呼吸運動を分析するための胸郭の運動について復習しておく（Lecture 2 参照）．
- □ アセスメントでは実際に手で触れて行うものが多いため，呼吸筋や胸郭の各部位を触診できるようにしておく．

講義を終えて確認すること

- □ 医療面接（病歴聴取，問診）の必要性と内容が理解できた．
- □ フィジカルアセスメント（視診，触診，打診，聴診）の内容が理解できた．
- □ 各アセスメントにおける評価基準が理解できた．
- □ フィジカルアセスメントを実施する技術を身につけられた．
- □ アセスメントの内容から，患者の問題点を抽出する過程が理解できた．

1. 呼吸理学療法における評価の目的

呼吸理学療法における評価とは，患者の呼吸を中心に全身状態を総合的に把握することで，安全かつ効果的な介入を実施するための情報を得る行為である．その目的は，①患者の全体像の把握，②阻害因子や残存機能の把握，③予後の予測，④治療目標の設定，⑤治療効果の判定などである．

医療面接（medical interview）

2. 医療面接（病歴聴取，問診）の必要性

理学療法評価は疾患や障害を問わず，常に医療面接（病歴聴取，問診）から始まる．カルテから患者の疾患や検査データ，治療経過などを確認するだけでなく，実際に患者から今どのようなことに困っているのか，どんな症状があるのかなどを聴取することは，その後のアセスメントを進めていくうえで非常に重要である．特に問診では実際に患者から情報を聴取するため，そのときの話し方や表情などから症状の有無や不安，あるいは病気に対する理解度なども判断することが可能である．

情報収集では，**表1**の内容についてカルテや実際の問診から聴取して把握する．

LECTURE
5

MEMO
喫煙歴の指標
ブリンクマン（Brinkman）指数（喫煙指数）は，「1日の平均喫煙本数×喫煙年数」で求める．
● 1～200：軽度
● 201～600：中等度
● 601～：高度
pack-years は，「（1日の喫煙本数/20本）×喫煙年数」，つまり「1日のタバコの箱数×年数」で求める．20 pack-years の約20％，60 pack-years の約70％が COPD（慢性閉塞性肺疾患）に罹患しているというデータがある．

3. フィジカルアセスメントの目的

理学療法は，単に治療技術を知っているだけでも，また，技術を習得しているだけでも臨床で実施することはできない．なぜなら，どのような患者にどのような場面で治療技術を提供したらよいかの判断ができないからである．したがって，呼吸理学療法を実施するためには，目の前の患者がどのような状態にあるのかを的確に把握することが大切であり，そのためのフィジカルアセスメントは重要である．そこから得られた情報と，血液ガス分析値や呼吸機能などの検査所見，画像所見などの情報を統合し，総合的に解釈することで，治療プログラムを組み立てることが可能となる．

表1 医療面接（病歴聴取，問診）の内容

既往歴	これまでに他の呼吸器疾患や心疾患，骨・関節疾患，神経筋疾患などに罹患し，治療したことがあるか ある場合は，服薬状況や酸素投与の有無
現病歴	今回の疾患の発症時期，その後の経過，症状の持続時間，程度，随伴症状，増悪・軽減因子など ●症状：呼吸困難*の程度や出現時間，さらに ADL（日常生活活動）への影響など ●咳：性状（乾性，湿性）や持続時間，出現する時間帯，誘発要因など ●痰：量や性状（漿液性，粘液性，膿性，血性），色調（透明，白色，黄色，緑色，茶色，褐色），においなど ●胸痛：誘因や発症パターン，持続時間，頻度 ●喘鳴：発生状況や誘因
治療内容	投薬を中心とした，現在の治療内容（薬物の作用も含めて）
血液検査所見	血液ガス値や血液生化学検査所見など（併存疾患や栄養状態の把握も含めて）
家族歴	遺伝性疾患であるか，家族性の要因であるか
職業歴，生活環境	粉塵，刺激ガスを吸入するような職業であったか，家族構成，家屋状況（立地条件），小鳥の飼育歴，旅行歴など
喫煙歴	喫煙経験の有無，あれば1日何本，いつから吸い始めたか，現在も吸っているか，止めたのであれば，いつ止めたか ※本人からの聞き取りが不十分なときは家族から聴取する
全身状態	食欲はどうか，体重の変化はないか，発熱や倦怠感はあるか
会話の様子	問診しながら会話が続くかどうか，呼吸困難があるか，精神状態はどうか
患者の意欲	呼吸理学療法に対する意欲の有無（治療効果に影響するため），意欲がない場合はその原因は何か
疾患の理解度	自分の疾患について理解しているか（患者教育や障害受容の過程を知るため）

*呼吸困難の臨床的評価は，Step up 参照．

4. フィジカルアセスメントの実際

1）視診

　視診の第一歩は呼吸を観察することであるが，患者に呼吸を意識させてはならない．例えば，「今から呼吸の状態を観察しますので，普通に呼吸していてください」という声かけは，明らかに呼吸を意識させてしまう．呼吸は心臓と違い，呼吸中枢による自律性の調節だけでなく，随意的にも調節することが可能であるため，患者が意識することで容易に変化する．できる限り患者に意識させないようにし，普段の呼吸状態をとらえる．

（1）評価項目

　視診では，呼吸数や呼吸の深さ，呼吸パターン（優位パターン，異常呼吸の有無），胸郭の拡張性，変形の有無，呼吸運動に関与している筋活動などを診る．また，全身を観察し，やせている，太っているなども確認する．

（2）観察する位置

　呼吸を観察する場合，どの位置から診るかによって把握できる情報が異なるため，さまざまな角度から患者の呼吸を観察する．

- 側面から観察する場合：吸気，呼気における胸部や腹部の初動部位やその大きさ，拡張の程度，呼吸パターンなどが観察できる（図1）．
- 頭側または足下から観察する場合：吸気・呼気時における胸部，腹部の拡張に左右差がないか，タイミングのずれがないかを診ることができる（図2）．同時に四肢の状態から身体全体の緊張の程度も観察できる．
- 上方から観察する場合：表情や頸部・肩甲帯周囲筋の緊張状態などから呼吸努力の有無などが把握できる（図3）．特に，表情はそのときの身体や精神状態を反映しているため，確認が必要である．同時に口腔内を観察し，痰や唾液の貯留状態，乾燥状態，衛生状態を確認する．

（3）解釈と評価

a. 呼吸数

　呼吸は，安静時でも多少の揺らぎがあるものの規則的であり，健常者であれば吸気時間（息を吸っている時間）と呼気時間（息を吐いている時間）はほぼ同じである（一般に呼吸周期では吸息の後のポーズ，呼息の後の休止期が含まれるため，呼気時間が長いと思われている）．吸気時間の延長は息が吸いにくい状態であり，上気道の閉塞を意味している（痰の貯留など）．一方，呼気時間の延長は息が吐きにくい状態であり，末梢気道の閉塞が考えられる（COPDなど）．

b. 呼吸パターン，呼吸の深さ

　呼吸パターンは，一般に胸式，胸腹式，腹式（横隔膜）呼吸などに分類できる．健常者は安静背臥位では腹部の動きが優位であるが，胸部の拡張もみとめられる．腹式（横隔膜）呼吸とは，腹部のみが動く呼吸パターンではなく，腹部の動きが優位なパ

視診（inspection）

MEMO
視診におけるチェックポイント
- 胸郭・脊柱の変形，左右対称，両側性か一側性か，漏斗胸，鳩胸，樽状胸，側彎，亀背など（図4参照）．
- 胸壁の突出（局所的な胸壁の隆起），胸壁の動きの時間的遅れの有無．
- 胸郭の動き，拡張性の左右差．
- 呼吸補助筋群使用の有無，頸部呼吸補助筋群（胸鎖乳突筋，斜角筋群など）の肥大．
- 鎖骨上窩・胸骨上切痕の陥没，肋間腔の開大および膨隆，狭小化および陥凹（全体または一部）．
- 異常呼吸パターン：呼吸数と深さの異常，奇異呼吸，呼吸時の体位．
- 咳嗽と喀痰：湿性または乾性咳嗽，咳嗽力と随意性，気道内分泌物の除去効果，咳嗽発作，喀痰の性状（粘液性，膿性，漿液性，血性），色調．

覚えよう！
呼吸数（respiratory rate：RR）成人では安静時12〜20回/分が正常範囲（新生児では40回/分程度）．頻呼吸は25回/分以上（新生児は60回/分以上），徐呼吸は11回/分以下（新生児は20回/分以下）である．

MEMO
COPD（chronic obstructive pulmonary disease；慢性閉塞性肺疾患）は，タバコなどが原因で発症する呼吸器疾患である．
▶ Lecture 4 参照．

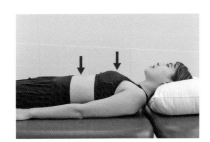

図1　側面からの観察

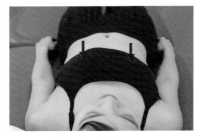

図2　頭側からの観察

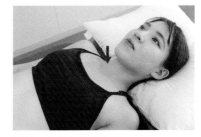

図3　上方からの観察

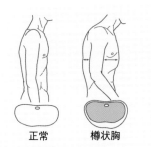
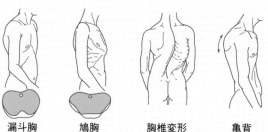

| 正常 | 樽状胸 | 漏斗胸 | 鳩胸 | 胸椎変形 | 亀背 |

図4　胸郭の変形所見

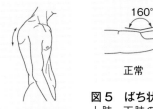

図5　ばち状指
上肢・下肢の指の先端が広くなり，爪の付け根の角度がなくなった状態を指す．ばち状指が起こる機序は不明である．

MEMO
肺や胸郭が硬い患者は，吸気で胸部が拡張しないため，腹部の過剰な動きで代償している．これは正常な腹式（横隔膜）呼吸ではない．

ポンプの取っ手様の動き（pump handle motion），バケツの取っ手様の動き（bucket handle motion）
▶ Lecture 2・図18参照．

呼吸にかかわる筋肉
▶ Lecture 2・図15，表1参照．

MEMO
チアノーゼは毛細血管血液中の還元ヘモグロビン（酸素と結合していないヘモグロビン）が5g/dL以上あると出現する．そのため貧血症では出現しにくく，多血症では出現しやすい．

触診（palpation）

ターンである．腹部のみが動き，胸部が動かないパターンはむしろ異常と判断される場合が多い．加えて，呼吸パターンは体位や姿勢，体格によっても変化する．

安静時の1回換気量（V_TまたはTV）は一般に5〜7mL/kgであり，成人では約500mL程度である．したがって，換気量が少なければ浅い呼吸，多ければ深い呼吸と判断する．

c. 呼吸運動による胸郭の動き

呼吸に伴う正常な胸郭運動は，吸気時に肋間腔が開大し，上部胸郭は鎖骨および第1肋骨・肋骨接合部を支点としたポンプの取っ手様の動き，また，下部胸郭では外・上方に開大するバケツの取っ手様の動きをする．呼吸運動によってこのような動きがみとめられない場合，なんらかの異常があると判断する．

d. 呼吸に伴う頸部・肩甲帯周囲筋群の緊張（活動性）

安静時の呼吸において，吸気の呼吸補助筋である胸鎖乳突筋，斜角筋，大胸筋，僧帽筋などの収縮は吸気努力を示している．また，呼気時における腹筋の収縮は呼気努力（呼出障害）を示し，末梢気道閉塞が疑われる．

e. 胸郭の変形所見

胸郭の変形（形態）には，以下のものがある（**図4**）．
- 先天性胸郭変形：鳩胸，漏斗胸，ピラミッド胸
- 肺の容積変化による変形：胸壁陥没，樽状胸
- 脊椎カリエスなどによる変形：胸椎変形（側彎）
- その他の変形：亀背

f. その他の所見

その他の所見として，低酸素血症の徴候である手指や口唇のチアノーゼ，ばち状指（**図5**），右心不全の徴候である頸動脈怒張，末梢の浮腫などの有無も観察する．

2）触診

触診は，視診で得た情報の確認や，視診では得られなかった情報を得るために行う．視診では判断できなかったわずかな左右差が，触診で明らかになることも多い．触診部位に集中して評価する．

（1）評価項目

触診では，胸郭の拡張性や柔軟性，気管の偏位の有無，呼吸筋の緊張や痛み，横隔膜の可動性や強さなどを評価する．

（2）解釈と評価

a. 胸郭の拡張性（動き）

各肺葉（上葉，中葉・舌区，下葉）に手を当て，呼吸運動における胸郭の動き（拡張性）を確認する（**図6，7**）．可能であれば安静時の呼吸と深呼吸をさせ，その差も評価する．体位は背臥位や座位などで行う．

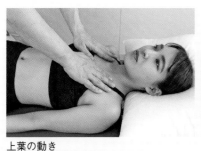 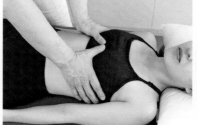 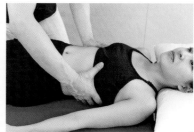

上葉の動き　　　　　　　中葉・舌区の動き　　　　下葉の動き

図6　胸郭拡張性の評価（臥位）

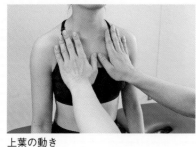 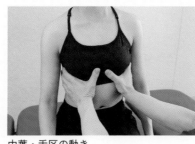 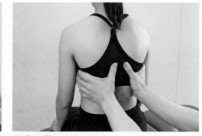

上葉の動き　　　　　　　中葉・舌区の動き　　　　下葉の動き

図7　胸郭拡張性の評価（座位）

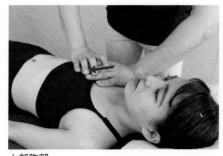 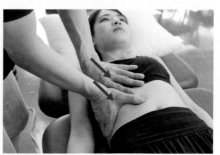

上部胸郭　　　　　　　　下部胸郭

図8　胸郭可動性（柔軟性）の評価
上部と下部では，胸郭の動く方向が異なることに注意する．

- 上葉：胸骨部から第4肋骨にかけて手を当て，動きを評価する．
- 中葉・舌区：第4肋骨から第6肋骨部付近に手を当て，動きを評価する．
- 下葉：肩甲骨下部から背部全体に手を当て，動きを評価する．

　左右同期して動いているか，タイミングのずれはないか，左右の拡張に差がない
か，胸壁から振動を感じないかなどを確認する．

b. 胸郭可動性（柔軟性）

　胸郭に対し徒手で圧迫を加え，可動性（柔軟性）を評価する．この評価では胸郭の
硬さ，可動性，左右差の有無などを確認し，その後の治療の参考とする．

　背臥位の患者の上部または下部胸郭に手を当て，手掌全体で均等に胸郭を圧迫して
可動性（硬さ，軟らかさ）を評価する（図8）．圧迫は胸郭の運動に基づいた方向とし，
加える力は，患者が痛みや不快を感じない程度とする．この評価はセラピストの主観
によるものであるため，判断にはある程度の経験が必要である．一般に胸郭の可動性
は高齢になるにつれて低下し，女性は男性に比べ胸郭が軟らかい．

💡 ここがポイント！

胸郭拡張性と胸郭可動性（柔軟性）の関係
胸郭拡張性に問題があった場合，その原因は肺自身の拡張性の問題か胸郭可動性の問題のどちらか，またはその両方が考えられる．胸郭可動性を評価することでどちらの問題なのかを区別することが可能である．脊髄損傷や神経筋疾患では，呼吸による胸郭拡張が乏しいが，これは肺の拡張性の問題ではなく，胸郭可動性の問題である．

📝 MEMO

胸郭拡張性の評価の解釈
一側の肺に無気肺などがあれば，その部分の可動性は低下する．また，病変が小さい場合は，タイミングのずれとして感じる（病変のない肺が先に拡張してくる）．中枢気道に近い部分に痰の貯留があれば，呼吸に伴って胸壁からの振動（rattling）を感じる．

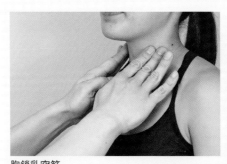

胸鎖乳突筋

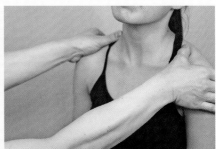

斜角筋，僧帽筋など

図 9　筋緊張の評価

💡 ここがポイント！
横隔膜のはたらき（力）の重要性
呼吸運動における横隔膜のはたらきは非常に重要であり，このはたらきが十分であれば呼吸に伴うエネルギー消費も少なくてすむ．COPD では病態の進行とともに横隔膜が平低化し，機能が低下するため，そのはたらきを補うために頸部・肩甲帯周囲の呼吸補助筋を動員する努力呼吸を行い，呼吸に伴うエネルギー消費は非常に大きくなる．
人工呼吸管理下では，横隔膜のはたらき（力）があるかどうかが，人工呼吸器からウィーニング（離脱）可能かどうかの判断材料となる．

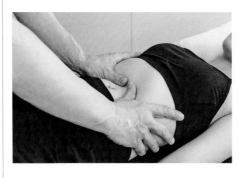

図 10　横隔膜の動きの評価
膝を立てて腹筋群の緊張を緩めて行うと触診しやすい．

c. 気管の偏位の有無

　胸骨上切痕部で気管を触診し，左右に偏位していないかを確認する．無気肺や肺切除の場合，肺の容量が減少するため，対側の肺が過膨張し同側（患側）に偏位する．一方，気胸や胸水，腫瘍がある場合，反対側に偏位する．

d. 胸骨上切痕部から甲状軟骨までの距離

　甲状軟骨から胸骨上切痕部にかけて手を当てると，通常は 4 横指程度の幅であるが，COPD などで肺が過膨張している場合，2 横指程度まで短縮していることがある（肺の過膨張所見）．

e. 筋緊張（特に呼吸補助筋）

　視診で確認した呼吸補助筋（胸鎖乳突筋，斜角筋，僧帽筋，大胸筋，腰方形筋など）の筋緊張を，実際に触れて評価する（**図 9**）．筋肉を直接母指や示指などで圧迫し，緊張度，硬さ，短縮や痛みの有無などを確認する．圧迫の際には痛みを与えないよう注意する．

f. 横隔膜の動き

　横隔膜の動きを体表から間接的に触診し，その可動性や強さ，左右差などを確認する（**図 10**）．上腹部第 10 肋骨下の肋骨弓に沿って母指を当て，患者の呼気に合わせて腹部を母指全体で軽く上方へ圧迫する．そして，患者の吸気における横隔膜の可動性や力を母指に受ける抵抗感や動きから評価する．左右同時に行えば，左右差がある場合は判断しやすい．横隔膜の動きを評価する際は，膝を立てて腹筋の緊張を緩めておくと触診しやすい．

3）打診

打診 (percussion)

　打診とは，胸部や腹部などを指で叩くことで生じる音により，肺や胸腔内，腹腔内の状態を把握するものである．構造上の密度が異なることを利用して，臓器の境界や肺および病変の広がりを知ることができる．肺は空気が多いが，心臓は血液が充満しているため音に違いがある．

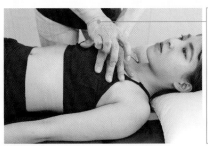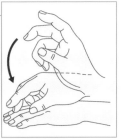

手首の動かし方

LECTURE
5

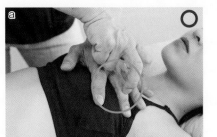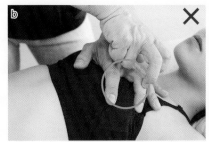

打診板となる指が身体に密着している．

打診板となる指が身体から離れて浮いている．

図 11　打診の方法

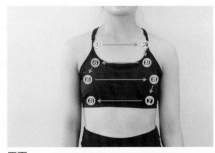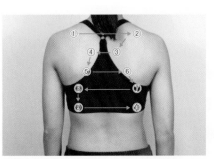

正面

背面

図 12　打診する部位

打診のみでは確実な診断は困難であるが，聴診などの他の評価結果と統合することで，有用な情報を得ることが可能となる．

（1）打診の方法と部位

a. 打診の方法

評価する部位の肋間に非利き手の中指（打診板）を当て，体表に密着させる（**図11**）．このとき，皮膚がややへこむ程度に圧を加える．利き手の中指（打診槌）で，体表に密着した中指の遠位指節間（DIP）関節のやや爪床寄りの部分を，手首のスナップをきかせて叩き，振動が体表に伝わるようにする．打診板となる中指が体表に密着していないと，圧が分散するため注意する（**図11a，b**）．

b. 打診する部位

打診は，座位または背臥位で肺尖部から胸部全体を左右交互に比較しながら進める（**図12**）．背面は肩甲骨があるため，肩甲骨間を打診する．側胸部は腹側から背側に向かって順に打診を進めていき，音の変化を評価する．

（2）解釈と評価

打診により心臓，肝臓などの臓器の位置や肺との境界の区別，横隔膜の高さや呼吸における可動範囲，胸腔内では肺内の含気量，胸水の有無や程度などがわかる（**図13**）．

遠位指節間（distal interphalangeal：DIP）関節

試してみよう

横隔膜の高さとその可動性を打診によって確認することができる。前胸部で横隔膜の高さを調べる場合，第6肋骨の高さ付近で，清音から濁音に変化する位置が特定できれば，それが横隔膜の高さである。

背部の場合，第10肋骨の高さ付近で打診を行うと，同様に音の変化が確認できる。さらに，最大呼気位で清音から濁音に変化する位置を特定し，最大吸気位でも同様に清音域を特定できれば，その幅が横隔膜の可動範囲である。通常は3〜5cm程度は動くが，COPDなどで肺過膨張があると可動範囲は狭くなる。

MEMO

無気肺
気管支や肺がさまざまな原因で閉塞または圧迫された結果，肺全体や肺の一部の空気が極端に減少したり，まったく空気が入っていない部分ができたりする状態をいう。

聴診（auscultation）

ここがポイント！
聴診器を耳に当てる際，イヤーピースの方向を間違えると音が聴き取れない。聴診器をイヤーピースが"ハの字"になるように持って耳に当てる。

打診音は，一般的に以下の3つの音に分類できる。

● **濁音**：音の強さは弱く（小さく），長さは短く，音質は高調で，含気量の少ない部分で聴こえる。心臓や肝臓の部位の打診音であるが，肺野でも，胸水貯留や肺炎，無気肺などの病変で含気量が減少した場合に聴かれる。

● **清音**：音の強さは強く（大きく），長さは長く，音質は低調で，共鳴音ともいう。健常者の肺野の打診音であるが，深呼吸した際には，過清音（過共鳴音）となる。

● **鼓音**：太鼓のような音で，胃の中に空気が入っているときに聴こえ，音の強さは大きく，音質は高い。肺が過膨張（COPDなど）になると，この音になる。

4）聴診

聴診とは，聴診器を用いて換気に伴って肺内で発生する音を聴取する方法であり，非侵襲的で患者への負担もなく，肺内で起こっている現象をリアルタイムで把握できる評価方法である。聴診は呼吸理学療法のなかで最も重要な評価法の一つであり，さまざまな臨床所見と併せて聴診所見を解釈し，患者の状態を把握することが大切である。

（1）聴診器の種類と使い方

聴診器のチェストピースには，膜型とベル型の2種類があり，それぞれ聴取しやすい周波数帯がある。膜型は高周波数帯，ベル型は低周波数帯に適しているため，肺音は基本的に膜型を使用する。

（2）聴診の方法と注意点

a．座位での聴診

患者を軽く背筋を伸ばした状態で座らせ，セラピストは利き手が右の場合，患者の右側に座る（感染予防のため，正面には座らない；図14）。聴診器の膜の部分を体表に当て（離した後，集音部の跡が軽く残る程度の圧），1〜2呼吸ずつ聴きながら上か

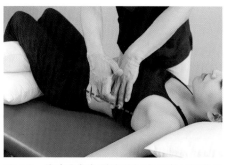
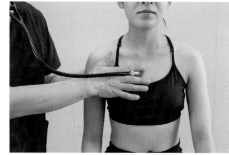

図13　胸水や無気肺を評価する際の打診の方法
身体の腹側から背側にかけて打診をしていくと，ある部位から打診音が清音から濁音に変化する。そこから背部には，胸水貯留または無気肺となっていることが推察できる。

図14　座位での聴診

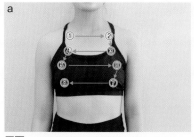
正面

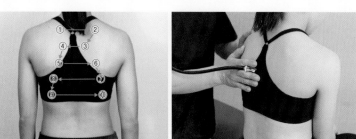
背面。背部の聴診の場合，少し背中を丸めるようにする。

図15　聴診する部位

ら左右対象に位置を変えていく（**図15a**）．背部を聴診する場合は，患者に肩甲骨を
外転させるように背中を丸めてもらい，肩甲骨の間を聴く（**図15b**）．

b. 背臥位での聴診

　外科術後や急性増悪などで座位がとれない場合は，可能であれば側臥位，体位が変
えられなければ背臥位で聴診を行う．この場合，ベッドのマットを下に押し下げて背
中との間に空間をつくり，聴診器を挿入して聴く（**図16**）．

c. 聴診時の注意点

　呼吸音以外の雑音を拾わないために，以下の点に注意して行う．
- 聴診器の集音部分を，患者の体表面に密着させる．
- 体表面上を動かさない．
- 呼吸運動でずれないようにする．
- 聴診器のゴム管が他のものと触れないようにする．

（3）肺音の分類

　肺音は，呼吸音と，健常者では聴取できない副雑音に分類できる（**図17**）[1]．正常
呼吸音では肺胞呼吸音，気管支呼吸音，気管呼吸音などがある．

　呼吸音の音源は比較的太い気管支内にあるが，発生した音が肺内や胸壁を伝搬する
間に修飾を受け，末梢の胸壁上では大部分は肺胞呼吸音として聴取される．

- **肺胞呼吸音**：胸壁正中部，肺尖区以外の肺野で聴かれ，吸気時には大きく，呼気時
にはあまり聴かれない．安静時の呼吸で
は「スー」というような静かな音である．
- **気管支呼吸音**：前胸部胸骨上，背部肩甲
骨間などの範囲で聴かれ，肺胞呼吸音よ
りも大きく，呼気時に中等度の風が吹く
ような音である．吸気と呼気の間には休
止期がある．
- **気管呼吸音**：頸部・気管上で聴かれ，粗
い大きな音である．呼気時に強く長く聴

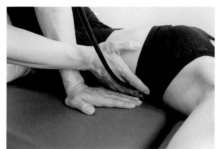

図16　背臥位における背側部の聴診

MEMO
肺胞呼吸音は，呼気の音は呼気
のはじめにわずかに聴かれるのみ
で，その音は弱くて低いため明瞭
ではない．

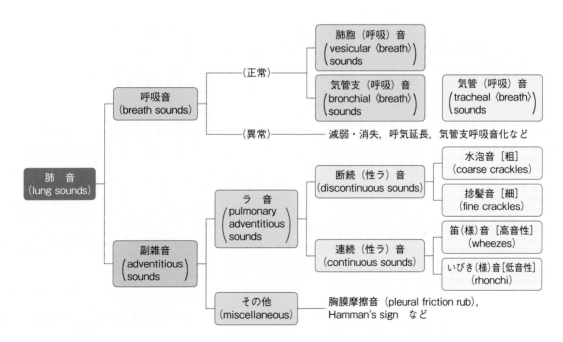

図17　肺音の分類（国際肺音学会による）
（三上理一郎：日医師会誌 1985；94〈12〉：2050-5[1]）

かれ，吸気と呼気の間に明確な音の切れ目がある．

（4）解釈と評価

a. 呼吸音の異常

- **呼吸音の減弱・消失**：換気や呼吸音の伝達が低下すると呼吸音は減弱する．喘息の重積発作や無気肺，COPD，胸水貯留などで換気が低下すると呼吸音は減弱する．換気が完全消失すると，肺野全体の呼吸音も消失する．これは呼吸停止や窒息を意味する．部分的な呼吸音の消失は，気胸，胸水，無気肺などでも起こる．

- **呼吸音の増強**：換気が亢進することで呼吸音も増強する．運動時や過換気症候群などで出現する．また，一側肺が無気肺となると対側肺が代償的に過膨張し，呼吸音が増強する．

b. 副雑音

正常では聴取されない病的な雑音のことであり，ラ音とその他に分類されている．ラ音は連続性と断続性に分かれ，それぞれが低音性と高音性に分類できる．

c. その他の副雑音

胸膜摩擦音は，壁側と臓側の胸膜が擦れ合うときに発生する音であり，胸膜病変で起こる．「ゴソゴソ，パリパリ」という音で，捻髪音と区別できない場合も多い．

d. 聴診所見の記載方法

聴診で得られた情報（所見）は正確に記載する．聴診部位，音の強さ，出現時期・時相，音調について可能な限り記載する．

- **聴診部位**：音を聴取した部位が，胸郭の前面，背面，側面のいずれかを明記し，胸郭上の解剖学的指標から，その位置を特定する（肺尖部，肺底部を用いてもよい）．両側性か一側性かも必ず記載する．

- **音の強さ**：主観的に判断し，強い，弱い，消失，減弱などを記載する．

- **出現時期・時相**：呼吸周期において吸気相，呼気相，またはその両相のいずれの時期か，時相については早期，後期などを記載する．

- **音調**：連続性ラ音や断続性ラ音が聴かれた場合は，高音性か低音性か，細かいか粗いかを記載する．

■引用文献

1) 三上理一郎：ラ音の分類と命名．日医師会誌 1985；94（12）：2050-5.

■参考文献

1) Hough A：Physiotherapy in Respiratory Care. 3rd edition. Nelson Thornes；2001.
2) 宮川哲夫編：理学療法 MOOK 呼吸理学療法．第2版．三輪書店；2009.
3) 藤田次郎監：呼吸器病レジデントマニュアル．第6版．医学書院；2021.
4) 高橋仁美，宮川哲夫，塩谷隆信編：動画でわかる呼吸リハビリテーション．第5版．中山書店；2020.
5) 高橋仁美，佐藤一洋編：フィジカルアセスメント徹底ガイド 呼吸．中山書店；2009.
6) 玉木 彰編著：DVD で学ぶ呼吸理学療法テクニック．南江堂；2008.
7) 米丸 亮，櫻井利江編：ナースのための CD による呼吸音聴診トレーニング．南江堂；2001.

左段

💡 ここがポイント！
呼吸音は体位を変えたり，咳をすることで変化することがある．胸水貯留の場合，背臥位で呼吸音が減弱・消失していても，側臥位をとることで音が聴こえるようになる．中枢気道に近い痰の貯留は，咳などで移動するため，音が変化する．

📝 MEMO
ラ音とはラッセル音の略である．

ラ音の特徴，発生機序，聴診部位，関連する疾患
▶ Step up 参照．

💡 ここがポイント！
呼吸音の記載例
「右下葉 S^{10} において，吸気後半に細かい断続性ラ音（捻髪音）が聴取された」などと記載する．

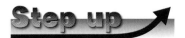

1. 努力性の呼吸症状のいろいろ

異常呼吸の詳細について，確認してみよう．

- abdominal paradox：吸気時に上胸部は拡張し，腹部が陥没する．横隔膜の筋力低下を示す徴候である．
- フーヴァー徴候（Hoover sign）：末梢気道閉塞が重篤化すると，季肋部が吸気時に内方へ陥没する．横隔膜の平低化を示す徴候である．
- シーソー（seesaw）呼吸：吸気時に上胸部が陥没し，腹部が拡張する．肋間筋等の胸壁筋の弱化を示す徴候である．
- 鼻翼呼吸，tracheal tug（気管の引き込み），下顎呼吸：吸気抵抗の存在を示す．強い呼吸困難時にみられる徴候である．

2. 異常呼吸の評価と呼吸困難の臨床的評価

呼吸状態をより詳細に評価する場合，異常呼吸をその数や大きさ，様式から，表1のように分類する．

呼吸困難は呼吸不全患者の主訴であることがほとんどであるため，できる限り客観的，定量的に表現する．

評価には，直接的評価と間接的評価があり，直接的評価法には，ボルグ（Borg）CR10 スケール，ビジュアルアナログスケール（visual analogue scale：VAS）などがある．間接的評価法には，以下の3つがある．

- F，H-J（Fletcher，Hugh-Jones）分類：日本では従来から用いられてきたが，各段階での重症度の差が大きいため，現在，国際的にはあまり用いられていない（表2）[1]．

LECTURE
5

表 1 異常呼吸の分類

頻呼吸 (tachypnea)	〰〰〰	呼吸数のみ増加し，呼吸の深さは変化しないもので，1分間に 25 回以上の速い呼吸である．実際の頻呼吸状態では rapid and shallow breathing（速くて浅い呼吸）を示すことがほとんどである．緊張や恐怖，あるいは興奮状態など感情の変化によって頻呼吸を示すことがある
徐呼吸 (bradypnea)	〜〜	呼吸数のみ減少し，呼吸の深さは変化しないもので，1分間に 12 回以下の少ない呼吸である．実際の徐呼吸では，呼吸数の減少とともに呼吸の深さが増加し，slow and deep breathing（遅くて深い呼吸）を示すことが多くなる．頭蓋内圧亢進状態，麻酔時によく観察され，吸気時間に比して呼気時間の延長をみることがある
多呼吸 (polypnea)	〰〰〰	呼吸数も呼吸の深さも亢進した状態で，rapid and deep breathing（速くて深い呼吸）である．実際には rapid breathing あるいは deep breathing のいずれかであることが多く，過換気症候群や肺血栓塞栓症などの患者にみられる．健常者では運動後にみられる
少呼吸 (oligopnea)	〜〜	多呼吸の反対で呼吸数も少なく，呼吸の深さも浅い（1回換気量の少ない）状態で，slow and shallow breathing（遅くて浅い呼吸）である．実際には，死亡直前で呼吸は弱く，呼吸停止すると思われる状態をいう
過呼吸 (hyperpnea)	〜〜	呼吸数は変化しないが，呼吸の深さが増加した状態で，実際には呼吸数もやや多くなる．神経症，過換気症候群でみられることが多く，多呼吸との区別は難しい
減呼吸 (hypopnea)	〜〜	呼吸数は変化しないが，呼吸の深さが浅くなった状態で，実際には呼吸数もやや少なくなる．安静時睡眠中の呼吸状態であり，少呼吸との区別は難しい
無呼吸 (apnea)	———	安静呼気位で呼吸が停止した状態であり，吸気位で呼吸が停止した場合は，持続性吸息という
チェーン- ストークス (Cheyne- Stokes) 呼吸	〜▰▰〜▰▰	呼吸数に変化はみられないが1回換気量（呼吸の深さ）が周期的に変化する周期性呼吸の一つである．数秒から十数秒の無呼吸後，浅い呼吸（減呼吸）が始まり，次第に呼吸の深さが増して過呼吸となり，次いで減呼吸となり無呼吸状態へと移行していく．健常者でも高地などで低酸素状態になったとき，子どもや高齢者の睡眠時にみられることがある．心不全，尿毒症，薬物中毒，脳出血や脳腫瘍などでみられ，呼吸中枢の自動調節機構の異常が主な要因とされている
クスマウル (Kussmaul) 呼吸	〜〜	slow and deep breathing（遅くて深い呼吸）であり，呼吸は規則的でリズムに不整のみられることは少ない．糖尿病性ケトアシドーシスの患者に発作性にみられる
ビオー (Biot) 呼吸	〜〰〜	規則性のない呼吸で，rapid and deep breathing（速くて深い呼吸）が突然中断されて apnea（無呼吸）になり，また rapid and deep breathing に戻る．しばしばため息をつくような slow and deep breathing で，脳腫瘍，脳膜炎，脳外傷などの患者にみられる
口すぼめ 呼吸		呼気時に口笛を吹くように口唇をすぼめてゆっくり呼出するものである．COPD 患者によくみられ，呼気時の末梢気道の閉塞を防御するために行っている

表2 F, H-J分類

I度	同年齢の健常者とほとんど同様の労作ができ，歩行，階段昇降も健常者なみにできる
Ⅱ度	同年齢の健常者とほとんど同様の労作ができるが，坂，階段昇降は健常者なみにはできない
Ⅲ度	平地でさえ健常者なみには歩けないが，自分のペースなら1マイル（1.6 km）以上歩ける
Ⅳ度	休みながらでなければ50ヤード（約46 m）も歩けない
Ⅴ度	会話，衣服の着脱にも息切れを自覚する．息切れのために外出できない

(Fletcher CM：Proc R Soc Med 1952；45〈9〉：577-84[1])

表3 修正MRC（mMRC）質問票

グレード分類	あてはまるものにチェックしてください（1つだけ）	
0	激しい運動をしたときだけ息切れがある	☐
1	平坦な道を早足で歩く，あるいは緩やかな上り坂を歩くときに息切れがある	☐
2	息切れがあるので，同年代の人よりも平坦な道を歩くのが遅い，あるいは平坦な道を自分のペースで歩いているとき，息切れのために立ち止まることがある	☐
3	平坦な道を約100 m，あるいは数分歩くと息切れのために立ち止まる	☐
4	息切れがひどく家から出られない，あるいは衣服の着替えをするときにも息切れがある	☐

（日本呼吸器学会編：COPD〈慢性閉塞性肺疾患〉診断と治療のためのガイドライン2018．第5版．メディカルレビュー社；2018．p.54[2]）

- 修正MRC（modified British Medical Research Council：mMRC）質問票：国際的に最も用いられているスケールであり，グレード0〜4の5段階で評価する（表3）[2]．以前はMRC息切れスケールが用いられたが，現在はmMRC質問票を用いることが多い．
- BDI（Baseline Dyspnea Index）：呼吸困難の影響を受ける3要素を①ADLの障害度，②労作の程度，③呼吸困難を引き起こす作業の程度で測定，0（高度）〜4（障害なし）の5段階にスコア化し，その総和を算出する．

3. ラ音の特徴と発生機序

臨床場面において，表4[3]をもとにラ音を確認してみよう．

表4 ラ音の特徴・発生機序

	音の特徴	発生機序	聴診部位	関連する疾患
低音性連続性ラ音（rhonchi：いびき〈様〉音）	低調な連続性ラ音　周波数は200 Hz以下が多い　1呼吸周期に複数個のラ音が出現することもしばしばある　「ガー，グー」というような音である	比較的太い気管支　気流と気道壁との間の相互作用で気道壁が振動し，連続音が発生する	音源に近い胸壁上　広範囲に伝搬するため広い胸壁上で聴取される	喀痰貯留，気管支喘息，COPD，気管支拡張症，気管・気管支狭窄，心不全など
高音性連続性ラ音（wheezes：笛〈様〉音）	高調な連続性ラ音　周波数は400 Hz以上が多い　「ヒュー，キュー」というような音である	細い気管支であると推定される　気流と気道壁との間の相互作用で気道壁が振動し，連続音が発生する	音源に近い胸壁上　低音性連続性ラ音よりも小さな音であることが多く，伝搬する胸壁の範囲は狭い	気管支喘息（特に発作中），腫瘍による気管・気管支狭窄など
細かい断続性ラ音（fine crackles：捻髪音）	細かい，音の小さい，高調な音の断続性ラ音　持続時間は短い（5秒以下のことが多い）　パリパリ，バリバリ，メリメリとした感じ　聴診している胸壁直下で発生しているように聴こえる　吸気相の後半に多数のラ音が出現する	呼気にいったん虚脱した細い気管支が，吸気時に突然再開放することが，音の発生源と考えられている	病変部位の胸壁上　下肺野に多数聴かれる　前胸部よりも背側で多く聴かれる　小さな音であるため，広い範囲の胸壁を伝搬することはない	肺線維症，特発性間質性肺炎，塵肺，石綿肺，肺炎初期，肺水腫初期など
粗い断続性ラ音（coarse crackles：水泡音）	粗い，大きい，低調な音の断続性ラ音　持続時間は長い（10秒程度）　ブツブツという感じの音である　吸気相の前半から出現する　呼気相でも聴取できる	気管支壁に張った液体膜が気流の影響により破裂することで発生すると考えられている	病変部位に接した胸壁（肺炎がある区域，肺葉など）　音は捻髪音より大きいため，ある程度の範囲の胸壁を伝搬する	気管支拡張症，肺炎，慢性気管支炎，肺気腫など慢性呼吸器疾患の感染時，心不全，進行した肺水腫など

（玉木　彰：DVDで学ぶ呼吸理学療法テクニック．南江堂；2008．p.55[3]より許諾を得て改変）

■引用文献

1）Fletcher CM：The clinical diagnosis of pulmonary emphysema：an experimental study. Proc R Soc Med 1952；45（9）：577-84.
2）日本呼吸器学会COPDガイドライン第5版作成委員会編：COPD（慢性閉塞性肺疾患）診断と治療のためのガイドライン2018．第5版．メディカルレビュー社；2018．p.54.
3）玉木　彰：フィジカル・アセスメント．玉木　彰編：DVDで学ぶ呼吸理学療法テクニック．南江堂；2008．p.55.

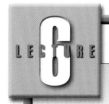

呼吸理学療法のための評価（2）
その他の評価法

到達目標

- 呼吸不全患者に対する運動耐容能評価の意義や目的，適応について理解する．
- 運動耐容能評価の種類や方法について理解する．
- 呼吸不全患者に適した ADL（日常生活活動）の評価法について理解する．
- 呼吸不全患者に特異的な QOL（生活の質）の評価法について理解する．
- 身体活動量の評価について理解する．
- 胸部 X 線写真や CT など画像所見の基本を理解する．

この講義を理解するために

この講義では，Lecture 5 で学習した医療面接，フィジカルアセスメント以外の評価法について学習します．

呼吸理学療法における評価では，視診，触診，打診，聴診などの五感を使った方法だけでなく，さまざまな評価尺度を使った客観的な評価も行い，その後，フィジカルアセスメントの結果と統合することで，患者の問題点や介入方法，目標などを設定します．最初に身体機能を最も反映する運動耐容能評価（運動負荷試験）について，その意義，目的，適応を理解し，さらに具体的な方法について学習します．次に呼吸不全患者に対する疾患特異的なADL や QOL，身体活動量の評価法について，その特徴や内容を学びます．これは，呼吸不全患者は呼吸困難によって ADL 能力が障害されているため，一般の評価尺度では問題点が明確にならないからです．

そして，胸部 X 線や CT などの画像所見に関する基本的な内容を学びます．画像所見は医師だけでなく，理学療法士も介入前に必ず確認して肺の状態を把握し，介入方法の参考とします．介入後に撮影された画像を確認することで，治療効果の判定も可能となります．

この講義を学ぶにあたり，以下の項目を学習しておきましょう．

☐ フィジカルアセスメントについて復習しておく（Lecture 5 参照）．

☐ 呼吸不全の病態や代表的な疾患の症状について復習しておく（Lecture 4 参照）．

講義を終えて確認すること

☐ 運動耐容能評価の意義や目的，適応について理解できた．

☐ 運動耐容能評価の種類や方法について理解できた．

☐ 呼吸不全患者に適した ADL の評価法について理解できた．

☐ 呼吸不全患者に特異的な QOL の評価法について理解できた．

☐ 身体活動量の評価について理解できた．

☐ 画像所見について理解できた．

1. 運動耐容能の評価

COPD（chronic obstructive pulmonary disease；慢性閉塞性肺疾患）

▶ Lecture 4 参照.

6分間歩行試験
（6-minute walk test：6MWT）

✍ MEMO

6分間歩行試験の中止基準
- 胸痛
- 耐えられない呼吸困難
- 下肢のけいれん
- ふらつき
- 多量の発汗
- 顔面蒼白あるいはチアノーゼの出現

最高酸素摂取量（peak oxygen consumption：peak $\dot{V}O_2$）

ボルグ（Borg）CR10スケール（修正ボルグスケール）

▶ Lecture 10・Step up・表1 参照.

COPD患者をはじめとした呼吸不全患者は，安静時にはまったく症状がなくても，歩行時や階段昇降時など，労作時に呼吸困難などの症状が出現することがしばしばある．どの程度の運動によって呼吸困難が出現するのか，また，どれくらいの負荷の運動まで可能かなどの運動耐容能を評価することは，適切な運動療法を実施するうえで，必要不可欠である．

1）評価の目的

運動耐容能の低下を安静時の呼吸機能から予測することは困難であるため，実際の運動時におけるさまざまな反応を評価する．評価できる項目は，①運動耐容能，②運動制限因子，③自覚症状と運動制限との関係，④酸素療法や運動療法の適応，⑤疾患の重症度，⑥予後，⑦治療効果，⑧外科治療の適応などである．

2）適応，禁忌

基本的に症状の安定期にある患者は適応と考えてよい．運動時の呼吸困難や動悸などの自覚症状が出現する患者であっても，その原因を把握するために実施することもある．ただし実施にあたっては，十分なリスク管理が必要である．運動耐容能評価（運動負荷試験）の禁忌事項は，表1[1]のとおりである．

3）運動耐容能の評価の種類

（1）6分間歩行試験（6MWT）[2]（図1）

6分間歩行試験は世界的に最も多く用いられている評価であり，6分間にできるだけ長い距離を歩かせて，そのときの距離を測定する．そのため，患者には最大限の努力をさせることが必要であり，測定中の声かけが重要である．このテストは最高酸素摂取量を決定したり，運動制限因子を解明するためのものではなく，日常生活における機能障害の重症度を評価することに適している．測定項目は歩行距離であるが，歩行中の経皮的動脈血酸素飽和度（SpO_2）や脈拍，呼吸困難の変化（主にボルグCR10スケール）などを経時的に記録することが多い．6分間歩行試験の記録用紙の例を図2[1]に示す．

表1 運動負荷試験の禁忌事項

絶対的禁忌	時に禁忌となる場合*
● 慢性呼吸器疾患の急性増悪時	● 中等度の心臓弁膜症
● 気管支喘息の急性発作時	● 電解質異常（例えば，低カリウム血症，低マグネシウム血症など）
● 安静時における高度の呼吸困難	● 高度の貧血
● 重篤な虚血性心疾患，発症近時の心筋梗塞，最近の安静時心電図で急性の変化が示唆される場合	● 不安定な高血圧症
	● 頻脈または徐脈性不整脈
● 不安定狭心症	● 肥大性心筋症およびその他流出路系閉鎖症候
● 不安定な未治療の不整脈	● 運動負荷によって再発する可能性のある神経-筋障害，筋-骨格系障害および関節リウマチ
● 重篤な大動脈弁狭窄症	
● 未治療の心不全	● 高度の房室ブロック
● 急性肺血栓塞栓症	● 心室性動脈瘤
● 急性心筋炎，心膜炎	● 未治療の代謝性疾患（例えば，糖尿病，甲状腺クリーゼ，粘液水腫）
● 解離性大動脈瘤	
● 発熱などの急性感染症	● 全身性の慢性感染症
● 患者の協力が得られないとき	

*時に禁忌となる場合とは，運動負荷によって得られる利益が運動で生じる危険性を上回る可能性のある場合である．その場合，特に安静時に無症状の例では注意しつつ，低レベルにエンドポイントを設定して運動負荷試験を実施する．

（日本呼吸ケア・リハビリテーション学会ほか編：呼吸リハビリテーションマニュアル─運動療法．第2版．照林社；2012. p.31[1]）

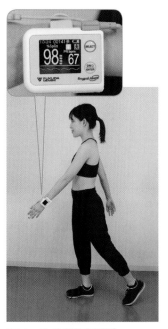

図1　6分間歩行試験（6 MWT）

| 周回カウンター：＿＿＿＿　＿＿＿＿　＿＿＿＿ |
| 患者氏名：＿＿＿＿＿＿＿＿＿＿＿＿　　患者ID：＿＿＿＿＿ |
| 歩行：♯＿＿＿＿　検者ID：＿＿＿＿＿　日付：＿＿＿＿＿＿ |
| 性別：　男　女　年齢：＿＿＿＿＿＿　　身長：＿＿＿＿＿ |
| 体重：＿＿＿＿　血圧：＿＿＿／＿＿＿ |

試験前の薬物治療（吸入量，時刻）：＿＿＿＿＿＿＿＿＿＿＿＿＿

試験中の酸素吸入：なし　あり，＿＿＿L/分，型＿＿＿＿＿

	試験前	試験後	
時刻	＿＿＿：＿＿＿	＿＿＿：＿＿＿	
脈拍数	＿＿＿＿＿＿	＿＿＿＿＿＿	
呼吸困難	＿＿＿＿＿＿	＿＿＿＿＿＿	(Borg CR-10 スケール)
疲労感	＿＿＿＿＿＿	＿＿＿＿＿＿	(Borg CR-10 スケール)
SpO₂	＿＿＿＿％	＿＿＿＿％	

試験中の歩行停止あるいは休憩　いいえ　はい，理由：＿＿＿＿＿＿＿＿＿

試験終了後における他の症状の有無：狭心症　めまい
　　　　　　　　　　　　　　　　殿部，脚，ふくらはぎの疼痛

＿＿＿＿周（×60m）＋途中で終了した距離＿＿＿＿m＝

6MWD：＿＿＿＿＿＿m

予測値：＿＿＿＿＿＿m　　予測値に対する割合：＿＿＿％

コメント：
　解釈（介入前の6MWDとの比較を含めて）：
＿＿＿＿＿＿＿＿＿＿＿＿＿＿＿＿＿＿＿＿＿＿＿＿＿＿＿

図2　6分間歩行試験（6 MWT）の記録用紙
（日本呼吸ケア・リハビリテーション学会ほか編：呼吸リハビリテーションマニュアル—運動療法．第2版．照林社：2012．p.134[1]）
6 MWD：6分間歩行距離.

a．適応，禁忌

　6分間歩行試験の最大の目的は，中等度から重症の呼吸器疾患・心疾患患者への医療介入の効果を測定することであるため，その目的に合致するすべての患者が適応となる．

　絶対的禁忌は1か月以内の不安定狭心症，心筋梗塞，相対的禁忌は安静時心拍数120拍/分以上，安静時血圧180/100 mmHg以上などである．

b．試験方法

● 歩行コース：室内で人の往来がほとんどない場所（長く平坦な直線路で床が硬いこと）で行い，歩行コースは国際基準では30 mの長さが必要とされている．

● 必要物品：ストップウォッチ，カウンター（回数計），椅子，記録用紙，クリップボード，酸素吸入装置，血圧計，パルスオキシメータ，電話，自動体外式除細動器など．

● 患者の準備：動きやすい服装，歩行に適した靴を着用し，必要な場合，歩行補助具を使用する．試験前2時間以内の強い運動は避ける．

①患者を起立させ，ベースラインの呼吸困難と全体的な疲労感をボルグCR10スケールで測定する．

②患者に以下のように説明する．「この試験の目的は，6分間にできるだけ距離を長く歩くことです．この片道を今から往復します．6分間は長いですが努力してください．途中で息切れがしたり，疲労するかもしれません．必要ならペースを落としたり，立ち止まったり休んでもかまいません．壁にもたれかかって休んでもかまいませんが，できるだけ早く歩き始めてください」

③患者をスタートラインに立たせ（セラピストもスタートラインに立つが一緒には歩かない），患者が歩き始めたら，同時にストップウォッチをスタートする．

④歩行中，セラピストは誰にも話しかけず，患者への声かけは決まった言葉で一定の調子で行う．患者がスタートラインに戻ってくるごとにカウンターを1回押す．試験中に患者が歩行を中断したり，休息が必要になってもストップウォッチは止めない．もし患者が6分経過しないうちに中断したり，試験の継続を拒否したら患者を

自動体外式除細動器
(automated external defibrillator：AED)

　ここがポイント！

● 日内変動を最小限にするため再検査は同一時間に行う．
● 試験前のウォーミングアップは必要ない．
● 試験前はスタートラインで椅子に座って安静にし，禁忌となる項目がないか確認する．

📖 MEMO

6分間歩行試験中の声かけ

最初の1分：「うまく歩けていますよ．残り時間はあと5分です」

2分後：「その調子を維持してください．残り時間はあと4分です」

3分後：「うまく歩けていますよ．半分が終了しました」

4分後：「その調子を維持してください．残り時間はもうあと2分です」

5分後：「うまく歩けていますよ．残り時間はもうあと1分です」

LECTURE 6

椅子に座らせ，中止理由を記録する．

⑤残り15秒で患者に以下のように言う．「もうすぐ止まってくださいと言います．私がそう言ったらすぐに止まってください．私があなたのところに行きます」

⑥6分経過したら，「止まってください」と言い，椅子に座らせ，歩行後の呼吸困難と疲労レベルを記録する．

c. 6分間歩行距離の解釈

6分間歩行距離
（6-minute walk distance：
6 MWD）

試験から得られた6分間歩行距離の解釈方法についてはまだ一定の見解がない．介入の効果としては，現段階では絶対値での評価を推奨する．

6分間歩行距離の健常者の標準値の代表的なものは，以下のとおりである．

男性：歩行距離(m)＝7.57×身長(cm)－5.02×年齢－1.76×体重(kg)－309
女性：歩行距離(m)＝2.11×身長(cm)－5.78×年齢－2.29×体重(kg)＋667

6分間歩行距離には慣れの要素があり，30 m前後のばらつきは日常的に生じる．最近の報告では6分間歩行距離の変化で臨床的に意味のある最小差（MCID）は25〜33 mであることが示されている．

臨床的に意味のある最小差
（minimal clinically important
difference：MCID）

(2) シャトル・ウォーキング試験（SWT）

シャトル・ウォーキング試験は，1分ごとに歩行速度を増していく漸増負荷試験である．歩行距離と最高酸素摂取量との相関も高いことが示されており，次の式から最高酸素摂取量を予測することが可能である．

最高酸素摂取量(mL/kg/分)＝4.19＋0.025×SWTの距離(m)

また，日本人を対象とした予測式も報告[3]されている．

最高酸素摂取量(mL/kg/分)＝0.012×SWTの距離(m)－0.091×年齢＋0.036×%1秒量＋12.589

このテストは，10 mの平坦な歩行路を使用し，10 mの歩行路のそれぞれの端から0.5 m内側に，折り返しのためのコーンを置いて実施する（図3）．専用のCDから流れる発信音（1分ごとに間隔が短くなっていく）に合わせて歩行してもらい，発信音についていけなくなった時点でテストは終了し，そのときの距離を記録するものである．シャトル・ウォーキング試験のMCIDは47.5 mである．日本人を対象としたシャトル・ウォーキング試験における歩行距離の予測式を以下に示す[4]．

SWTの距離(m)＝－4.894－4.107×年齢(歳)＋131.115×性別＋4.895×身長(cm)
　　※性別は，男性の場合は1を，女性の場合は0を入れる．

試験方法

- **歩行コース**：10 m以上の平らで滑らない床で行う．
- **必要物品**：CDプレーヤー，シャトル・ウォーキング試験のCD（購入および登録が必要），パルスオキシメータ，10 mが測定できるメジャー，コーン（円錐形の標識）．
- **患者の準備**：動きやすい服装，歩行に適した靴を着用し，必要な場合，歩行補助具を使用する．試験前2時間以内の強い運動は避ける．

①CDの始めに収録されている患者への説明を聞く．

②1回目の発信音で試験を開始する．3回目の信号が試験開始の合図で，CDからの発信音に歩行速度を合わせ，9 m間隔の標識の間を往復歩行する．試験のプロトコルはレベル1が0.5 m/秒，レベル2が0.67 m/秒，最大でレベル12の2.37 m/秒までである．

③終了時のデータとして，息切れのレベル，下肢疲労感（両者ともボルグCR10スケールで評価），心拍数，SpO2を記録する．

④回復時のデータとして，心拍数，SpO2，息切れのレベルがベースラインに回復する時間を測定する．

LECTURE
6

MEMO
シャトル・ウォーキング試験
（shuttle walking test：SWT）
シャトル・ウォーキング試験を実施する際は，購入および登録が必用である．

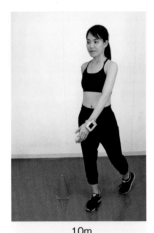

10m

1分ごとに12段階（1.8〜8.53km/時）に歩行速度を上げ，そのスピードについていける最大距離を求める．

図3　シャトル・ウォーキング試験（SWT）

⑤検査成績と完全に終了したレベル数とシャトル数を記録する．
⑥結果は，総距離（m）で記録する．

（3）トレッドミルによる負荷試験

トレッドミルは動くベルトの上を歩くものであり，速度や傾斜角度によって運動強度を設定できる．歩行という運動形態のため，全身持久力を評価できるが，高齢者などではベルトの上を歩くこと自体が困難な場合もあり，転倒の危険性もあるため，高齢者が多い呼吸器疾患患者の運動負荷試験には，あまり適していない．ただし，厚生省（現 厚生労働省）特定疾患呼吸不全調査研究班より，呼吸器疾患患者用の標準化案が提案されている．

呼気ガス分析装置などを用いれば，最高酸素摂取量や嫌気性代謝閾値などを測定し，客観的に運動能力を評価できるが，通常の臨床で用いることは少ない．

（4）自転車エルゴメータによる負荷試験

自転車エルゴメータは固定された自転車を駆動するものであり，ペダルへの抵抗によって負荷をかけて検査を実施する．負荷強度は通常，単位時間内の仕事量である仕事率（watt：W）で表すことが多い（1 W＝6.12 kg/m/分）．

自転車エルゴメータは座位で駆動するタイプが一般的であるが，最近ではセミリカンベントやリカンベントでも駆動できるタイプのものがある．座った状態で駆動するため安定しており，転倒の危険性がないことから高齢の呼吸器疾患患者に対しても安全に運動負荷試験を実施できる．

2. 四肢筋力の評価

慢性呼吸不全患者の運動耐容能には，呼吸困難を契機にした不動による廃用症候群や骨格筋機能障害などが関与し，下肢筋力の低下は運動耐容能の低下に大きくかかわっていることが指摘されている．また，ADL（日常生活活動）では上肢を使った動作が多いが，呼吸不全患者の多くは上肢を使った動作時に呼吸困難を訴える．これは，上肢を動かすために頸部や肩甲帯周囲の呼吸補助筋が動員されることによる．

上・下肢の筋力は運動耐容能やADLに大きく影響することから，四肢筋力を適切に評価することは，患者の身体活動性を予測するうえで非常に重要である．四肢筋力の低下がみとめられた場合，筋力トレーニングが主要な介入内容となる．

四肢筋力の測定法には，主観的評価法と客観的評価法がある．

1）主観的評価法

セラピストの主観によって筋力を判断するものであり，代表的な評価法として，臨床でよく用いられている徒手筋力テストがある．簡便な方法であるが，信頼性に乏しく細かな変化をとらえることが困難であるため，経時的変化を確認することや研究データとして用いることは難しい．

2）客観的評価法

機器を使って定量的に筋力を評価する方法である．下肢筋力を測定する方法として，サイベックス®（Cybex®）やバイオデックス®（Biodex®）などの等速性運動機器やハンドヘルドダイナモメータ（HDD），アイソフォース®（Isoforce®）などの等尺性運動機器がある．筋力との相関が高い筋厚や筋断面積を測定する方法として，超音波診断装置やCTなどを用いることもあるが，通常の臨床における評価というよりも，研究で用いる場合が多い．臨床において最も簡便に筋肉を測定する方法には，握力や背筋力などがあり，筋肉の大きさを大まかにとらえる評価法にメジャーを用いた四肢周径がある．

MEMO
シャトル・ウォーキング試験の終了基準
● 息切れがひどく歩行維持が困難となったとき，または他の理由で歩くのを止めたとき．
● 歩行速度の維持ができなくなったとき（信号音が鳴ったとき，標識から50 cm以上離れているとき）．50 cm以上離れているときは，この回の10 m歩行は総歩行距離に含まれない*．

*注意：もし信号が鳴ったとき，標識から離れた距離が50 cm以内であれば，その遅れを次の10 mで取り戻す機会を与える．もし患者がその距離を取り戻すことができなければ試験を終了する．

● セラピストが患者のSpO₂ 85%以下，年齢別予測心拍数85%以上など，他の歩行継続危険因子を発見したとき．

嫌気性代謝閾値
（anaerobic threshold：AT）

LECTURE 6

気をつけよう！
自転車エルゴメータは，負荷が下肢筋を中心にかかるため，下肢筋力が弱い場合は呼吸困難などが軽度でも駆動できなくなることがある．運動の制限が換気ではなく，下肢筋力となってしまう．

MEMO
リカンベントは，サドルの代わりに背もたれ付きのシートがあり，足を前方に向けた姿勢で駆動するものであり，セミリカンベントは，ペダルが通常の位置よりも前よりか，前輪のすぐ後方にあるものをいう．

骨格筋機能障害
▶ Lecture 10 参照．

ADL（activities of daily living；日常生活活動）

徒手筋力テスト
（manual muscle testing：MMT）

ハンドヘルドダイナモメータ
（hand-held dynamometer：HHD）

3. 呼吸筋力の評価

四肢筋力と同様に，呼吸筋力を評価することは，呼吸にかかわる筋肉（横隔膜をはじめとした多くの呼吸筋）の力を把握することである．しかし，呼吸筋力の測定では，個々の呼吸筋を個別に評価することは困難であり，臨床的にも意味がない．一般的には吸気時と呼気時の口腔内圧を測定し，呼吸筋力としている．

口腔内圧の測定

口腔内圧計を用い，マウスピースをくわえて最大吸気あるいは最大呼気努力をさせ，そのときの口腔内圧を測定する方法が一般的である．肺気量と呼吸筋力の関係から考えると，呼気筋力は全肺気量位で，吸気筋力は残気量位で最大となるため（図4）[5]，最大呼気圧を測定する場合は，最大吸気位から呼出する力を，最大吸気圧を測定する場合は，最大呼気位から吸入する力を測定する．最大吸気圧および最大呼気圧の予測式を**表2**[6]に示す．ただし，この予測式は20年以上前に作成されたものであり，国際標準であるATS/ERSの測定基準に基づいた測定方法で実施されたものではないため，今後改訂される可能性が高い．

測定手順は，以下のとおりである．
①座位で口腔内圧計を用いて測定する．
②最大吸気圧の測定は，最大呼気位から最大吸気努力を行う．
③最大呼気圧の測定は，最大吸気位から最大呼気努力を行う．
④マウスピース周囲からの空気漏れに注意する（最大呼気時には頬を支持する）．
⑤1.5秒以上圧を維持し，1秒間維持できた最大圧を用いる．
⑥3回測定し，差が20％未満を示した3回の測定の最大値を記録する．

4. ADLの評価

呼吸理学療法ではADL能力の向上を目標にしているため，その評価は非常に重要である．しかし，一般的なADL評価表は身体機能の評価を中心に考案されているため，呼吸困難がADL能力に大きく影響している呼吸不全患者に対しては反応性が低い傾向がある．したがって，使用にあたっては注意が必要である．

ADLの評価表には，包括的な尺度と呼吸器疾患に特異的な尺度がある．

1）包括的評価表

臨床において広く使用されているものは，機能的自立度評価法やバーセルインデックスなどである．いずれの尺度も点数化して評価するため理解しやすいが，呼吸不全

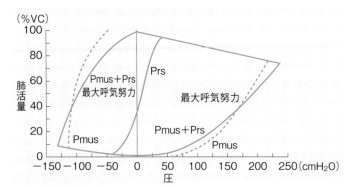

図4　健常者が座位で最大限努力したときの肺胞内圧（＝口腔内圧）と肺気量
（Agostoni E, D'Aangelo E：The Thorax. Vol. 29A. Marcel Dekker；1985. p.259–95[5]）
Pmus：呼吸筋の収縮力，Prs：弾性収縮力．

表2　最大吸気圧（PImax）と最大呼気圧（PEmax）の予測式

PImaxの予測式
男性：45−0.74×年齢（歳）＋0.27×身長（cm）＋0.60×体重（kg）
女性：−1.5−0.41×年齢（歳）＋0.48×身長（cm）＋0.12×体重（kg）
PEmaxの予測式
男性：25.1−0.37×年齢（歳）＋0.20×身長（cm）＋1.20×体重（kg）
女性：−19.1−0.18×年齢（歳）＋0.43×身長（cm）＋0.56×体重（kg）

（鈴木正史ほか：日胸疾会誌 1997；35〈12〉：1305–11[6]）

LECTURE
6

患者の主要な問題である呼吸困難が評価に反映されないため，高スコアになりやすい．呼吸不全患者の評価表としては適していない．

2）疾患特異的評価表

呼吸不全患者の ADL 能力を定量的に把握するためには，疾患特異的な症状を反映した評価表が適している．そのため，包括的 ADL 評価表に比べ，疾患特有の問題が反映したスコアが得られ，適切に評価できる．

（1）長崎大学呼吸器日常生活活動評価表（NRADL）

入院患者の ADL 評価表として作成されたもので，食事，排泄，整容，入浴，更衣，病室内移動，病棟内移動，院内移動，階段，外出・買い物の 10 項目を動作速度，息切れ，酸素流量の 3 指標で評価するもので，最低が 0 点，最大が 100 点となる（表3）[7]．病室内移動や病棟内移動などが，屋内歩行，外出などとなっている外来版もある．

（2）Barthel index dyspnea scale

2016 年にビタッカらによって開発された Barthel index dyspnea scale が，日本語に訳され，その信頼性と妥当性が報告されている[8]（表4）．バーセルインデックスは以前から ADL 評価表として広く使用されていることから，呼吸器疾患患者に特化した呼吸困難を考慮した ADL 評価表の意義は非常に高い．この評価表では点数が高いほど重度と判定するため，通常のバーセルインデックスの評価とは異なる．

（3）その他の評価表

その他の評価表として，海外で作成された尺度では，Pulmonary Functional Status and Dyspnea Questionnaire Modified（PFSDQ-M），Pulmonary Functional Status Scale（PFSS），Functional Performance Inventory（FPI），Manchester Respiratory ADL Questionnaire（MRADL），London Chest Activity of Daily Living Scale（LCADL）などがあり，日本で開発された尺度としては，P-ADL，上肢の日常生活活動評価表，ADL-36 などがある．

機能的自立度評価法（functional independence measure：FIM）
バーセルインデックス（Barthel index：BI）

長崎大学呼吸器日常生活活動評価表（The Nagasaki University Respiratory ADL Questionnaire：NRADL）

ビタッカ（Vitacca M）

MEMO
車椅子の部分を除けば 100 点満点となり，100 点が最重症となる．

LECTURE
6

P-ADL（Pulmonary emphysema-ADL）

表3　長崎大学呼吸器日常生活活動評価表（NRADL）

項　目	動作速度	息切れ	酸素流量	合　計
食事	0・1・2・3	0・1・2・3	0・1・2・3	
排泄	0・1・2・3	0・1・2・3	0・1・2・3	
整容	0・1・2・3	0・1・2・3	0・1・2・3	
入浴	0・1・2・3	0・1・2・3	0・1・2・3	
更衣	0・1・2・3	0・1・2・3	0・1・2・3	
病室内移動	0・1・2・3	0・1・2・3	0・1・2・3	
病棟内移動	0・1・2・3	0・1・2・3	0・1・2・3	
院内移動	0・1・2・3	0・1・2・3	0・1・2・3	
階段	0・1・2・3	0・1・2・3	0・1・2・3	
外出・買い物	0・1・2・3	0・1・2・3	0・1・2・3	
合　計				
連続歩行距離	0：50 m 以内，　2：50〜200 m，　4：200〜500 m，　10：1 km 以上			
			合　計	/100点

〈動作速度〉
0：できないか，かなり休みをとらないとできない（できないは，以下すべて 0 点とする）
1：途中で一休みしないとできない
2：ゆっくりであれば休まずにできる
3：スムーズにできる

〈息切れ〉
0：非常にきつい，これ以上耐えられない
1：きつい
2：楽である
3：まったく何も感じない

〈酸素流量〉
0：2 L/分以上
1：1〜2 L/分
2：1 L/分以下
3：酸素を必要としない

（千住秀明：呼吸リハビリテーション入門．第 4 版．神陵文庫；2004[7]）

表4 Barthel index dyspnea scale

患者氏名：			測定日時： 　年 　月 　日		
測定者：					

Barthel index dyspnea scale

項目	評価				
選択肢	0	1	2	3	4
整容	0	1	3	4	5
入浴	0	1	3	4	5
食事	0	2	5	8	10
トイレ動作	0	2	5	8	10
階段	0	2	5	8	10
更衣	0	2	5	8	10
排尿	0	2	5	8	10
排便	0	2	5	8	10
移動	0	3	8	12	15
車椅子*	0	1	3	4	5
移乗（ベッドから椅子，椅子からベッド）	0	3	8	12	15

*歩行可能な場合は不要
＜回答選択肢＞
0：息切れはまったくない
1：わずかな息切れがあるが，動作を妨げない，または動作がゆっくりとなる
2：中等度の息切れがあり，時間がかかる
3：強い息切れがあり，かなりの時間がかかる
4：非常に強い息切れがあり，動作が行えない，または動作を控える

5. 身体活動量の評価

1）身体活動とは

　身体活動とは，安静にしている状態よりも多くのエネルギーを消費するすべての動作を指し，体力の維持・向上を目的とした計画的・意図的に実践する「運動」と，それ以外の労働，家事，通勤や通学などの「生活活動」に分類できる．日常生活においてどれくらいエネルギーを消費する活動をしているかの指標が身体活動量である．

　身体活動量の評価法には，質問紙を用いた方法や，歩数計あるいは活動量計を用いた方法などが一般的である．質問紙を用いた方法は，簡便で機器を使用しないことから大規模調査など，対象者の多い場面で用いられる．対象者の主観をもとにしており，想起バイアスがあるため客観性には乏しい．一方，歩数計や加速度計を用いた方法は，実際の活動量を数値として計測できるため客観性が高い．加速度計は1軸から3軸まであり，3軸加速度計を用いると，歩数だけでなく，種類別活動時間，強度別活動時間，消費カロリー，身体活動レベルなど，さまざまな評価が可能となる．最近では，強度別活動として，エネルギー消費量が1.5 METs以下の活動である座りがちな生活（SB），1.6〜2.9 METsの活動である低強度身体活動（LPA），3 METs以上の活動である中・高強度身体活動（MVPA）など，1日における活動強度を細かく分けて分析できる．ただし，加速度計は装着部位による誤差，加速度が生じにくい動作（運動）には反応しにくいなどの短所や，測定時間が長い場合は装着のアドヒアランス（装着をしなくなる）などの問題もある．

2）1STST [9, 10]

　アームレストのない46 cmの椅子から立ち座りを1分間繰り返し，回数やそのと

きの呼吸困難感（ボルグ CR10 スケール），SpO_2 の変化を測定する．省スペースで実施可能であり，特に間質性疾患患者において，6 分間歩行試験で計測された SpO_2 低下との整合性や相関性が高いことが示されている．最近では，新型コロナウイルス感染症の肺炎患者らを対象とした身体能力や SpO_2 低下の評価として用いられている．

3）SPPB

高齢者の下肢機能を評価する目的で開発され[11]，バランステスト，歩行テスト，椅子からの立ち上がりテストの 3 項目で構成されており，スコアは最大 12 点である．近年では，カットオフを 9 点としてサルコペニアの診断基準にも用いられている．呼吸不全患者におけるフレイルやサルコペニアの評価にも使用されている．

6. QOL の評価

QOL は「生活の質」と訳されているものであり，近年ではさまざまな疾患の患者に対して，医療介入の効果として評価されるようになっている．これはたとえ疾患に対する薬物治療や外科治療，さらにリハビリテーションなどによって患者の症状や身体機能が改善したとしても，患者自身がそれに満足していなければ，医療介入が効果的であったとはいえないからである．また，ADL 能力と QOL は密接に関係しており，低い QOL がさらに ADL を低下させるともいわれることから，それらを別個に評価する必要がある．

呼吸理学療法においても，介入前後において QOL の評価をすることは，他の評価尺度と同様に，効果を判定するうえで非常に重要である．

医療現場では，健康関連 QOL が用いられており（**図 5**）[12]，これにも ADL 尺度と同様に，包括的な尺度と呼吸器疾患に特異的な尺度がある．

1）包括的評価表

さまざまな疾患に対して用いられている評価表として，日本において最もよく用いられているものが，SF-36® である．この評価表は日本語版があり，国民標準値が算出されているため，比較検討しやすいという特徴があるが，疾患特異的ではないため，感度はやや落ちる．

SF-36® は，健康関連 QOL としては最も多く使用されているもので，身体機能，日常役割機能（身体），体の痛み，全体的健康感，活力，社会生活機能，日常役割機能（精神），心の健康の 8 つの下位尺度があり，質問項目は 36 個である．各項目について 0～100 点で点数化し，点数が高いほど健康関連 QOL が高いと判定される．使用にあたっては登録および使用料が必要である．

2）疾患特異的評価表

疾患特異的な尺度は，包括的な尺度に比べ描出能力が高く，経時変化に対する反応

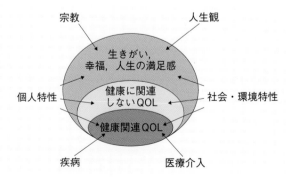

図 5　健康関連 QOL の概念図
（福原俊一：臨床のための QOL 評価ハンドブック．医学書院；2001. p.2-7[12]）

SPPB（short physical performance battery）

MEMO
サルコペニア（sarcopenia）
加齢に伴い，骨格筋量が低下し，身体機能が低下することにより転倒，骨折，ADL 能力低下，死亡などのリスクが高まった進行性かつ全身性の疾患である．サルコペニアの最大のリスクは年齢であるが，糖尿病，COPD，慢性腎臓病，心不全などの多くの疾患により発症リスクが上昇することから，呼吸不全患者においての評価は重要である．サルコペニアの診断基準は，2019 年にアジアのサルコペニアワーキンググループにおいて改訂され，握力で評価する筋力，歩行速度，5 回立ち上がりテスト，SPPB で評価する身体機能，そして，二重エネルギー X 線吸収測定法（dual-energy X-ray absorptiometry：DXA）あるいは生体電気インピーダンス法（bioelectrical impedance analysis：BIA）で測定する骨格筋量によって判定される．

フレイル（frailty）

QOL
（quality of life；生活の質）

健康関連 QOL
（health-related QOL：HRQOL）

SF-36®（MOS〈Medical Outcome Study〉36-Item Short-Form Health Survey）

LECTURE
6

性が高いため使用されることが多いが，異なる疾患とは比較できない．また，欧米諸国で作成され，日本語訳されたものであるため，使用にあたっては登録申請が必要なものが多い．

SGRQ（St. George's Respiratory Questionnaire）

（1）SGRQ

50項目，3領域（症状8項目，活動16項目，衝撃26項目）から成る自己記入式質問紙で，総スコアは重みづけされている．点数が高いほど健康関連QOLが低いことを示し，臨床的に意味のある最小差（MCID）は100に対して4とされている．この尺度はCOPDだけでなく，気管支喘息，気管支拡張症，嚢胞性線維症，肺線維症などで，その妥当性が検証されている．

CRQ（Chronic Respiratory Disease Questionnaire）

（2）CRQ

4領域20項目（呼吸困難5項目，感情7項目，疲労4項目，病気による支配感4項目）の質問で，質問に対し7段階（1〜7）で回答するようになっており，点数が高いほど健康関連QOLが高いことを示す．また，MCIDは各領域の項目数に0.5を掛けた点数以上の変化があれば有意とされている．

CAT™
（COPD Assessment Test）

（3）CAT™

COPDの健康関連QOLを簡便に評価するために開発された評価尺度である．8項目から成り，0が最も良好で40が最も悪いQOLを示す．COPDの疾患特異的QOLの評価に広く用いられているSGRQときわめて高い相関性があることが示され，また，呼吸リハビリテーション前後の反応性にもすぐれている[1]．CAT™は他の評価表と異なり，許可なく使用可能である．

7. 画像所見の評価

1）胸部X線

胸部X線で得られる画像は，胸部のさまざまな臓器の立体構造が平面のフィルム

表5 臓器のX線の透過度

X線の透過度	濃度	臓器など
低い：白く写る（X線の吸収度が高い）	金属	骨，石灰化，造影剤
↓	水	心臓，血管，筋肉，充実性臓器，軟部組織
↓	脂肪	脂肪
高い：黒く写る（X線の吸収度が低い）	ガス	腸管内，肺，気管支内

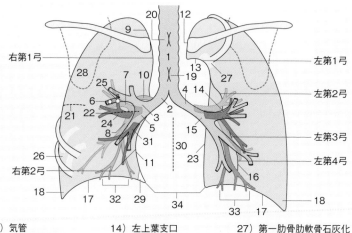

1）気管
2）右主気管支
3）右上葉支口
4）左主気管支
5）右中間気管支幹
6）右B³b
7）右上幹動脈
8）中間肺動脈幹
9）右上縦隔線（上大静脈，腕頭動脈）
10）奇静脈
11）心臓右縁（右心房）
12）左上縦隔線（左鎖骨下動脈）
13）大動脈弓

14）左上葉支口
15）左下葉支
16）心臓左縁
17）左右横隔膜
18）肋骨横隔膜角
19）前縦隔線
20）後縦隔線
21）右上中葉間線（毛髪線）
22）右上下葉間線
23）下行大動脈
24）中心静脈
25）右A³b
26）正常肺紋理（正常な血管影が胸郭陰影の影響を受けずに観察できる）

27）第一肋骨肋軟骨石灰化
28）肩甲骨
29）下大動脈（肝静脈）
30）azygoesophageal recess（傍食道線）
31）右下肺静脈根部
32）右下葉構造（横隔膜に重なる血管影）
33）左下葉構造（横隔膜に重なる血管影）
34）心横隔膜角

図6　正常な胸部X線写真で見られる構造
（宮川哲夫：動画でわかるスクイージング．中山書店；2005．p.81[13]）

に投影された像である．したがって，それらを理解するには，①臓器によるX線の透過度（吸収）の違い，②胸部の解剖を十分理解することが重要である．

(1) X線の透過度

X線写真の原理は被写体を透過するX線線量の差をコントラストの違いとしてとらえる影絵である．X線の透過度の違いは対象物の厚さにもよるが，**表5**のように4つの段階に分けられる．骨などX線の透過度の低い（X線の吸収度が高い）臓器では白く写し出され，肺などの空気で占められている被写体ではX線の透過度が高い（X線の吸収度が低い）臓器では黒く写る．X線の透過度が異なる臓器が接する部位では鮮明に境界線が得られ，同一の透過度の臓器が隣接する部位では境界はなく連続した像として見える．

(2) 胸部の構造

正常な胸部X線写真で見られる肺および気管支などの構造を**図6**[13]に示す．肺野ではガス濃度である肺および気管支，そしてその中を水濃度である肺動静脈が分布する．左右の肺の間にある縦隔には，心臓を中心に大動脈，上大静脈，肺動脈主幹などがあり，気管や左右主気管支なども存在する．したがって，肺と縦隔の間にはガスと水濃度が接して明瞭なラインができるため，**図6**[13]に示される右第1弓（上大静脈），右第2弓（右心房），左第1弓（大動脈弓部），左第2弓（左肺動脈），左第4弓（左心室）としてX線写真に写し出される．

実際の胸部X線写真で見られる各部位を**図7**に示す．

(3) 撮影体位

胸部X線写真を読影する前に，その写真がどのような条件で撮影されているのか確認する．一般的な撮影体位は「P→A（背腹）像」であり，胸椎棘突起は正中に位置しており，左右の鎖骨頭が棘突起から等しい位置にある．ベッドサイドなどで撮影する場合は，「A→P（腹背）像」であるため，「P→A像」に比べて心臓が拡大してみえる．

(4) 読影のポイント

胸部X線写真の読影の順番（例）を**図8**に示す．最初に左右全体を大きく見た後，左右の肋骨横隔膜角および横隔膜のラインをチェックする．次に気管支や肺の血管陰影を確認したら，左右の肺野の陰影へと読影を進めていく．

MEMO
「P (posterior) → A (anterior)」とはX線が背中側から出され，フィルムが前方（胸側）に置いてある場合で，「A → P」とはX線が前方から出され，フィルムが後方（背中側）にある場合である．

LECTURE 6

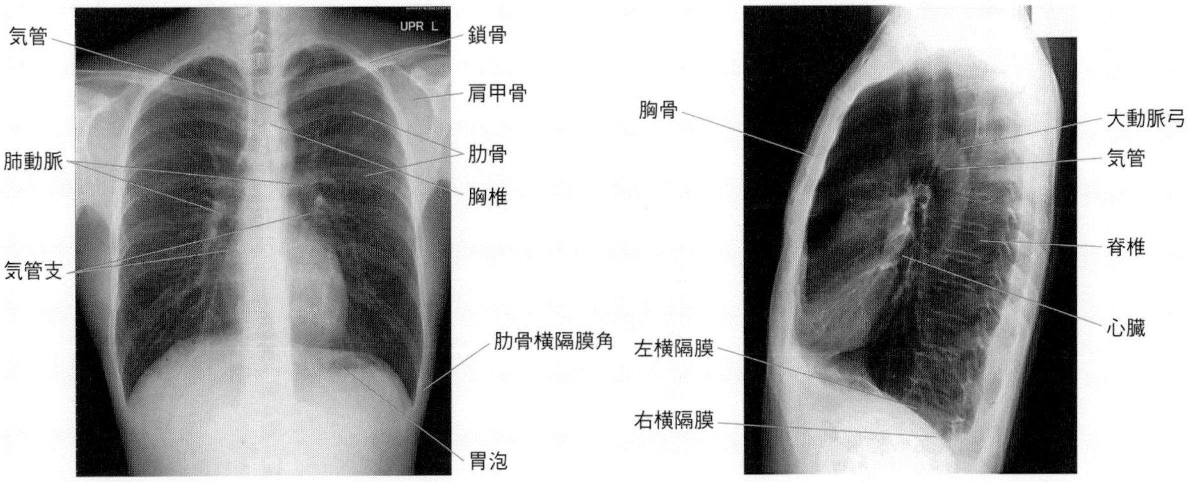

気管
UPR L
鎖骨
肩甲骨
肋骨
胸椎
肺動脈
気管支
肋骨横隔膜角
胃泡
胸骨
大動脈弓
気管
脊椎
心臓
左横隔膜
右横隔膜

図7 正常な胸部X線写真（正面，側面）

2）胸部 CT

CT は，対象物の回りに X 線を回転させながら照射し，コンピュータでその横断面の画像（**図 9**）を作成する画像診断装置である．1 枚の画像は画素 512×512 個からで

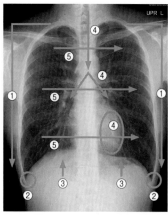

図 8　胸部 X 線写真の読影の
順番（正常例）

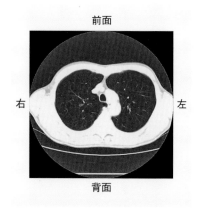

図 9　胸部 CT 像（正常例）

表 6　主な異常所見

浸潤陰影（コンソリデーション）	含気腔（air space）が液体や組織で置換された状態．肺炎や肺水腫などでみられる
シルエットサイン	正常では縦隔や心臓，横隔膜などが肺と接しているため，その濃度差により境界が描出されるが，明瞭に描出される肺の辺縁が，病的状態により不鮮明化することをシルエットサイン陽性という．無気肺や肺炎など，肺が虚脱した際に現れる
気胸（図 10）	肺の一部の穿孔や漏れにより，肺の外や胸腔内に空気が存在する状態（いわゆる肺のパンク）．図 10 では，肺の外にある空気は真っ黒にみえるが，肺は空気が抜けてしぼむため，相対的に水成分が増え，もとの濃度より白っぽくみえる
エアブロンコグラム	気管支腔が描出される気管支透亮像のこと．肺炎などで肺胞が炎症による滲出液で満たされると，その部分には濃厚な陰影が現れる．比較的太い気管支内の分泌物は喀痰として排出されるため，気管支のみに空気が満たされ，肺門を中心とした木の枝のような陰影が肺炎像のなかに観察される
すりガラス陰影（図 11）	肺野が浸潤陰影よりも淡く描写される陰影のこと．非感染性の肺炎やウイルス性の肺炎でよくみられる
腫瘤影，結節影（図 12），粒状影	円形あるいは楕円形の陰影で，肺癌や肺結核などでみられる．大きいものは腫瘤影とよばれるが，小さいものは結節影，さらに小さいものは粒状影とよばれる
空洞影（図 13）	肺組織や腫瘍が壊死に陥り，内部の壊死物質が気管支に排出され空気で置換された状態．肺結核，肺膿瘍，肺癌などで現れる
無気肺	肺胞の含気が失われ，肺が虚脱した状態．容量の減少を伴うが，減少量が多くないと，浸潤陰影との区別がつきにくい場合がある．成因として，比較的太い気管支の閉塞によるもの（閉塞性無気肺）と，末梢での肺胞領域の圧迫や伸展不良，換気不全などによる場合（非閉塞性無気肺）などがある
胸水（図 14）	肺疾患（癌性胸膜炎，結核性胸膜炎，肺炎随伴性胸水）に随伴して現れるものや心疾患，腎疾患，低栄養などで出現するものがある．胸水は胸壁や縦隔から緩いカーブを描いて貯留する．胸水貯留側の肺は，背側にたまった胸水のために透過性が低下する

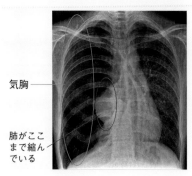

図 10　気胸

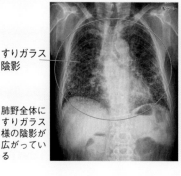

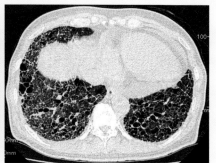

図 11　間質性肺炎

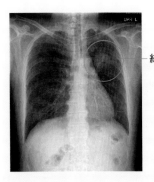

図 12　結節影（肺癌）

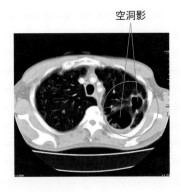

図 13　空洞影

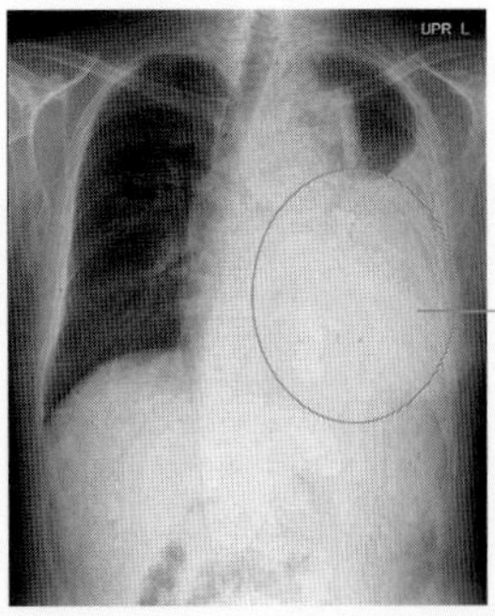

図 14　胸水

きている．一般の CT では 1 mm スライスまで描出することが可能であり，区域，亜区域気管支レベルまで見ることが可能である．高分解能 CT では，細気管支まで見ることができる．

高分解能 CT
(high resolution CT：HRCT)

3）異常所見（肺野の異常陰影）

臨床でよく遭遇する異常所見を**表 6** および**図 10～14** に示す．

ここがポイント！

読影の際のチェック項目
- 気管が左右へ偏位していないか．
- 左右の肋間腔は対称であるか，拡大化や狭少化はしていないか．
- 横隔膜の位置（高さ）はどうか，ドーム状で肋骨横隔膜角はシャープか．
- 気管の分岐角は正常か，心陰影は拡大していないか（心胸郭比は 50％以下）．
  心胸郭比＝（心最大横径/胸郭最大横径）×100（％）
- 肺血管の陰影はどうか，肺動脈の拡大はあるか．
- 肺野の含気量はどうか，無気肺や胸水，肺炎像はないか．
- 異常陰影はないか．

■引用文献

1）日本呼吸ケア・リハビリテーション学会呼吸リハビリテーション委員会ワーキンググループほか編：呼吸リハビリテーションマニュアル―運動療法．第 2 版．照林社；2012．p.31, 127, 134.
2）Holland AE, Spruit MA, et al.：An official European Respiratory Society/American Thoracic Society technical standard：field walking tests in chronic respiratory disease. Eur Respir J 2014；44 (6)：1428-46.
3）有薗信一：6 分間歩行テストと漸増シャトルウォーキングテストによる COPD 患者の最高酸素摂取量の予測式．日呼ケアリハ学誌 2008；18 (2)：160-5.
4）Itaki M, Kozu R, et al.：Reference equation for the incremental shuttle walk test in Japanese adults. Respir Investig 2018；56 (6)：497-502.
5）Agostoni E, D'Aangelo E：Statics of the chest wall. In：Roussos C, Macklem PT. eds：The Thorax. Vol. 29A. Marcel Dekker；1985. p.259-95.
6）鈴木正史，寺本信嗣ほか：最大呼気・吸気筋力の加齢変化．日胸疾会誌 1997；35 (12)：1305-11.
7）千住秀明：呼吸リハビリテーション入門．第 4 版．神陵文庫；2004.
8）Yamaguchi T, Yamamoto A, et al.：Reliability and validity of the Japanese version of the Barthel index dyspnea among patients with respiratory diseases. Int J Chron Obstruct Pulmon Dis 2021；16：1863-71.
9）Briand J, Behal H, et al.：The 1-minute sit-to-stand test to detect exercise-induced oxygen desaturation in patients with interstitial lung disease. Ther Adv Respir Dis 2018；12：1753466618793028.
10）Núñez-Cortés R, Rivera-Lillo G, et al.：Use of sit-to-stand test to assess the physical capacity and exertional desaturation in patients post COVID-19. Chron Respir Dis 2021；18：1479973121999205.
11）Guralnik JM, Simonsick EM, et al.：A short physical performance battery assessing lower extremity function：association with self-reported disability and prediction of mortality and nursing home admission. J Gerontol 1994；49 (2)：M85-94.
12）福原俊一：いまなぜ QOL か―患者立脚型アウトカムとしての位置づけ．池上直己ほか編：臨床のための QOL 評価ハンドブック．医学書院；2001．p.2-7.
13）宮川哲夫：動画でわかるスクイージング．中山書店；2005．p.81.

■参考文献

1）片桐真人：胸部 X 線写真でみる肺の構造と読影の基本．呼吸器ケア 2006；4 (12)：54-61.
2）長尾大志：レジデントのためのやさしいイイ胸部画像教室．第 2 版．日本医事新報社；2018.

LECTURE **6**

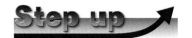

1. 栄養状態の評価

呼吸不全患者（特にCOPD患者）では栄養障害がみとめられることが多く，日本ではCOPD患者の約70%に体重減少がみられる．体重減少は，呼吸機能の重症度とは独立した予後因子であり，栄養状態が悪いと生命予後は悪い．呼吸理学療法の効果を高めるには，呼吸不全患者の栄養状態を把握し，栄養療法によって良好な状態に保つことがきわめて重要である．

1）栄養障害の原因

気道閉塞や肺過膨張は呼吸筋のエネルギーを増大させるため，COPD患者のエネルギー消費量は予測値の120～140%に増加している．十分なエネルギー摂取ができていないにもかかわらず，呼吸努力による過剰なエネルギーを消費するため，栄養障害が進行する．

2）栄養状態の評価項目 （表1）[1]

（1）身体計測

- %標準体重（% IBW〈ideal body weight〉）：同一身長の標準体重に対する測定体重の比率で示す．
- body mass index（BMI）：体重（kg）/［身長（m）×身長（m）］で求める．
- 体重減少率（% LBW〈loss of body weight〉）：平常時体重からの減少率で，「(健常時体重−現在の体重)/健常時体重×100」で求める．

（2）体成分分析

除脂肪体重（lean body mass：LBM）は，筋重量，生体電気インピーダンス法（bioelectrical impedance analysis：BIA）にて測定する．

（3）血液生化学検査

血清アルブミンは栄養指標として汎用されているが，感度は低い．

（4）食習慣，食事摂取量，食事摂取時の臨床症状の有無

問診や質問票を用いて，食習慣の詳細や食事を妨げる要因（食事中の息切れや腹部膨満の有無，咀嚼や嚥下の状態）を評価する．

2. 心理状態の評価

呼吸不全患者は，病態の進行とともに呼吸困難が出現し，激しい呼吸困難を経験した後には，また呼吸困難が起こるのではないかという恐怖や不安を感じることが多い．心理状態の評価は，現在の患者の状態を把握するだけでなく，呼吸理学療法によってどのように変化するかといった，効果判定のためにも必要である．

HADS（Hospital Anxiety and Depression Scale）は，不安と抑うつを同時に評価することが可能な尺度であり，不安7項目，抑うつ7項目から成る自己記入式質問票である．各項目は0～3点で採点され，不安や抑うつが強いほど点数が高くなる．11点以上で不安，抑うつ傾向と判断される．

STAI（State Trait Anxiety Inventory）は，不安を評価する自己記入式質問票で，状態不安尺度と特性不安尺度の各20項目から成る．各項目は1～4点で採点され，点数が高いほど状態不安や特性不安が高いことを示す．

表1 推奨される栄養評価項目

必須の評価項目
- 体重（% IBW，BMI）
- 食習慣
- 食事摂取時の臨床症状の有無

行うことが望ましい評価項目
- 食事調査（栄養摂取量の解析）
- 簡易栄養状態評価法（MNA®-SF）
- %上腕周囲長（% AC）
- %上腕三頭筋部皮下脂肪厚（% TSF）
- %上腕筋囲（% AMC：AMC＝AC−π×TSF）
- 体成分分析（LBM，FM など）
- 血清アルブミン
- 握力

可能であれば行う評価項目
- 安静時エネルギー消費量（REE）
- RTP（rapid turnover protein）
- 血漿アミノ酸分析（BCAA/AAA）
- 呼吸筋力
- 免疫能

IBW：80≦% IBW<90：軽度低下
　　　70≦% IBW<80：中等度低下
　　　　% IBW<70：高度低下
BMI：低体重<18.5，標準体重18.5～24.9，体重過多25.0～29.9

（日本呼吸器学会編：COPD〈慢性閉塞性肺疾患〉診断と治療のためのガイドライン2018．第5版．メディカルレビュー社；2018. p.100[1]）
FM：脂肪量，BCAA：分岐鎖アミノ酸，AAA：芳香族アミノ酸，IBW：標準体重．

■引用文献

1）日本呼吸器学会COPDガイドライン第5版作成委員会編：COPD（慢性閉塞性肺疾患）診断と治療のためのガイドライン2018．第5版．メディカルレビュー社；2018. p.100.

LECTURE
6

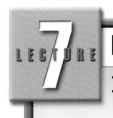

呼吸理学療法基本手技（1）
コンディショニング

到達目標

- 呼吸理学療法におけるコンディショニングの目的を理解する．
- コンディショニングの効果について理解する．
- コンディショニングの方法を理解する．
- コンディショニング技術を適切に実施できる．

この講義を理解するために

　この講義では，呼吸理学療法におけるコンディショニングの位置づけを理解したうえで，その目的や種類，実際の方法を学習します．さらにコンディショニングを適切に実施できるよう技術の習得も目指します．コンディショニングは呼吸理学療法を進めていくうえでとても重要ですが，その内容は多岐にわたります．また，患者を積極的な運動療法が行えるコンディションに整えていくためには，適切な技術を身につけ，それを実践できなければなりません．したがって，どのような状態の患者にどのようなコンディショニングを行ったらよいかを考えたうえで，適切に実施できる能力を身につけることを目標としています．

　コンディショニングを学ぶにあたり，以下の項目を学習しておきましょう．

　　□ 呼吸に関与する筋肉の名称や部位（起始，停止）を復習しておく（Lecture 2 参照）．

　　□ 呼吸に関与する筋肉を触診できるようにしておく（Lecture 5 参照）．

　　□ 呼吸に伴う胸郭の運動について復習しておく（Lecture 2 参照）．

　　□ 胸郭可動性の徒手的評価ができるようにしておく（Lecture 5 参照）．

講義を終えて確認すること

　　□ 呼吸理学療法におけるコンディショニングの必要性および目的が理解できた．

　　□ コンディショニングの効果が理解できた．

　　□ コンディショニングの方法が理解できた．

　　□ コンディショニング技術を身につけられた．

　　□ コンディショニング実施後の効果を感じることができた．

COPD（chronic obstructive pulmonary disease；慢性閉塞性肺疾患）
▶ Lecture 4 参照.

MEMO

アドヒアランス（adherence）
患者自らが治療や服薬の意義を十分理解し，その決定に沿った治療に対して積極的にかかわる姿勢をもつこと.

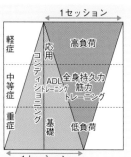

図1 呼吸リハビリテーションプログラムの構成
縦軸は重症度，横軸はプログラム開始時における1セッション内で推奨される各トレーニングの割合を示す.
（日本呼吸ケア・リハビリテーション学会ほか編：呼吸リハビリテーションマニュアル─運動療法. 第2版. 照林社；2012. p.35[2]）

排痰法
▶ Lecture 8 参照.
胸郭可動域トレーニング
▶ Step up 参照.
呼吸補助筋
▶ Lecture 2 参照.

1. 呼吸理学療法におけるコンディショニングの位置づけ

慢性の呼吸器疾患，特に重症COPDでは，呼吸運動パターンの異常，胸郭を含む全身の筋肉や関節の柔軟性の低下，姿勢の異常，筋力低下を伴う身体機能の失調，低下（ディコンディショニング）がみとめられる. 肺の動的過膨張や呼吸努力による呼吸補助筋の過緊張，短縮などもみとめ，これらは身体および運動機能の低下につながっている. 2018年に改訂された『呼吸リハビリテーションに関するステートメント』[1]では，「コンディショニングは運動療法を効率的に行うために，呼吸や身体の状態を整え，運動へのアドヒアランスを高める介入である」としている. 特に慢性の呼吸器疾患では，胸郭を含む全身の筋肉や関節の柔軟性の低下，筋力低下を伴う身体機能の失調，低下をきたし，運動療法の効率が低下するため，コンディショニングを時間をかけて実施することが望ましい[1]（**図1**）[2].

2. コンディショニングの種類と目的

呼吸理学療法におけるコンディショニングには，リラクセーション，呼吸練習，呼吸筋トレーニング，胸郭可動域トレーニング，排痰法などがある. これらのコンディショニングは，呼吸補助筋の筋緊張の抑制，呼吸パターンの修正，呼吸筋の強化，胸郭の柔軟性の改善，気道内分泌物の除去などを目的に行われる. 呼吸困難の軽減を目的とした服薬アドヒアランスの向上，運動前の短時間作用性気管支拡張薬吸入などの指導も含まれる[1].

3. リラクセーション

1）リラクセーションはなぜ必要か

呼吸不全患者は，安静時でも呼吸困難などによって過剰な呼吸努力を行っていることが多く，労作時にはさらにその傾向が強くなる. そのため，呼吸補助筋である頸部・肩甲帯周囲筋（胸鎖乳突筋，斜角筋，僧帽筋など），体幹筋（脊柱起立筋，腰方形筋，腹筋群など）の緊張が高く，痛みを伴うことも少なくない. 緊張した筋肉はリラックスした筋肉の数倍の酸素を消費し，呼吸不全患者では呼吸筋の酸素消費量が安静時で筋全体の酸素消費量の30％，運動時で80％近くまで上がり，これは健常者の数倍以上の酸素消費量であるといわれている. リラクセーションにより呼吸補助筋の過剰な活動を抑制することで呼吸困難を軽減し，呼吸練習や運動療法を効率よく行える状態にする必要がある.

2）適応

呼吸理学療法の適応となる患者であれば，急性期，慢性期を問わず，基本的にすべての患者に適応であると考えてよい. 外科術後の患者の場合，痛みや術後における精神的な緊張もあり，全身の緊張が亢進していることが多い. そのため，術後にいきなり呼吸練習を行っても，十分な換気を得るための呼吸を行うことが難しく，患者のアドヒアランスも維持できない. 十分なリラクセーションを行った後で，呼吸練習や排痰などを行ったほうがよい. 慢性呼吸不全患者は，常に呼吸努力を行っているため，できるだけリラクセーションを実施したうえで，呼吸練習や運動療法を行う.

3）禁忌

リラクセーションの禁忌は特にないが，せん妄状態や認知症を有する患者では，手技そのものの実施が困難な場合がある. 骨粗鬆症などで骨が脆弱な患者では，骨への

LECTURE 7

ストレスを考慮した手技の実施が必要であり，筋のストレッチを行う際にも筋の断裂や損傷を起こさないように気をつける．血小板が少なく出血傾向にある患者では，手技による皮下出血に注意する．

4）リラクセーションを行うために必要なこと

リラクセーション効果を得るには，患者が最も安楽と感じる姿勢をとることが大切である．一般的に呼吸不全患者は，呼吸困難が増強した場合に背臥位をとることは少なく，前傾座位や前傾立位を好むことが多い（**図2**）．これは体幹を前傾位にすることで腹圧がかかり，横隔膜が挙上されることでその可動性が増し，横隔膜の機能が改善するためと考えられる．上肢の重みを取り除くことも重要であり，前傾座位の場合は，上肢を台の上などに置いたほうが楽になる．これは肩甲帯周囲筋が上肢の重みを支えるための筋活動として動員されるため，本来，呼吸補助筋としてはたらく筋肉を呼吸運動に動員できなくなるからである．したがって，上肢を台の上に置いてその重みをとるなどの工夫が必要であり，個々の患者が最も安楽と感じる肢位をとることが大切である．

呼吸困難時以外にリラクセーションを促す場合は，最も全身の筋活動が少なくなる肢位である背臥位をとることが多い．背臥位は呼吸機能面には不利な肢位であるが，支持基底面が広いため，姿勢を維持するために必要な全身の筋活動を軽減することが可能である．リラクセーションのための手技を行う場合は，背臥位などの支持基底面を広くした肢位を選択する．

5）リラクセーション手技の種類

（1）ポジショニング

全身の筋肉の緊張を軽減させるため，患者にとって最も安楽な肢位をとらせる．患者の状態によって適切な肢位は異なるが，前傾位，ファーラー位，セミファーラー位，側臥位などから選択することが多い．特に呼吸練習をするときや呼吸困難が強いときは，ポジショニングが重要となる．臥位をとる場合は枕やクッションを上手に使い，筋活動を軽減するよう工夫する（**図3**）．

（2）hold-relax 法

PNFで用いられる手技の一つであり，筋肉が最大収縮後に弛緩するという生理学的特性を利用した方法で筋肉の緊張を軽減する（**図4**）．患者は筋緊張が亢進していてもそのことに気づいていないことが多く，「力を抜いてください」と促しても，力を抜くという感覚がわからない．そこで，特に筋緊張がなかなか軽減しない場合は，逆に緊張の高い筋を意識的に強く収縮させ，その後，急激に力を抜いてリラックスさせることを数回繰り返し，リラクセーションを促す．

MEMO
血小板は 1 mm^3 中に 13～37万個あるのが基準であるが，個人差もある．通常 5 万個以下となると血が止まりにくくなり，2 万個以下となるとアザができやすくなる．

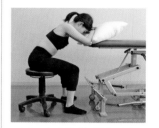

図2　安楽体位（前傾座位）

確認してみよう
背臥位の患者がリラクセーションしていれば，上肢は軽度外転して前腕は回外位，下肢は外旋位で足部は底屈している．

LECTURE
7

MEMO
PNF（proprioceptive neuromuscular facilitation；固有受容性神経筋促通手技）
主に固有受容器を刺激することによって，神経，筋の反応を促進する運動療法．

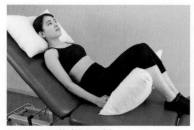
ファーラー位（約45度）

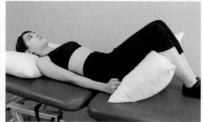
セミファーラー位（15～30度）

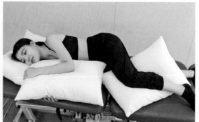
側臥位

図3　ポジショニング

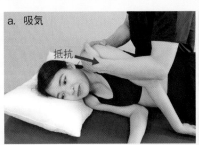

a. 吸気

抵抗

息を吸いながら肩をすくめてもらい，少し抵抗を加える．

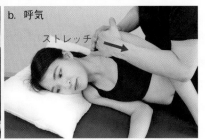

b. 呼気

ストレッチ

息を吐いたときに肩を下制する方向にストレッチする．

図4　PNF（hold-relax法）を利用したリラクセーション手技

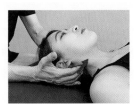

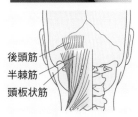

後頭筋
半棘筋
頭板状筋

図5　頸部後面筋への圧迫ストレッチ

①患者を側臥位にし，セラピストは患者の背側に位置し両側の手で患者の肩甲帯全体を把持する．

②患者に息を吸いながら肩甲帯を挙上する方向に力を入れるように指示し，セラピストはその動きに抵抗を加える（**図4a**）．

③患者に息を吐きながら力を一気に抜くよう指示し，セラピストは同時に肩甲帯が下制するようにゆっくりと筋肉をストレッチする（**図4b**）．

④何度か繰り返し，患者に筋肉を緩める感覚を覚えてもらう．

（3）マッサージ，ストレッチ

リラクセーションが難しい場合は，緊張した筋肉に対して直接母指などで圧迫するマッサージや，短縮した筋を伸張するストレッチを行う．緊張が強い筋肉は痛みを伴っていることも多いため，急激に強い圧迫を加えると，かえって防御収縮により緊張を高める．圧迫や伸張する強さに十分注意し，常に患者の状態を把握しながら行う．

a．頸部後面筋への圧迫ストレッチ（図5）

①患者をベッド上に背臥位に寝かせ，セラピストは示指，中指，環指をそろえて指腹を患者の頸部後面筋に当てる．

②患者の呼気に合わせ，筋肉に直接圧迫を加えながら頸部をやや伸展させる．

③圧迫する位置を徐々に変え，筋全体の緊張を軽減する．

b．頸部・肩甲帯周囲筋へのストレッチ（図6）

①患者をベッド上に背臥位に寝かせ，頭部をベッドから少し上に出してセラピストが支える．

②一方の手で患者の後頭部を軽く支えてセラピストの腰部（腸骨稜付近）に当て，もう一方の手は患者の肩甲帯を保持する．

③患者の呼気に合わせて頭部を側屈するようにセラピストの頭部を把持した手と腰部を動かし，肩甲帯を保持した手は，肩甲帯が下制する方向に押して，頸部・肩甲帯周囲筋をストレッチする（頸部の回旋によってストレッチされる筋が変わる）．

※ストレッチは呼気に合わせてゆっくり行い，決して急激な強い力を加えない．

※筋肉が十分伸びるように，左右の筋肉に対して行う．

c．上肢全体の筋緊張を低下させる手技（図7）

①患者をベッド上に背臥位に寝かせ，セラピストは一方の手で患者の上腕を把持し，もう一方の手で肩甲帯を支える．

②患者の上肢全体をゆっくり大きく動かしながら，患者に上肢全体の力を抜くよう指示する．

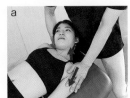

a

頸部筋のストレッチ

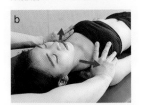

b

肩甲帯全体のストレッチ
左右の肩甲帯を把持し，患者に息を吐かせながら下制する方向にゆっくりストレッチする．このとき，母指で筋肉を軽く圧迫するとより効果的である．

胸鎖乳突筋

僧帽筋

図6　頸部・肩甲帯周囲筋へのストレッチ

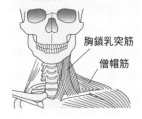

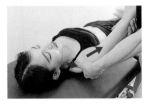

図7　上肢全体の筋緊張を低下させる手技

③吸気時に患者の肩甲帯を挙上し，呼気時に下制させるように動かす．

④上肢が重くなり抵抗が感じられなくなるようにリラックスを促す．

d. 頸部・肩甲帯周囲筋への圧迫ストレッチ（側臥位の場合）（図8）

①患者を側臥位にし，セラピストは患者の頭部前方に位置し，両母指をストレッチする筋の走行に沿って垂直に当てる．

②筋肉に対し垂直に圧迫を加える．圧迫の程度は患者が強い痛みを感じない程度とする．

※可能であれば，患者の呼気に合わせて圧迫を加える．

e. 腰方形筋への圧迫ストレッチ（図9）

①患者を側臥位にし，セラピストは患者の腰背部に位置し，腸骨稜から第12肋骨下縁に向かって走行している筋肉を母指で触知する．

※触知する部位は，体幹の前後径を約3等分した後ろ1/3付近である．

②筋肉に対し垂直に圧迫を加える．圧迫の程度は患者が強い痛みを感じない程度とする．特に呼吸不全患者は，この筋に触れただけで痛みを訴えることがあるため，注意する．

※可能であれば，患者の呼気に合わせて圧迫を加える．

(4) 呼吸介助法

　呼吸介助法は，主に呼吸不全患者の息切れや呼吸仕事量の軽減を目的に行われる手技である．患者を背臥位にし，セラピストは患者の胸郭に両手を置き，呼気に合わせて機能的残気量位を超えて胸郭を生理的な運動方向に合わせて他動的に圧迫する．吸気時は圧迫を取り除き，胸郭の弾性による自然な拡張を妨げないようにする（図10）．呼吸困難などでリラクセーションができない患者や，浅くて速い呼吸を呈する患者に有効である．動作時の強い息切れによるパニック症状をコントロールするためにも有効な手技である（図11）．

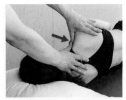

僧帽筋，肩甲挙筋に対するストレッチ

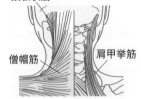

頭板状筋

僧帽筋

肩甲挙筋

図8　頸部・肩甲帯周囲筋への圧迫ストレッチ

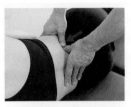

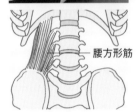

腰方形筋

図9　腰方形筋への圧迫ストレッチ

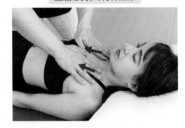

上部胸郭（背臥位）

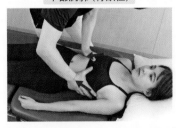

下部胸郭（背臥位）

図10　呼吸介助法
上部と下部では胸郭の運動方向が異なることに注意する．
呼気時に胸郭運動を助けるように圧を加えるが，胸郭に体重を乗せないよう介助の方向とは反対の前方に重心を移動しながら行う．

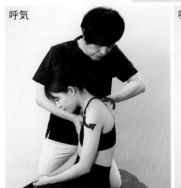

上部胸郭（座位）

呼気　　　吸気

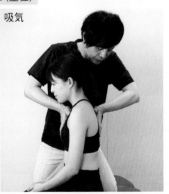

胸骨の動く方向に圧を加える．

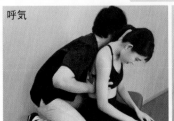

下部胸郭（座位）

呼気　　　吸気

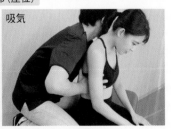

患者にできるだけ近づき，腋を閉めるように呼吸を介助する．

図11　呼吸介助法（呼吸困難時，パニックコントロール時）

口すぼめ呼吸
(pursed lip breathing)

💡 **ここがポイント！**
口すぼめ呼吸の効果
● 気道内圧を上昇させることで末梢気道の閉塞や肺胞の虚脱を防ぐ.
● 呼吸数や分時換気量, 機能的残気量を減らし, 1回換気量を増加させる.
● SpO₂（経皮的酸素飽和度）, PaO₂（動脈血酸素分圧）が上昇し, PaCO₂（動脈血二酸化炭素分圧）が低下する.
● 呼吸仕事量が減少し, 呼吸困難が減少する.
口をすぼめたゆっくりとした呼出により末梢気道の虚脱を防ぐとともに, 呼吸困難の重要な原因である肺の動的過膨張を防止する可能性も考えられる.

横隔膜呼吸
(diaphragmatic breathing)

💡 **ここがポイント！**
横隔膜呼吸の効果
● 呼吸補助筋の活動が制限され横隔膜の活動が増加する.
● 1回換気量が増大し, 呼吸数, 分時換気量が減少し, 換気効率が改善する.
● 呼吸仕事量が減少し, 呼吸困難が軽減する.
● PaO₂ が上昇し, PaCO₂ が低下する.

✏️ **気をつけよう！**
横隔膜呼吸を中等度～重度COPD患者に行うと, 胸郭の動きや呼吸効率がかえって減少し, 呼吸困難が増大するなどの報告がある. 肺過膨張によって横隔膜が平低化し, 適切な横隔膜の運動がみとめられない, あるいはこの呼吸法によって1回換気量を増加させることができないなどの中等度～重度COPD患者では, 横隔膜呼吸は適応にならない. 横隔膜のはたらきが残存し, 呼吸数が速く, この呼吸法によって1回換気量の増加が期待できる患者に行う.

4. 呼吸練習

呼吸練習はコンディショニングの基本であり, 口すぼめ呼吸や横隔膜呼吸がある. いずれも効果に関する十分なエビデンスが得られておらず, 欧米のガイドラインにおいては, 呼吸練習をプログラムに取り入れる利点について不明であるとしている. ただし, 臨床的には呼吸困難を軽減したり, 呼吸パターンや換気効率の改善などの効果が期待されるため, コンディショニングとして重要である.

1）口すぼめ呼吸

COPD患者の呼気終末における末梢気道の閉塞や肺胞の虚脱を防止する目的で行う呼吸法である（**図12, 13**[2]）. 方法は, 患者に口をすぼめてフーまたは, スーという音をさせながらゆっくりと息を吐かせ, 吸気と呼気の比は1：3～5程度, 呼吸数は10回/分程度を目標に実施する.

臨床的にCOPD患者の呼吸困難を軽減し, 酸素化を改善することが知られており, 口すぼめ呼吸の継続により運動後の呼吸困難を軽減し, 身体機能を改善するなど, さまざまな効果がある.

2）横隔膜呼吸（腹式呼吸）

吸気時に腹部が膨隆し, 呼気時には腹部がもとに戻る呼吸法である. 吸気時の腹部の膨隆は, 横隔膜の収縮および下方移動によって腹部臓器が上部から下部に押し下げられる結果として生じる.

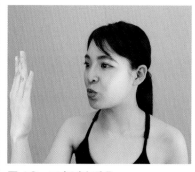

図12 口すぼめ呼吸

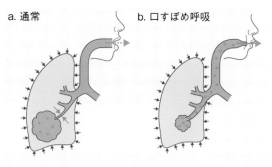

図13 口すぼめ呼吸の模式図
a：ふつうに息を吐くと末梢気道が閉塞するため, 呼出が制限される.
b：口をすぼめて息を吐くと, 気道内が陽圧になり, 末梢気道の虚脱を防ぎ, 呼気時間も延長するため, 呼気が十分に行われる.
（日本呼吸ケア・リハビリテーション学会ほか編：呼吸リハビリテーションマニュアル―運動療法. 第2版. 照林社；2012. p.36[2]）

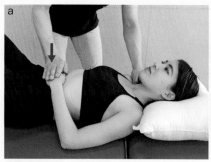

背臥位

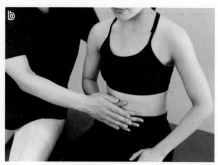

座位

図14 横隔膜呼吸の指導

①患者を背臥位にし，膝の下に枕やクッションを入れて腹部にゆとりをもたせる．

②患者の手を上腹部（剣状突起の下）に当て，患者自身に呼吸パターンを意識させる．セラピストの手は患者の手の上に軽く重ねる．

③患者にゆっくり口から息を吐いてもらい（口すぼめ呼吸でもよい），そのときに軽く腹部に当てた手に圧を加える（**図14a**）．息を吐ききった後，鼻から息を吸ってもらいながら，腹部に当てた手の動きを感じてもらう．腹部の動きをより強調したいときは，吸気中も，断続的な圧（bouncing）を加える．

④ゆっくり呼吸してもらい，吸気後半の腹部の盛り上がりを自覚させる．

　練習時間は3～5分程度の短時間とする．はじめはファーラー位やセミファーラー位で練習し，徐々に座位（**図14b**），立位でも行えるようにしていく．

3）器具を用いた呼吸練習

（1）インセンティブ・スパイロメトリー（IS）とは

　患者の吸気を視覚的または聴覚的にフィードバックする器具を使用しながら呼吸する方法である．深呼吸を促す目的で用いられ，最大持続吸気法や過換気法などを行う際に使用される呼吸練習器具をインセンティブ・スパイロメトリー（IS）とよぶ．

　ISは特に上腹部や開胸などの外科術後において，①末梢気道の閉塞などによる肺胞虚脱の防止，②浅く頻回な胸式呼吸による肺胞低換気の改善，③疼痛のため効果的な咳の制限による気道内分泌物貯留の防止などを目的に導入され，呼吸器合併症の予防などに効果がある．

（2）インセンティブ・スパイロメトリー（IS）の適応，禁忌

　胸部・腹部術後患者だけでなく，長期臥床などで無気肺の発生が予想される患者，横隔膜の機能不全などにより呼吸筋力が低下している患者などが適応となる．ISの適応とならないのは，①協力が得られない患者，②適切な使用法を習得できない患者，③効果的な深呼吸が困難（肺活量が10 mL/kg以下）な患者，④最大吸気量が予測値の1/3以下の患者である．

（3）インセンティブ・スパイロメトリー（IS）の種類

　ISには吸気量を増大させる容量型（ボリュームタイプ）と，吸気流速を増大させる流量型（フロータイプ）がある．容量型の商品としてはコーチ2®（Coach 2®；**図15**）やボルダイン®（VOLDYNE®）などが，また，流量型の商品としてはトリフローⅡ®（TRIFLO Ⅱ®；**図16**）やインスピレックス®（Inspirex®）などがあり，それぞれ独自の特徴をもつ．いずれのタイプも，呼吸練習中に視覚的フィードバックが得られるため，練習意欲を高めることができる．一方，スーフル（Souffle）は死腔再呼吸法として用いられるもので，吸気時に筒容積の死腔にたまった二酸化炭素を再呼吸することで，血中の二酸化炭素分圧を高め，呼吸中枢を刺激し，換気量の増加を促進させる．

（4）インセンティブ・スパイロメトリー（IS）の選び方

　ISにはそれぞれ特徴があるため，適応となる患者が異なる．外科手術後の患者には，肺の拡張と換気の改善による気道内分泌物の移動促進が必要であるが，もしトリフローⅡ®のような流量型のISを用いると，呼吸様式にかかわらず速く息を吸い込むことでインジケータが上がるため，肺拡張に必要なゆっくりとした大きな吸気が得られない．また，流量型は容量型に比べ呼吸仕事量が多くなる傾向がある．そのため，術後の低肺機能の患者にはコーチ2®のような容量型のISが適している．容量型のISの場合，吸気量の目盛りを見ながら実施できるため，術前の吸気量を記録しておくことにより，術後の呼吸練習の意欲を高めることができる．一方，閉塞性肺疾患患者などで，呼吸筋トレーニングも併せて行う場合は，流量型であるトリフローⅡ®のほうが適している．

インセンティブ・スパイロメトリー
（incentive spirometry：IS）

気をつけよう！
ISを用いる場合は患者に器具を渡すだけでなく，正しい使用法を丁寧に説明することが大切である．誤った使い方をするとまったく効果が得られない．

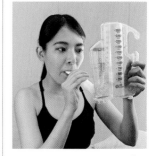

図15　インセンティブ・スパイロメトリー（容量型）
コーチ2®．

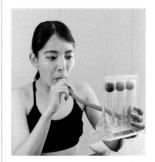

図16　インセンティブ・スパイロメトリー（流量型）
トリフローⅡ®．

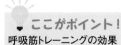

ここがポイント！
呼吸筋トレーニングの効果
- 呼吸筋力，呼吸筋耐久力の改善.
- 運動耐容能の改善.
- 呼吸機能の改善.
- ADL，健康関連 QOL の改善.

PImax（maximal inspiratory pressure；最大吸気圧）

MEMO
cmH_2O はセンチメートル水柱とよび，$1\ cmH_2O$ は高さ 1 cm での水圧と同じことである.
例えば，PImax が $60\ cmH_2O$ とは，吸気の圧が 60 cm なので，60 cm のストローで水を飲める力（吸気筋力）があるということになる.

LECTURE 7

腹部重錘負荷（abdominal pad）法

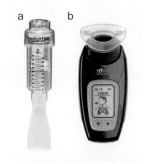

図 17 呼吸筋トレーニングで用いられる器具
a：スレッショルド® IMT,
b：パワーブリーズ®.

気をつけよう！
呼吸筋トレーニングの実施中は呼吸筋疲労などの徴候に十分注意し，SpO_2 の低下や呼吸困難の出現，循環動態の著しい変化がみられた場合はすぐに中止する.

5. 呼吸筋トレーニング

1）目的

呼吸筋力の低下は呼吸困難を増加させ運動制限を引き起こす原因となるが，呼吸筋トレーニングを行うことによって，呼吸困難や運動耐容能は改善する．したがって，呼吸筋トレーニングは呼吸不全患者の呼吸リハビリテーションにおいて重要である．呼吸筋トレーニングとは，呼吸する際に呼吸筋に対し吸気あるいは呼気抵抗を負荷し，意識的に努力呼吸をすることで呼吸筋の強化を目的としている．

2）適応，禁忌

慢性呼吸不全患者，特に COPD において適応となる．すなわち，①吸気筋力が弱い患者（PImax≦$60\ cmH_2O$），②呼吸筋力の低下が呼吸困難や運動耐容能に影響を及ぼしていると推測される患者，③通常の運動療法のみでは効果が乏しい患者などに適応とされている．人工呼吸管理下の患者においても，離脱するためには呼吸筋トレーニングが必要である．

一方，呼吸筋疲労が著しい場合や循環動態が不安定な患者，さらには全身状態が不良な重症患者に対しては実施すべきではない．

3）方法

背臥位で腹部に重錘を乗せて横隔膜呼吸を行う腹部重錘負荷法があるが，効果に対するエビデンスに乏しく，適切な負荷を設定することが難しいため，現在はあまり実施されていない．一般的に，吸気抵抗負荷器具（スレッショルド® IMT〈Threshold® IMT；**図 17a**〉，ピーフレックス®〈PFLEX®〉など）を用いて，負荷を設定して行う方法が実施されており，効果も明らかである．口腔内圧計を用いて PImax を測定し，その30％程度の負荷で1日15〜30分程度，週5日以上行うよう指導するものである．また，パワーブリーズ®（POWERbreathe®；**図 17b**）という器具を用いて1日2回，30 呼吸のトレーニングを4週間実施するという方法も示されている．

■引用文献
1）日本呼吸ケア・リハビリテーション学会，日本呼吸理学療法学会，日本呼吸器学会：呼吸リハビリテーションに関するステートメント．日呼ケアリハ学誌 2018；27（2）：95-114.
2）日本呼吸ケア・リハビリテーション学会呼吸リハビリテーション委員会ワーキンググループほか編：呼吸リハビリテーションマニュアル—運動療法．第2版．照林社；2012．p.35, 36.

■参考文献
1）Levison H, Cherniack RM：Ventilatory cost of exercise in chronic obstructive pulmonary disease. J Appl Physiol 1968；25（1）：21-7.
2）Nield MA, Soo Hoo GW, et al.：Efficacy of pursed-lips breathing：a breathing pattern retraining strategy for dyspnea reduction. J Cardiopulm Rehabil Prev 2007；27（4）：237-44.
3）日本呼吸ケア・リハビリテーション学会呼吸リハビリテーション委員会ワーキンググループほか編：呼吸リハビリテーションマニュアル—運動療法．第2版．照林社；2012．p.25-8.
4）高橋仁美，宮川哲夫，塩谷隆信編：動画でわかる呼吸リハビリテーション．第5版．中山書店；2020.
5）玉木 彰編：DVD で学ぶ呼吸理学療法テクニック．南江堂；2008.

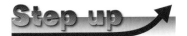

Step up

胸郭可動域トレーニング

胸郭可動域トレーニングには，胸郭をとりまく筋肉をストレッチする手技や肋間の動きを改善するモビライゼーション手技などの徒手的な治療の他，患者自身が行える方法として，呼吸筋ストレッチ体操や棒体操などがある．

1）胸郭可動域の改善はなぜ必要か

胸郭可動域に制限があると，たとえ肺のコンプライアンスが正常でも，胸郭を拡張させるため弾性抵抗に抗したエネルギーが必要となり，呼吸運動に伴う呼吸仕事量や酸素消費量の増加をまねく．その結果，疲労や呼吸困難を増強させるだけでなく，肺活量などの換気能力の低下にもつながる．胸郭可動域トレーニングによって胸郭可動性の維持および改善やその低下を予防することで，呼吸機能の維持および改善を図ることが大切である．

2）目的

胸郭可動域トレーニングの目的には，①胸郭可動性・柔軟性の改善，②肋椎関節の可動性の増大，③換気能力の改善，④胸郭周囲筋の筋緊張の抑制（リラクセーション），⑤姿勢の改善などがある．

呼吸機能においては，機能的残気量（FRC）や残気量（RV）を減少させ，換気効率を改善したり，呼吸仕事量を減少させたりする効果が示唆されている．

3）適応，禁忌

急性呼吸不全，慢性呼吸不全などの病態や疾患を問わず，多くの患者に適応となる．特に拘束性換気障害に対する胸郭可動域の改善は，換気能力の改善のために重要である．呼吸器疾患以外では神経筋疾患や脊髄損傷など，胸郭をとりまく筋肉の麻痺などにより胸郭可動性が低下する疾患に対して必須の治療手技である．具体的には，①肋間筋の短縮や拘縮などにより肋骨の可動性や胸郭全体の柔軟性が低下している患者，②胸郭の拡張制限により換気量が低下している患者，③姿勢不良の患者，④呼吸が浅くて速い患者，⑤長期臥床している患者などが適応となる．

一方，禁忌は，①多発肋骨骨折の患者，②開胸・開腹術後の患者，③胸腔ドレーン挿入部，④骨粗鬆症の患者，⑤脊柱に痛みがある患者，⑥皮膚が脆弱な患者などである．

4）種類と手順

（1）徒手胸郭伸張法（背臥位，側臥位）（図1）

①患者を背臥位または側臥位にし，セラピストは手技を行う側に位置する．

②セラピストの一方の手で患者の上肢を把持し，もう一方の手は胸郭に当てておく．

③患者に深吸気を行わせた後，呼気時に合わせて上肢を挙上させながら牽引し，胸郭に当てた手はゆっくりと胸郭前面を圧迫し伸張が加わるようにする．

④吸気時はセラピストの手を戻し，深吸気を促す．

背臥位　　　　　　　　　　　　　側臥位

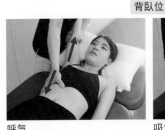 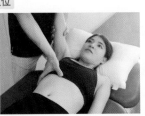 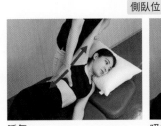 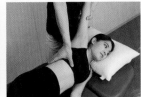

呼気　　　　　　　吸気　　　　　　　　　　呼気　　　　　　　吸気

図1　徒手胸郭伸張法（胸郭全体の伸張）

LECTURE
7

（2）肋骨捻転運動（図2）

①患者を背臥位にし，セラピストは手技を行う胸郭の反対側に位置する.

②セラピストは，患者の頭側の手を肋骨の走行に沿って患者の胸郭に当て，腹側の手は胸郭を背部から持ち上げるように当てる.

③患者に深吸気を行わせた後，呼気に合わせて頭側の手は上から肋骨を押し下げるように，腹側の手は背部から肋骨を引き上げるように圧迫し，胸郭を絞るようにひねる.

④吸気時は力を抜き，胸郭の動きを制限しない.

⑤肋骨を1本分ずつずらして，圧迫を加える部位を変えていく.

上部胸郭 　　　　　　　　　　　　　　下部胸郭

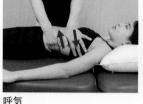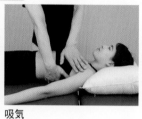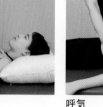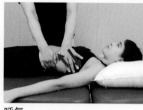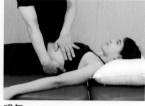

呼気　　　　　　　吸気　　　　　　　呼気　　　　　　　吸気

図2　肋骨捻転運動
上部と下部では肋骨の走行が異なることに注意する.

（3）肋間筋ストレッチ（図3）

①患者の体位は背臥位とするが，半側臥位や側臥位でも可能である.

②セラピストは患者の側方に位置し，肋骨の上縁に両手の8本の指腹を当てる.

③患者の吸気後，呼気に合わせて当てた指を肋間に入れ下に押し下げる.

④肋骨の動きと同じ方向に手全体を動かし，肋間を押し開くように圧迫する.

⑤呼気が終了し，吸気に移行すると同時に圧迫を完全に除去し，吸気を妨げない.

上部肋間筋（背臥位） 　　　　　　　　下部肋間筋（側臥位）

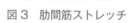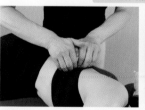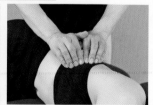

呼気　　　　　　　吸気　　　　　　　呼気　　　　　　　吸気

図3　肋間筋ストレッチ

■参考文献

1）千住秀明ほか監，石川　朗ほか編：呼吸理学療法標準手技. 医学書院；2008.

LECTURE 7

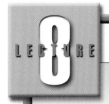

呼吸理学療法基本手技(2)
排痰法・排痰で用いる徒手的手技

LECTURE
8

到達目標

- 呼吸理学療法における排痰の目的を理解する.
- 排痰に必要な要素 (物理的因子など) について理解する.
- 排痰で用いられるさまざまな方法や注意点について理解する.
- 排痰で用いられる徒手的手技の方法について理解する.
- 徒手的な排痰手技を適切に実施できる.

この講義を理解するために

　この講義では, はじめに呼吸理学療法における排痰の目的やその必要性について理解し, 次に排痰に必要な要素 (物理的因子) について学びます. 排痰は, 呼吸理学療法においてさまざまな患者に対して必要な治療技術の一つであり, その重要性はいうまでもありません. ここでは排痰に関する知識だけでなく, その具体的な方法や注意点を理解し, 適切に実践できる技術を身につけることを目標としています.

　また, 排痰手技は, その実施前後での治療効果判定が必要であり, 自分の行った介入の効果について, 触診や聴診, さらには患者からの訴えなどにより判定することも学びましょう.

　排痰法を学ぶにあたり, 以下の項目を学習しておきましょう.

- □ 体表から肺の位置を特定できるようにしておく (Lecture 2 参照).
- □ 胸郭の運動 (吸気および呼気でどのように動くか) を復習しておく (Lecture 2 参照).
- □ 胸郭可動性の徒手的評価ができるようにしておく (Lecture 5 参照).
- □ 痰の貯留を示す呼吸音を聴き分けられるように復習しておく (Lecture 5 参照).

講義を終えて確認すること

- □ 排痰の目的や必要性が理解できた.
- □ 痰の移動や喀出に必要な生理学や物理的因子について理解できた.
- □ 排痰で用いられる徒手的手技 (方法) が理解できた.
- □ 排痰で用いられる徒手的手技を身につけられた.
- □ 排痰前後でのアセスメント法について理解できた.

1. 排痰法とは

排痰法とは気道クリアランス法ともよばれ，気道内に貯留した喀痰の排出を促す方法のことである．排痰は呼吸理学療法のなかでも比較的行われる頻度の高い介入の一つであり，特に痰の多い内科系疾患（気管支拡張症や囊胞性線維症など）や胸・腹部外科術後，神経筋疾患においても，排痰援助は肺炎や無気肺などの呼吸器合併症予防のためにとても重要である．適切な排痰技術を身につけることは，呼吸ケアにおいては必要不可欠である．

2. 排痰の目的

気道内分泌物（痰）は健常者でも1日に10 mL程度生成され，咽頭や喉頭まで運ばれている．しかし，外科術後やなんらかの感染症を引き起こした場合，気道内分泌物はさらに増加し，無気肺や肺炎などの呼吸器合併症を引き起こす原因となる．気道内における痰の貯留は気道抵抗となり，呼吸困難を引き起こすことにもつながる．早期離床や運動療法へと展開していく際にも，痰の貯留はそれらを制限する因子となる．気道抵抗を減らし，呼吸困難を軽減させる意味においても，排痰は重要な介入方法である．

3. 排痰を必要とする患者（対象）

排痰を必要とする患者は非常に多く，疾患を問わない．比較的痰の多い内科系疾患のほか，神経筋疾患，脊髄損傷，脳血管障害，重症心身障害，胸・腹部外科術後など，リハビリテーションの対象となる患者がほとんどである．排痰を必要とする患者を表1に示す．

排痰援助の対象は，自力で痰を喀出できない患者，臥床中の患者などであり，自力喀出が可能である場合や，離床が進んでいる患者などでは基本的に必要ではない．

4. 排痰に必要な要素

痰の移動では，線毛運動，肺に出入りする空気の量と速さ，重力などが重要な要素となる．線毛運動は，喉頭から終末細気管支まで存在する線毛上皮によって起こり，1分間に1,000～1,500回のリズミカルな動きによって粘液や異物を気道から排出する役割を担っている．線毛運動による気道内分泌物クリアランス速度は非常に遅く，10～20 mm/分程度であるといわれている．気道内分泌物をできるだけ早く気道から排出するには，肺に出入りする空気の流れと重力を利用する．

排痰を効果的に行うには，十分な吸気量と呼気流速の2つの物理的因子が必要であり，吸気で気道内に存在する分泌物よりも末梢に空気を送り，呼気時にこれらの空気が分泌物を末梢から中枢部に移動させる．呼気では空気の流速をより高めるために，器具の使用や呼吸法の工夫，加えて，呼吸を徒手的に介助する手技（スクイージング，呼吸介助法）を用いる．

痰の貯留区域をできる限り上方にする体位をとることで，重力を利用し，痰の移動をより促進することが可能となる．体位変換は単に痰の移動を促進するだけでなく，血流移動による換気血流比の不均等を是正したり，背臥位を続けることで発生する無気肺などの下側肺障害を予防する目的もある．

🖋 MEMO
気道抵抗
気道の径が半分になると，気道抵抗は計算上16倍になる．
ポアズイユ（Poiseuille）の式
▶ Lecture 3・Step up 参照．

表1 排痰を必要とする患者

- 呼吸器疾患患者（COPD，気管支喘息，気管支拡張症，囊胞性線維症など）
- 外科術後患者
- 肺炎患者（呼吸器疾患以外の疾患をもつ）
- 神経筋疾患患者（ALS，筋ジストロフィー，パーキンソン病など）
- 脳血管障害患者，脳外科術後患者
- 脊髄損傷者
- 重症心身障害児
- 新生児
- その他の疾患

COPD（chronic obstructive pulmonary disease；慢性閉塞性肺疾患）
ALS (amyotrophic lateral sclerosis；筋萎縮性側索硬化症)
パーキンソン（Parkinson）病

💡 ここがポイント！
線毛運動，肺に出入りする空気の量と速さ，重力を上手に利用することで，より効果的な排痰が可能になることを理解したうえで，実際の手技を習得する．

---

5. 排痰法の歴史的変遷

　排痰法は長い間，体位排痰法（体位ドレナージ）とよばれる痰の貯留区域が上方となる体位（12体位）をとり，重力を利用して末梢気道から中枢気道への分泌物を移動する方法が主流であった（**図1**）[1]．排痰体位をとりながら，軽打法や振動法などの手技を組み合わせて行う方法を効果があると信じて用いていた．しかし，術後患者など急性呼吸不全状態では不可能である頭低位などの体位が含まれており，また，以前から体位排痰法と同時に用いられていた軽打法や振動法などは，末梢気道からの痰喀出効果は少なく，悪影響として疼痛の誘発，重症不整脈，気管支攣縮が起こることが指摘されている．特に，急性呼吸不全患者に対して軽打法はむしろ禁忌であり，用いるべきではない．現在は排痰時の体位は，修正した排痰体位（背臥位，腹臥位，側臥位，前傾側臥位，後傾側臥位）が用いられる（**図2**）[2]．

MEMO

手技の用語に関する混乱
呼吸理学療法の分野では，同じような手技に対してさまざまな用語が使用されており，混乱することがある．呼吸介助法や呼気介助法は，換気量の改善，気道内分泌物の移動，呼吸仕事量の減少，呼吸困難の軽減など，さまざまな目的で用いられる手技の名称である．スクイージングは排痰体位と併用する徒手的な排痰手技として位置づけられている．

軽打法（percussion）
振動法（vibration）

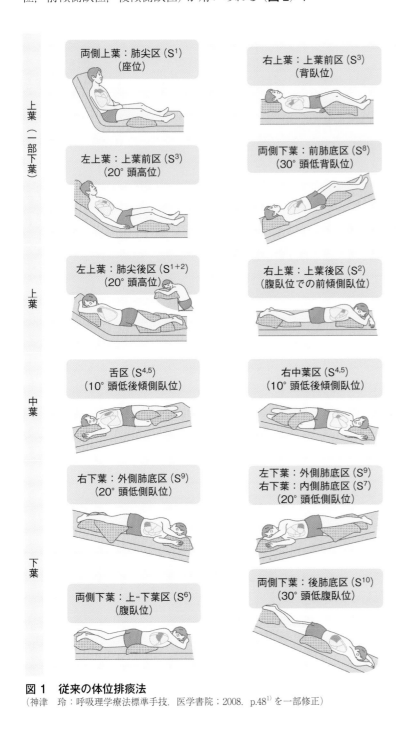

図1　従来の体位排痰法
（神津 玲：呼吸理学療法標準手技. 医学書院；2008. p.48[1] を一部修正）

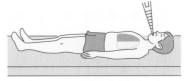

肺尖区，前上葉区，前肺底区（S¹，S³，S⁸）
（背臥位）

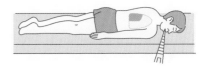

上-下葉区，後肺底区（S⁶，S¹⁰）
（腹臥位）

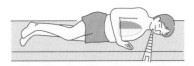

外側肺底区（S⁹），患側上の肺野
（側臥位）

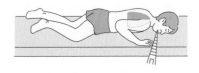

後上葉区，上-下葉区，後肺底区（S²，S⁶，S¹⁰）
（前方へ45°傾けた側臥位）

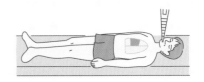

中葉・舌区（S⁴，S⁵）
（後方へ45°傾けた側臥位）

図2　修正した排痰体位
（宮川哲夫：動画でわかるスクイージング. 中山書店；2005. p.98[2]）

LECTURE 8

6. 排痰法の実際

1）体位排痰法（体位ドレナージ）

　気道内分泌物が貯留した末梢肺領域が高い位置に，中枢気道が低い位置となる体位を利用し，重力の作用によって貯留分泌物の誘導，排出を図る気道クリアランス法のことであり，軽打法や振動法などの手技と併用して用いられてきた排痰法である．しかし，実際の臨床でとれない体位や禁忌事項も多いため，現在では修正した排痰体位を用いる（**図 2**[2]）参照）．

2）呼吸法を用いた排痰法

（1）自動周期呼吸法（アクティブサイクル呼吸法）

　呼吸コントロール，胸郭拡張練習，強制呼出手技，ハフィングのサイクルから構成される気道クリアランス法である（**図 3**）．患者自身で行えることから，痰の多い患者や術前指導として自動周期呼吸法を習得してもらう．

（2）自律性排痰法

　呼吸をコントロールすることで，気道内分泌物の移動を促進させる．**図 4**[3] のように低肺気量位から中肺気量位，そして高肺気量位へと肺容量を増加させながら呼吸を繰り返し，気道内分泌物の移動と排出を促す方法である．慢性疾患，急性疾患を問わず，気道内分泌物の多い患者が適応となる．

3）徒手的排痰手技

　ここでは，排痰手技としてスクイージングを取り上げ，具体的な方法を説明する．

　スクイージングは排痰法の一つで，痰の貯留している部位を上にした排痰体位をとり，呼気時に胸郭に圧を加えることにより呼気流速を高め，痰の移動を促進し，吸気量が増加することで，末梢気道に空気を送り込むことを可能にする．末梢気道に存在する痰を中枢気道まで効率よく移動させるために用いられる．咳嗽，ハフィング，咳嗽介助手技などの中枢気道から口腔内，外へ痰を喀出させる手技と組み合わせることにより排痰が完了する．

（1）スクイージングを行うために必要な知識

　排痰手技を実施するには，痰の貯留部位を触診や聴診などで評価し特定する必要がある．痰の貯留部位が特定できれば，その部位が肺のどの領域であるかを判断し，そ

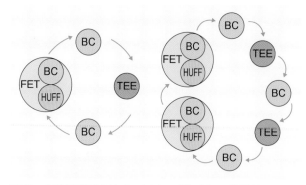

図 3　自動周期呼吸法（アクティブサイクル呼吸法）
BC：呼吸コントロール，TEE：胸郭拡張練習，FET：強制呼出手技，HUFF：ハフィング.

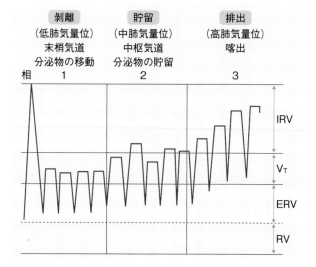

図 4　自律性排痰法
（Schöni MH：J R Soc Med 1989；82〈Suppl 16〉：32-7[3]）
IRV：予備吸気量，V_T：1回換気量，ERV：予備呼気量，RV：残気量.

の領域が上になる体位をとる（修正した排痰体位；**図2**[2)]参照）．そのためには，体表解剖の知識が必要であり，体表から上葉，中葉，下葉などの領域を特定する．加えて，胸郭がどの方向にどの程度の可動性をもっているかを部位別に理解したうえで，胸郭の運動，触診による胸郭可動性の評価などを行う．

（2）スクイージングを実施するための注意点

a．胸部への手の当て方（タッチング）

　胸部へ手を当てるときは，手掌全体で胸郭の形状に合わせて触れ，手掌と体表の間にできるだけ空間（すき間）を作らないようにする．胸部に当てた手の力は抜き（ふわっと当てるイメージ），手指や腕にも力を入れない（**図5a**）．

　手根部に力が入り，その部分の圧を患者が感じる場合（**図5b**）や，指先に力が入り，その部分の圧を患者が点として感じる場合（**図5c**）は，不快感や違和感を与える．

　基本的に，患者に不快感や違和感を与える手の当て方はすべて悪い当て方と考える．大人の患者は，多少の不快感は我慢するが，新生児や小児は不快感により泣いたり，拒否したりすることがあるため，注意する．

b．肘の使い方

　肘は完全に伸ばさず，少し曲げておく（**図6a**）．肘が完全に伸びると，心臓マッサージのように自分の体重を患者の胸部に乗せてしまい，力のコントロールが難しい（**図6b**）．肘が少し曲がっていれば，肘の屈伸を利用し力のコントロールができる．

c．膝の使い方

　ベッドの高さにもよるが，手技を行う際には少し膝を曲げることで重心を落とし，身体を安定させる（**図7a**）．セラピストの姿勢が不安定だと，呼吸に合わせて胸部に加える力をコントロールすることができない．

　図7bのように膝を伸ばした状態で行う場合，手技に伴うスムーズな体重移動ができず，上肢の力のコントロールも困難となる．腰の位置が高くなることでセラピストの腰部への負担が大きく，手技を継続して行えない．

d．患者との距離

　手技はできるだけ患者に近づいて行う（**図8**）．近づくことでいわゆる"てこ"となる手が短くなるため力のコントロールがしやすくなり，セラピスト自身の身体（特に腰部）への負担も軽減できる．

　患者に近づくことで，患者の吸気および呼気の音が聴きやすくなり，痰の移動に伴う音の変化を把握できるため，咳嗽のタイミングを図ることが可能となる．

　患者がベッドの中央に寝ていて距離がある場合は，患者をベッドの端まで移動させるか，了解を得てベッドの端に足を乗せるなどの工夫により，患者に近づいて手技を実施する．

体表から見た肺の位置
▶ Lecture 2・図6 参照．
胸郭の運動
▶ Lecture 2 参照．
触診による胸郭可動性の評価
▶ Lecture 5 参照．

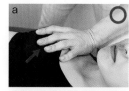
手掌と体表の間にすき間を作らない．手の力を抜く．

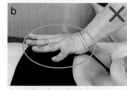
指が伸びて手根部に力が集中している．

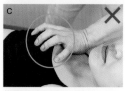
指先に力が入っている．

図5　胸部への手の当て方

LECTURE
8

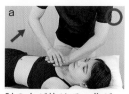
肘の力が抜けて，曲がっている．

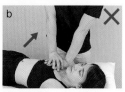
肘が伸びきっている．心臓マッサージではない．

図6　肘の使い方

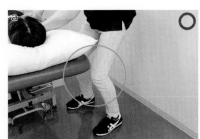
膝を曲げて重心を下げているため，安定した手技が可能である．

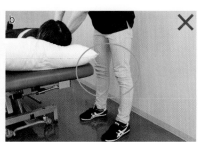
膝が伸びて重心の位置が高いため，安定した手技を行うことが難しい．

図7　膝の使い方

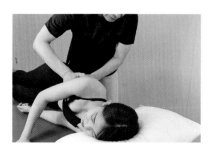
図8　患者との距離
患者に近い位置で行う．患者から離れると，操作が難しく腰にも負担がかかる．

- スクイージングによって患者の呼吸を速めない．
- 患者の呼吸に先行して胸に圧を加えない．最初は患者の呼吸に合わせる．
- 患者の呼気が続いているのに圧を止めたり，吸気が始まっているのに圧を加え続けたりしない．
- 患者の胸にセラピストの体重をかけない．
- 胸郭の動きと異なる方向に圧を加えない．
- 圧は，患者が心地よく，呼吸が楽と感じられる程度とする．

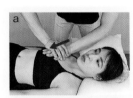

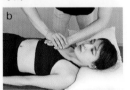

呼気

吸気

**図9 上葉に対する
スクイージング**

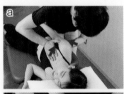

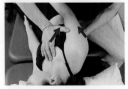

呼気

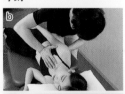

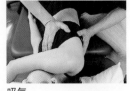

吸気

**図10 中葉・舌区に対する
スクイージング**

(3) スクイージングの実際

a. 上葉（S^1, S^3）に対するスクイージング

背臥位（**図9**）またはセミファーラー位（場合によっては座位）で行う．

①セラピストは，治療対象側（**図9**は右上葉）の患者の上方（頭部の横）に位置し，患者の頭側から足下を見る．

②下肢は適度に開き，膝をやや曲げて身体を安定させる．

③片手を第4肋骨よりも上部である上葉の位置に当て，もう一方の手をその上に軽く重ねる．

※手はどちらが上でもよいが，右肺の場合は左手が下，左肺の場合は右手が下のほうが，胸郭に当てた手がフィットしやすい．

④胸郭に置いた手の力を抜き，手の重みをかけないようにする．

⑤患者の呼気に合わせ，はじめは軽い力で胸郭の運動方向に圧を加え，徐々に強くする．呼気終末まで圧を加え，最後まで息を吐かせる（**図9a**）．

※加える圧は胸郭の運動方向であり，臍に向かった斜め下方向である（セラピストの体重が患者の胸にかからないよう，体重移動を上手に行う）．

⑥呼気が終了し，吸気が始まると同時に圧を解放し，吸気を妨げない（**図9b**）．吸気の後に続く呼気が始まったら，同じように圧を加えることを繰り返す．

b. 中葉・舌区（S^4, S^5）に対するスクイージング

気管支の走行から考えて45度の側臥位（背臥位と側臥位の中間の体位〈後傾側臥位〉）で行う．この体位は，基底面が狭く不安定であるため，枕を背中に入れたり，セラピストの身体で支えるなどして安定させてから実施する．

①セラピストは，患者の背部（腰部付近）に位置する．患者の体幹を安定させるため，背部に枕を入れるか，患者に近い側のセラピストの膝をベッドの上に乗せるなどして，患者の体幹を固定する．

②前胸部の手は，第4肋骨と第6肋骨に挟まれた部位に軽く当て，背側の手は肩甲骨下角に合わせて当てる．女性の場合は，下方に移動した乳房を胸骨部側から上方に持ち上げるように手を当てる．

③セラピストは両肘を屈曲しながら腋を開いて患者に近づき，前後から手掌全体で腋を閉めるように圧を加える．

※手根部に圧が集中しないよう注意する．

④患者の呼気に合わせてはじめは軽く圧を加え，徐々に強くしていき，呼気終末まで息を吐かせる（**図10a**）．

⑤呼気が終了し，吸気が始まると同時に圧を解放し，吸気を妨げない（**図10b**）．吸気の後に続く呼気が始まったら，同じように圧を加えることを繰り返す．

c. 下葉に対するスクイージング（側臥位；主にS^9）

下葉は，上-下葉区（S^6）から後肺底区（S^{10}）まであり，それぞれ排痰のために有効とされる体位が異なる．そのため，外側肺底区（S^9）や一側の全肺野に対する排痰に有効な患側上の側臥位で行うスクイージングを説明する．側臥位は基底面が狭く不安定な体位であるため，患者の上側下肢の股関節と膝関節を屈曲して前方に，下側下肢の股関節を伸展して後方にすることで基底面を広げ，安定させる．

①セラピストは，患者の背部（腰部付近）に下肢を前後に開いて位置する．

②手は腋窩から下の下部胸郭を前後から包み込むように，第8肋骨より上部に当てる．

③患者の呼気に合わせて，胸郭の運動方向に肘を屈曲しながら圧を加える．はじめは軽く圧を加え，徐々に強くしていき，呼気終末まで息を吐かせる．このとき，セラピストの体重が胸郭に乗らないように体重移動を行う（**図11a**）．

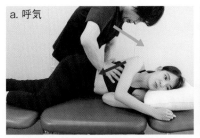
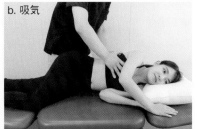

手の方向と反対方向に重心を移動させ，体重が乗らないようにする.

図 11　下葉に対するスクイージング（側臥位）

※圧を加えるときに手が胸郭上を滑らないように注意する.

④呼気が終了して吸気が始まると同時に圧を解放し，吸気を妨げない（**図 11b**）. 吸気の後に続く呼気が始まったら，同じように圧を加えることを繰り返す.

※呼気で胸郭に圧を加える際，肘が伸びていると，セラピストの体重が胸郭に乗るため圧が強くなり，患者に痛みや不快感を与えるので注意する.

d.　後肺底区に対するスクイージング（前傾側臥位；S^6, S^{10}）

　後肺底区（S^{10}）や上–下葉区（S^6）に対するスクイージングは腹臥位で行うが，人工呼吸管理中の患者など，なんらかの理由により腹臥位が困難な場合は，前傾側臥位であるシムズ位で行う.

①セラピストは，患者の背部（腰部付近）に位置する.

②背側の手は第 10 肋骨の上部に，側胸部の手は第 8 肋骨より上部に当てる.

③下肢は適度に開き，膝を曲げてセラピストの身体を安定させる.

④両肘を曲げ，患者に近づきながら呼気時に圧を加える（**図 12a**）. はじめは軽く圧を加え，徐々に強くし，呼気終末まで息を吐かせる. このとき，セラピストの体重が胸郭に乗らないよう，体重移動を行う.

⑤吸気時は圧を解放し，吸気を妨げない（**図 12b**）.

e.　両側の後肺底区に対するスクイージング（腹臥位；S^6, S^{10}）

　両側の後肺底区（S^{10}）に痰が貯留している場合は，腹臥位にて両側肺へスクイージングを行う.

①セラピストは患者の背部（腰部付近）に位置する.

②手は両側の第 10 肋骨上部に背面を覆うように当てる.

③下肢は適度に開き，膝を曲げてセラピストの身体を安定させる.

④両肘を曲げ，患者に近づきながら呼気時に圧を加える（**図 13a**）. はじめは軽く圧を加え，徐々に強くし，呼気終末まで息を吐かせる. このとき，セラピストの体重が胸郭に乗らないよう，体重移動を行う.

⑤吸気時は圧を解放し，吸気を妨げない（**図 13b**）.

（4）スクイージングの時間と回数

　スクイージングは排痰のために行う手技であるため，何分行うか，あるいは何回行うかという基準はない. 排痰という目的が果たせれば終了となる. ただし，排痰の場合，貯留している喀痰がどこにあるかによって喀出するまでの時間が異なる. 喀痰の貯留部位を的確にアセスメントし，体位を含め効率の良い排痰を行うことが患者のためになることを理解する.

4）咳嗽，ハフィング

　スクイージングは，末梢気道から中枢気道まで痰を移動させる手技であるため，中枢気道まで上がってきた痰は，咳やハフィング（困難な場合は吸引）によって喀出さ

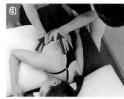
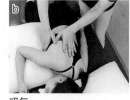

呼気

吸気

**図 12　後肺底区に対する
　　　　スクイージング
　　　　（前傾側臥位：シムズ位）**

💡 **ここがポイント！**
実際の臨床では，シムズ（Sims）位のほうが患者への負担も少ないため，多く使われている.

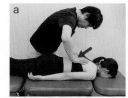

呼気

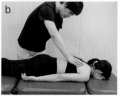

吸気

**図 13　両側の後肺底区に
　　　　対するスクイージ
　　　　ング（腹臥位）**

👁 **覚えよう！**

咳嗽力の評価法
咳嗽力はピークフローメータを用いた CPF（cough peak flow；咳をしたときのピークフロー）を測定することで評価できる.
CPF の値は体位の影響を受け，臥位，ティルトアップ位，端座位の順に高くなる. CPF の値が 270 L/分以下になると，自発咳嗽による痰の喀出が困難になるため，咳嗽介助手技（後述）が必要となる.

LECTURE 8

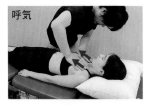

呼気

図14 咳嗽介助手技
（両側上部胸郭）

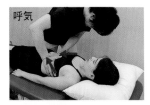

呼気

図15 咳嗽介助手技
（両側下部胸郭）

せる．

咳嗽は，第1相（咳の誘発），第2相（深吸気），第3相（圧縮），第4相（呼気）に分けられる．反射的な咳嗽と違い，意識的に咳嗽を行う場合には，①第2相の吸気が十分可能か，②第3相の声門閉鎖が可能か，③第4相の呼気筋の収縮が十分かなどの評価を行う．

（1）咳嗽の指導

一般に，臥位よりも座位で行うほうが有効である．患者に大きく息を吸ってもらい，その後，一瞬息を止め（声門閉鎖），胸腔内圧を高める．そして声門を解放し，肺内の空気を一気（爆発的）に呼出させる．

（2）ハフィングの指導

咳と同様に，一般に，臥位よりも座位で行うほうが有効である．患者に大きく息を吸ってもらい，その後，声門を開いて一気に「ハァー」と息を絞り出すように吐かせる．これを数回繰り返すことで，痰を喀出させる．

5）咳嗽介助手技

（1）適応と禁忌

自発的な咳やハフィングなどでは痰の喀出が困難な患者に対し，咳嗽時に胸郭に他動的な圧を加えることで胸腔内圧を高め，咳嗽能力を向上させる手技である．対象は，呼吸筋力の弱化などにより咳嗽能力が低下している患者（呼吸不全，神経筋疾患，脊髄損傷など），外科術後などで創部の痛みがある患者，気管切開患者などである．

一方，咳嗽介助手技の禁忌となるのは，未治療の気胸がある患者，急性の腹部病変のある患者，出血傾向のある患者，骨粗鬆症患者や脊髄や脊椎に外傷がある患者などである．

（2）上部胸郭に対する咳嗽介助手技

①セラピストは，背臥位の患者の横に位置する．

②両手を患者の上部胸郭に当て（鎖骨には手を当てない），患者の呼気に合わせて胸郭の運動方向に圧を加え，呼気流速を高める（**図14**）．

③両側上部胸郭に対する呼吸介助を行いながら，患者の呼気が痰を含んだ音に変化してきたら，徐々に大きく吸って，強く吐くように指示する．

④患者の口元で痰がゴロゴロと聞こえ始めたら，さらに大きく吸って声門を閉じさせ，セラピストの指示に合わせて咳をしてもらい，同時に胸郭に軽く圧を加える．

（3）下部胸郭に対する咳嗽介助手技

※下部胸郭に対する手技は，①，③，④は上部胸郭の場合と同じ．

②両手を患者の下部胸郭に当て，患者の呼気に合わせて胸郭の運動方向に圧を加え，呼気流速を高める（**図15**）．

■引用文献

1）神津 玲：体位ドレナージ/体位排痰法．千住秀明ほか監，石川 朗ほか編：呼吸理学療法標準手技．医学書院；2008．p.46-9．
2）宮川哲夫：動画でわかるスクイージング．中山書店；2005．p.98．
3）Schöni MH：Autogenic drainage：a modern approach to physiotherapy in cystic fibrosis. J R Soc Med 1989；82（Suppl 16）：32-7.

■参考文献

1）玉木 彰編：DVDで学ぶ呼吸理学療法テクニック．南江堂；2008.

Step up

　排痰法にはこれまで紹介した手技以外にも，さまざまな方法や有用な器具，器械がある．ここでは臨床的に用いられることも多いが，やや応用的な排痰に用いられる手技や方法（器具や器械）を紹介する．

1. 気管圧迫法

　胸骨上切痕部の直上に触知できる気管に母指などで瞬間的に圧迫を加えて咳嗽反射を誘発する方法である（図1）．中枢気道に痰が上がり，口元でゴロゴロと聞こえているにもかかわらず，意識障害や理解力の低下，また，咳嗽反射機能が低下している患者に対して用いられる．実施する場合は，中途半端な刺激を加えず，十分な刺激を加えて咳嗽を誘発する．ただし，気管挿管，気管切開，咽頭痛，皮下気腫，循環動態不安定，頭蓋内圧亢進などの患者には禁忌である．
①背臥位の場合は，枕をはずして頸部を伸展させ，気道を確保する．
②胸骨上切痕部で甲状軟骨の下の部分にセラピストの母指を当てる．
③母指で瞬間的に気管を圧迫し，咳嗽を誘発する．
④母指は指腹部を使い，指尖部で圧迫しない．
⑤圧迫の力は弱すぎると咳嗽反射が起こらず，強すぎると痛みを与える．
　嘔吐する可能性がある患者の場合は，側臥位で行う．

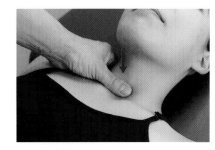

図1 気管圧迫法

2. 腹部圧迫による咳嗽介助手技

　この手技は，脊髄損傷や神経筋疾患など，腹筋が麻痺していて，咳嗽時に腹圧がかからない患者に適応となる．それ以外の患者に行うと，違和感や不快感などを与えることがあるため，行わないほうがよい．
　注意するポイントを，以下にあげる．
●腹部への圧迫は一瞬であり，患者の咳のタイミングに合わせなければ効果がない．
●腹部病変がある患者には，禁忌である．
●圧迫の程度は，強すぎず痛みや強い圧迫感を感じさせない程度とする．
①セラピストは患者の腰部の横に位置する．
②患者の口元で痰がゴロゴロと聞こえ始めたら，両側母指の指腹または握りこぶしを患者の上腹部（剣状突起下）に置き，大きく息を吸わせ，声門を閉じさせる．
③セラピストの指示に合わせて咳をしてもらい，同時に腹部に置いた両側母指の指腹または握りこぶしで上方に向かって圧迫を加える（上腹部に置いた手が，腹腔の動きによって押し上げられないように固定するイメージで行う；図2）．

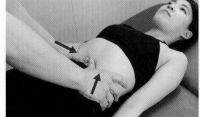
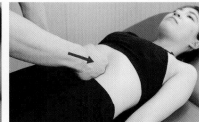

両側母指による腹部圧迫　　　　　握りこぶしによる腹部圧迫

図2 腹筋が麻痺している患者に対する咳嗽介助手技

3. 器具（器械）を用いた排痰法

1）振動呼気陽圧法 （図3）

　呼気時に陽圧と振動が加わる器具を使用し，患者自身の呼気をその器具に吹き込むことで呼気に振動を伴った陽圧を生じさせて気道閉塞を防ぎ，気道内分泌物の移動を促進する．気道内分泌物が多く，理解力があり，器具の自主管理が行える患者が適応となる．一方，未治療の気胸やエアリークのある疾患の患者，呼気の陽圧と振動による呼吸仕事量の増加に耐えられない患者，血行動態が不安定な患者には禁忌となる．

2）持続的気道内陽圧法 （図4）

　自発呼吸に対し，ガスの供給源などから高流量の酸素を送る機器・装置を用いることで，吸気および呼気ともに

LECTURE
8

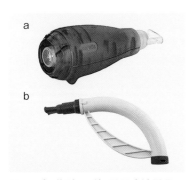

図3　振動型・呼気陽圧療法器具
a：アカペラ®（acapella®）．呼気抵抗に磁石を使用するため重力の影響がなく，さまざまな姿勢で使用できる．
b：バイブラペップ®（ViblaPEP®）．自発呼吸のある患者に呼気陽圧（PEP）および振動を肺に送り，分泌物の排出が問題となる嚢胞性線維症，COPD，喘息，無気肺，その他の肺疾患を有する患者の気管支分泌物を移動・除去する．

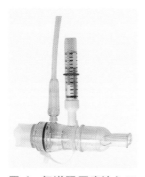

図4　気道陽圧療法システム
イージーパップ®（EzPAP®）．壁配管（ガス源）から酸素供給しながら呼吸することで，吸気時の1回換気量を増大させ，呼気時には呼気陽圧（PEP）により側副換気（肺胞同士をつなぐ穴，肺胞と細気管支をつなぐ穴，細気管支同士をつなぐ穴による換気）が促進される．

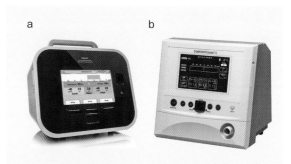

図5　気道粘液除去装置（a），排痰補助装置（b）
a：カフアシスト®（Cough Assist®）．
（フィリップス・レスピロニクスより写真提供）
b：コンフォートカフⅡ®（Comfort Cough Ⅱ®）．
（カフベンテックより写真提供）

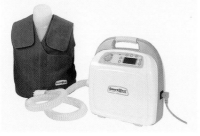

図6　高頻度胸壁振動装置
スマートベスト®（Smart-Vest®）．

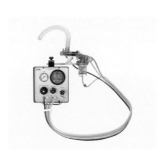

図7　肺内パーカッションベンチレータ
IPV（intrapulmonary percussive ventilation）

気道内へ陽圧をかけ，肺胞の虚脱や気道閉塞を防ぎ，分泌物の移動を促進させる方法である．無気肺の予防および改善や酸素化の改善，呼吸仕事量の軽減などが期待でき，外科術後患者などに適応となる．しかし，未治療の気胸やエアリークのある疾患の患者，血行動態が不安定な患者，食道手術直後や低換気の患者には使用できない．

3) MI-E（mechanical insufflation-exsufflation；機械による咳介助，機械的排痰補助）　（図5）

マスクやチューブを介して吸気時に気道へ陽圧（最大 +40 cmH$_2$O）を加えた後，呼気に合わせて急激に陰圧（最大 -40 cmH$_2$O）へシフトすることで呼気流速を高め，咳介助として中枢気道の分泌物を除去する．呼気時に呼吸介助法を併用し，咳嗽の介助を行うと，より効果的である．呼吸筋力の低下により咳嗽力が低下している神経筋疾患や脊髄損傷患者，さらには術後患者など，肺実質に問題がない患者には適応となる．一方，気胸や bulla（気腫性嚢胞）のある肺気腫患者，血行動態が不安定な患者，食道手術直後の患者，不整脈や心不全のある患者，意思疎通が困難な患者などには禁忌となる．

4) 高頻度胸壁圧迫法　（図6）

患者が装着した非伸縮性のベストに機械的に振動を起こし，胸壁に高頻度の振動を与えることで痰の移動を促進し，気道のクリアランスを高める目的で用いる．慢性的に気道内分泌物が多い疾患が適応となる．未治療の気胸やエアリークを伴う疾患，血行動態が不安定な患者，喀血や嘔吐のある患者，胸部外傷や肋骨骨折後の急性期の患者には使用できない．

5) 肺内パーカッション療法　（図7）

パーカッションベンチレータともよばれ，独特のパーカッション発生装置（ファジトロン）で，気道にパーカッション性の小換気噴流を断続的に高速で噴入する（60〜400 サイクル/分の頻度）ことで，排痰や無気肺の改善に効果がある治療用人工呼吸器である．適応範囲が広く，未熟児から成人，高齢者，神経筋疾患患者などに効果がみとめられている．

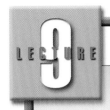

呼吸理学療法基本手技 (3)
呼吸困難改善のための手技

到達目標

- 呼吸困難の症状や呼吸困難感について理解する.
- 呼吸困難の発生機序について理解する.
- 呼吸困難が身体機能に及ぼす影響について理解する.
- 呼吸困難改善のための方法や注意点について理解する.
- 呼吸困難改善のための徒手的手技を適切に実施できる.

この講義を理解するために

　この講義では, 呼吸不全患者にとって最も大きな問題である呼吸困難について, その症状や発生機序を理解し, 呼吸困難が身体機能に及ぼす影響について学びます. 呼吸困難は呼吸不全患者の主要な訴えの一つであり, その軽減は運動療法を実施するためにはとても重要です. どのような機序によって呼吸困難が発生するのかを理解するだけでなく, それらを軽減させるための具体的な方法を学び, 加えて, 臨床において呼吸困難改善のために用いることの多い徒手的手技を適切に実践できる技術の習得までを目標としています.

　呼吸困難改善のための徒手的手技 (呼吸介助手技) は, Lecture 8 で学習した排痰手技 (スクイージング) と類似しているため混同しがちですが, 目的が異なります. 各手技にどのような目的があるのかを十分理解したうえで, 技術を習得するよう心がけましょう.

　呼吸困難改善のための手技を学ぶにあたり, 以下の項目を学習しておきましょう.

- ☐ フィジカルアセスメントにおいて呼吸困難症状を観察できるようにしておく (Lecture 5 参照).
- ☐ 呼吸困難を評価するスケール (評価法) について学習しておく.
- ☐ 胸郭可動性の徒手的評価ができるようにしておく (Lecture 5 参照).
- ☐ 上部胸郭および下部胸郭の呼吸における運動方向の違いを復習しておく (Lecture 2 参照).

講義を終えて確認すること

- ☐ 呼吸困難の発生機序が理解できた.
- ☐ 呼吸困難の発生が身体機能に及ぼす悪循環について理解できた.
- ☐ 呼吸困難を軽減するための方法および対策について理解できた.
- ☐ 呼吸困難軽減に用いる手技を身につけられた.

1. 呼吸困難とは

　呼吸困難とは，呼吸不全の主要な症状の一つであり，呼吸に伴う苦しさ，不快感を表すものである（**表1**）．呼吸不全患者の主訴は基本的に労作時の呼吸困難であるが，症状が重症化すれば安静時でも呼吸困難を訴えるようになる．ただし，呼吸器疾患の病態の重症度と呼吸困難の程度が必ずしも一致するわけではなく，呼吸困難にはさまざまな要因が関与する．

　呼吸困難は，痛みと同じように患者個々に内在する身体的・精神的不快感に対する感覚であり，「息が苦しい」「息が吸えない」「息が吐けない」「胸が重い」などといろいろな言葉で表現される．原因は，必ずしも体内の酸素量が低下する血液ガス値の低下から起こるものではない．健常者でも運動量が限界を超えれば，血液ガス値の低下がなくても呼吸困難が出現する．

　呼吸困難のメカニズムとして，発生，認知，表出の3段階理論が提唱されており，主観的な苦痛という症状である呼吸困難は，①なんらかの外的刺激によって「発生」し，②大脳で「認知」され，③言語的・非言語的に「表出」されるという3段階をたどる．大脳の高次機能がその過程に関与して，過去の経験や不安，抑うつ，社会文化的背景など多くの因子によって「修飾」を受けるため，その表出は個人差が大きく，多面的で複雑になる．呼吸困難の発生，認知，表出のメカニズムを**図1**[1]に示す．

2. 呼吸困難の発生機序

　呼吸困難の発生機序については諸説があり，いまだに定説はなく不明な点も多い．現在，考えられている呼吸困難の発生機序に関する仮説は，大きく分けて，①呼吸努力感，②末梢化学受容器からの求心性入力，③中枢-末梢ミスマッチ，④その他の4つである．

1）呼吸努力感による因子

　呼吸中枢から換気増大の指令が伝達されたとき，呼吸筋の努力が要求される．この呼吸運動神経出力の情報が感覚中枢に投射され，呼吸困難として認識されるというも

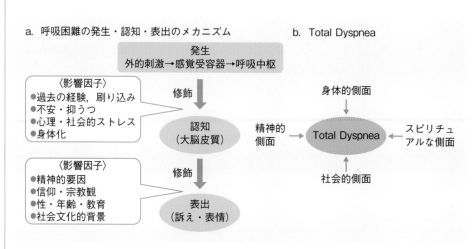

図1　呼吸困難のメカニズムと Total Dyspnea
（日本呼吸器学会・日本呼吸・リハビリテーション学会編：非がん性呼吸器疾患緩和ケア指針2021．メディカルレビュー社；2021．p.24-32[1]）
Total Dyspnea（全人的にとらえる呼吸困難）は，身体的，精神的，社会的，スピリチュルなどの側面に影響される．

ので，モーターコマンド説といわれる呼吸中枢の出力自体が呼吸困難を感知する原因という説である．COPD などでは，常に呼吸筋の仕事量が増大しており，呼吸中枢の持続的な出力増加が呼吸困難を発生させる．

2）末梢化学受容器からの求心性入力による因子
（1）化学受容器（血液ガス説）
a．低酸素血症

低酸素は呼吸困難の発生機序の重要な要因の一つであり，そのメカニズムは不明な点も多い．臨床では低酸素状態でも呼吸困難を訴えない患者が存在し，一方で低酸素状態でなくても呼吸困難を訴える患者がいるため，この説は呼吸困難の一部しか説明できない．ただし，運動負荷中の酸素投与で呼吸困難が軽減する場合もある．

b．高二酸化炭素血症

延髄に存在する末梢化学受容器における水素イオン濃度，二酸化炭素濃度の上昇により呼吸中枢から換気増大の出力がなされるため，呼吸困難が出現するという説である．
（2）機械的受容器

気道に存在する刺激受容体や肺の間質に存在する J 受容体への刺激を介する換気の増大が呼吸困難の原因であるという説である．肺水腫のために肺血管の血液量が増加すると，換気が刺激され，浅くて速い換気となって呼吸困難が発生する．

3）中枢-末梢ミスマッチによる因子

長さ-張力不均衡説は，中枢からの指令で収縮する呼吸筋に発生する張力と，実際に筋収縮した長さとの間に不均衡が生じた場合に呼吸困難が発生するという説である．呼吸努力感や呼吸筋疲労が呼吸困難の原因になるという古典的な考え方である．また，中枢からの呼吸指令と筋肉内の受容器の反応が乖離することで呼吸困難が発生するという説もあり，肋間筋の筋紡錘活動が呼吸感覚に影響を与え，その時間的ミスマッチが呼吸困難発生に関与するとも考えられている．

4）その他の因子（心理社会的要因，精神的要因）

生理学的な原因ではなく，患者自身の体験や社会経済的な状態，疼痛や不快なものへの耐久力などの心理社会的要因，不安神経症やうつ病などの精神的要因も呼吸困難の原因や増悪因子となる．

3．呼吸困難が身体機能に与える影響

呼吸困難は，患者にとって最も苦痛の大きい症状の一つであり，呼吸困難の持続は身体機能に大きな影響を与える．図2は呼吸困難による悪循環を表しており，呼吸困難によって運動を避けることで身体機能が低下し，最終的には日常生活でも呼吸困難を感じることを意味する．図3は呼吸困難により活動量が低下することが，食欲

MEMO
モーターコマンド説
（motor command theory）
呼吸困難は呼吸努力感であるという説であり，呼吸困難の程度を意味する呼吸努力感の大きさは，そのときの出力の絶対量ではなく，個々の最大出力に対する相対量と考えられている．呼吸筋力が低下している場合，低下した最大筋力に対して相対的に大きな呼吸出力が必要となるために努力感が増し，呼吸困難が生じるものである．

COPD（chronic obstructive pulmonary disease；慢性閉塞性肺疾患）
▶ Lecture 4 参照．

MEMO
J 受容体（Juxtapulmonary capillary receptor）
肺毛細血管に近い間質に存在する受容器で，左房圧の上昇，肺毛細血管透過性亢進によって興奮し，肺水腫，肺うっ血，肺高血圧症などの病態における呼吸促迫に関与する．

ここがポイント！
過去にある動作で強い呼吸困難を経験した患者は，その記憶が残っている．その動作を行う場合，たとえ生理学的には問題（SpO_2 の低下など）がなくても強い呼吸困難を訴える可能性があるため，動作指導にあたっては工夫が必要である．

LECTURE
9

MEMO
呼吸困難と生命予後
呼吸困難が強い人ほど生命予後が悪いという研究結果がある[2]．

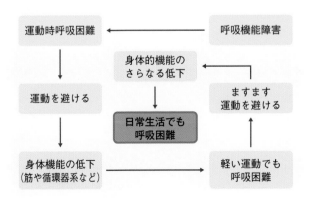

図2　呼吸困難による悪循環

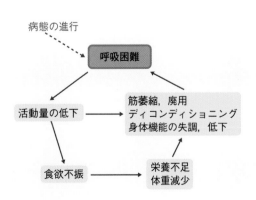

図3　呼吸困難の相互関係

不振，次いで栄養不足をまねき，結果，身体機能の低下が起こることで呼吸困難をさらに悪化させるという相互関係を示している．

いずれの場合も，呼吸困難は身体機能の低下をまねく大きな原因となるため，その軽減は呼吸理学療法を実施するにあたり，非常に重要であることが理解できる．

4. 呼吸困難への対策と方法

呼吸困難の発生にはさまざまな要因が関与しているため，その治療は病態に対する直接的治療と，軽減を目的とした支持的治療に分類される．呼吸理学療法によって対応できるものとできないものがあり，呼吸困難がなぜ発生しているかの原因を推定することが大切となる．

ここでは，実際の臨床で実施されることの多い換気需要の減少，吸気機能の改善などを目的とした方法について説明する．

1）換気需要の減少

運動時の換気量の増大と呼吸困難の程度との間には強い相関関係がみとめられることから，運動時の換気量を減少させ，換気能力を高めることが呼吸困難軽減につながると考えられる．次のような介入により呼吸困難の改善が期待できる．

（1）運動療法

図2で示した呼吸困難による悪循環は，四肢筋の廃用を引き起こすだけでなく，軽度の運動でも筋内に嫌気性代謝が始まり，乳酸産生が増大する．そのため，乳酸を緩衝する反応として二酸化炭素（CO_2）産生が増加し，呼吸中枢を刺激して換気が亢進する．この換気の亢進は呼吸困難を発生させることになる．運動療法によって骨格筋における乳酸産生を減少させ換気需要を減少させることは，呼吸困難を軽減するだけでなく，運動耐容能を向上させることも可能である．

（2）呼吸パターンの修正

換気効率の悪い呼吸パターン（浅くて速い呼吸）を修正することで，呼吸困難を軽減できる．動作時には可能な限り深くゆっくりとした呼吸パターンを行うことで相対的な死腔を減らし，CO_2 の排出を促進する．

臨床的には，口すぼめ呼吸が閉塞性肺疾患患者における呼吸困難の軽減や酸素化の改善に有効である．

2）吸気機能の改善

（1）吸気筋トレーニング

吸気筋の低下は呼吸筋疲労につながり，呼吸困難を発生させる原因となる．吸気筋トレーニングによる吸気機能の改善は，呼吸困難の軽減が期待できる．

（2）ポジショニング

臨床的に，ポジショニングの工夫は呼吸困難の軽減に有効なため，患者が最も楽になる姿勢をとる．

（3）胸郭柔軟性の改善

胸郭の柔軟性および拡張性の低下は，呼吸運動における抵抗となり呼吸仕事量を増加させるため，呼吸困難を引き起こす原因となりうる．胸郭柔軟性の改善により，呼吸筋への負荷を減らし，呼吸困難を軽減できる．

（4）呼吸介助法

呼吸介助法は，換気の改善に主眼をおき，患者の呼気相に合わせて胸郭運動を徒手的に介助し，換気と呼吸運動を促通する方法である．患者の随意的努力が得られない状況でも同様の効果が期待できる．運動療法中の呼吸困難の出現時や，気管支喘息発作時などの臨床における緊急時の換気改善にも有効である．

気をつけよう！
呼吸困難の原因はさまざまであり，個々の患者によって異なる．呼吸理学療法を実施する際は，常に患者の声に耳を傾け，可能な限り原因を明確にして対応する必要がある．

呼吸筋トレーニング
▶ Lecture 7 参照．

ポジショニング
▶ Lecture 7 参照．

胸郭可動域トレーニング
▶ Lecture 7・Step up 参照．

MEMO
呼吸介助法の注意点
排痰手技（スクイージング）における注意点と類似している部分が多い．詳細は，Step up も参照．
▶ Lecture 7 参照．

a. 適応, 禁忌

呼吸介助法の適応は，急性期および慢性期を問わず呼吸困難をみとめる患者であるが，非侵襲的に換気の改善を行う手技であるため，適応の範囲は非常に広い．最も効果が期待できる状況は，急性疾患に関しては，開胸・開腹術後の換気量改善に対して，慢性疾患に関しては，気管支喘息の発作時，COPD を中心とした労作時の呼吸困難を主症状とする患者，神経筋疾患による拘束性換気障害の患者などである．

一方，禁忌は，血行動態が不安定である疾患，未処置の気胸，肺出血，肺梗塞，多発肋骨骨折，ショック状態の患者などである．

b. 手順

呼吸介助法は，患者がリラックスした状態で患者の呼吸に合わせ，目的とした呼吸へ誘導する手技である．手技はあくまでも患者の呼吸を補助することであり，患者の呼吸を妨げたり，不快感を与えたりしてはならない．

a) 背臥位での呼吸介助法

● 上部胸郭呼吸介助法（腹側からのアプローチ）

①セラピストは，患者の骨盤の横に片足を一歩前へ出して立ち，姿勢を安定させる．

②患者の鎖骨下前胸部に手を当てて胸郭の動きを確認し，患者の呼吸パターンと胸郭の運動方向，可動範囲を確認する．

③患者の呼気に合わせて，肘関節を屈曲させながら患者の身体に近づき胸郭に対し腹側下方へ圧を加える．このとき，前へ出した片足に体重を移動させながら，呼気に合わせて，両側とも同じタイミング，同じ強さで胸郭に圧を加える（**図 4a**）.

④呼気開始から呼気終末にかけて徐々に圧を強くしていき，胸郭の全可動域を運動させるように介助する．

⑤呼気が終了して吸気が始まると同時に圧を解放し，吸気を妨げない（**図 4b**）.深吸気を促した後に続く呼気に対して，同じように圧を加える．

● 上部胸郭呼吸介助法（頭側からのアプローチ）

①セラピストは，患者の頭側に片足を一歩前へ出して立ち，姿勢を安定させる．

②患者の鎖骨下前胸部に手を当てて胸郭の動きを確認し，患者の呼吸パターンと胸郭の運動方向，可動範囲を確認する．

③患者の呼気に合わせて，肘関節を屈曲させながら患者の身体に近づき胸郭に対し腹側下方へ圧を加える．このとき，患者の胸郭にセラピストの体重が乗らないよう体重移動に注意し，呼気に合わせて，両側とも同じタイミング，同じ強さで胸郭に圧を加える．

④呼気開始から呼気終末にかけて徐々に圧を強くし，胸郭の全可動域を運動させるように介助する．

⑤呼気が終了して吸気が始まると同時に圧を解放し，吸気を妨げない．深吸気を促した後に続く呼気に対して，同じように圧を加える．

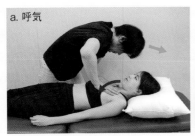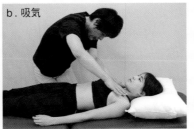

図 4　上部胸郭呼吸介助法（背臥位）

● 下部胸郭呼吸介助法

①セラピストは，患者の骨盤の横に片足を一歩前へ出して立ち，姿勢を安定させる．

②肘関節を屈曲し，腋を軽く開いた状態で患者の下部胸郭（鎖骨中央線上の第6肋骨と中腋窩線上の第8肋骨を結んだ線より上）に手を当てる．

③胸郭の動きを確認し，患者の呼吸パターンと胸郭の運動方向，可動範囲を確認する．

④患者の呼気に合わせて，肘関節はほぼ動かさず，腋を閉じながら肋骨弓が腸骨窩に入り込む方向へ圧を加える．このとき，前へ出した片足に体重を移動させながら，呼気に合わせて，両側とも同じタイミング，同じ強さで胸郭に圧を加える（**図 5a**）．

⑤呼気開始から呼気終末にかけて徐々に圧を強くし，胸郭の全可動域を運動させるように介助する．

⑥呼気が終了して吸気が始まると同時に圧を解放し，吸気を妨げない（**図 5b**）．深吸気を促した後に続く呼気に対して，同じように圧を加える．

b) 半座位での呼吸介助法

● 上部胸郭呼吸介助法

①セラピストは，患者の骨盤の横に片足を一歩前へ出して立ち，姿勢を安定させる．

②患者の鎖骨下前胸部に手を当てて胸郭の動きを確認し，患者の呼吸パターンと胸郭の運動方向，可動範囲を確認する．

③患者の呼気に合わせて，膝関節と肘関節を屈曲させながら患者の身体に近づき胸郭に対し腹側下方へ圧を加える．このとき，前へ出した片足に体重を移動させながら，呼気に合わせて，両側とも同じタイミング，同じ強さで胸郭を圧迫する（**図 6a**）．

④呼気開始から呼気終末にかけて徐々に圧を強くし，胸部の全可動域を運動させるように介助する．

⑤呼気が終了して吸気が始まると同時に圧を解放し，吸気を妨げない（**図 6b**）．深吸気を促した後に続く呼気に対して，同じように圧を加える．

● 下部胸郭呼吸介助法

①セラピストは，患者の骨盤の横に片足を一歩前へ出して立ち，姿勢を安定させる．

気をつけよう！

下部胸郭へ前方からの圧を加えると，肋骨骨折の危険性があるため，側方から介助する．

LECTURE
9

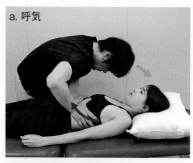
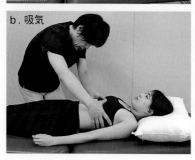

図 5　下部胸郭呼吸介助法（背臥位）

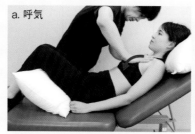
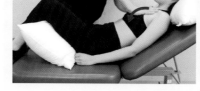

図 6　上部胸郭呼吸介助法（半座位）

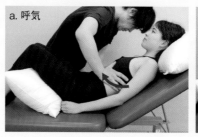
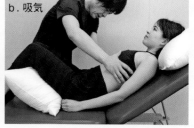

図 7　下部胸郭呼吸介助法（半座位）

②肘関節を屈曲し腋を軽く開いた状態で，患者の下部胸郭（鎖骨中央線上の第6肋骨と中腋窩線上の第8肋骨を結んだ線より上）に手を当てる．

③胸郭の動きを確認し，患者の呼吸パターンと胸郭の運動方向，可動範囲を確認する．

④患者の呼気に合わせて，肘関節はあまり動かさず，腋を閉じながら肋骨弓が腸骨窩に入り込むように内側下方へ圧を加える．このとき，前へ出した片足に体重を移動させながら，呼気に合わせて，両側とも同じタイミング，同じ強さで胸郭に圧を加える（図7a）．

⑤呼気開始から呼気終末にかけて徐々に圧を強くし，胸郭の全可動域を運動させるように介助する．

⑥呼気が終了して吸気が始まると同時に圧を解放し，吸気を妨げない（図7b）．深吸気を促した後に続く呼気に対して，同じように圧を加える．

5. 気管支喘息重積発作時の呼吸介助法

1）胸郭外胸部圧迫法とは

1989年にフィッシャーにより紹介された胸郭外胸部圧迫法[3]は，救急医療における喘息重積発作時に実施される呼吸介助法の一つである．基本的にこれまで説明してきた呼吸介助手技と大きくは変わらないが，喘息発作は気管支攣縮，粘液分泌の亢進，気管支粘膜の浮腫などにより気管支が狭窄し，吸い込んだ空気が吐き出せず肺が過膨張になることから，この手技では強制的に息を呼出させるところに特徴がある．

2）胸郭外胸部圧迫法のポイント

● 呼吸パターンに合わせ，呼気時に胸郭に圧を加える．

● 圧迫は，上部胸郭へは前方から，下部胸郭へは側方から行う．

● 口すぼめ呼吸を併用する．

● 吸気時に圧を緩め，胸郭の弾性を利用して自然な吸気を促す．

● 患者に吸気を意識させない．

● 患者の状態に応じて酸素療法や吸入療法を併用する．

3）手順　（図8）

（1）上部胸郭外胸部圧迫法（喘息小・中発作時）

①セラピストは患者の後方に近づいて座り，患者をセラピストにもたれかかるように座らせる．

②患者の腋窩より両上肢を挿入し，患者の両前胸部に手を当てる．

③患者の呼吸パターンや胸郭の動きに合わせ，呼気時に胸郭に圧を加えて呼吸を介助するが，通常の呼吸介助法に比べ，胸郭への圧はやや強くする．

④呼気はできるだけゆっくりと口すぼめ呼吸を行ってもらい，吸気が始まると同時に圧を解放し，胸郭の弾性を利用して自然な吸気を促す．

（2）下部胸郭外胸部圧迫法（喘息小・中発作時）

①セラピストは患者の後方に近づいて座り，腋を開いて下部胸郭に両手を当てる．

②患者の呼吸パターンや胸郭の動きに合わせ，呼気時に腋を閉める力を利用して胸郭に圧を加えて呼吸を介助するが，通常の呼吸介助法に比べ，胸郭への圧はやや強くする．

③呼気はできるだけゆっくりと口すぼめ呼吸を行ってもらい，吸気が始まると同時に圧を解放し，胸郭の弾性を利用して自然な吸気を促す．

（3）上部胸郭外胸部圧迫法（喘息大・重積発作時）

①セラピストは背臥位の患者の側方に立ち，姿勢を安定させる．

気をつけよう！
下部胸郭へ前方からの圧を加えると，肋骨の側方に骨折が生じる危険性があるため，側方から介助する．

胸郭外胸部圧迫法
(external chest compression)

フィッシャー（Fisher MM）

LECTURE
9

気をつけよう！
● 下部胸郭へ前方からの圧を加えると，高齢者では肋骨骨折の可能性があるため注意する．
● 患者から離れて実施すると，胸郭に対して有効な圧が加えられない．

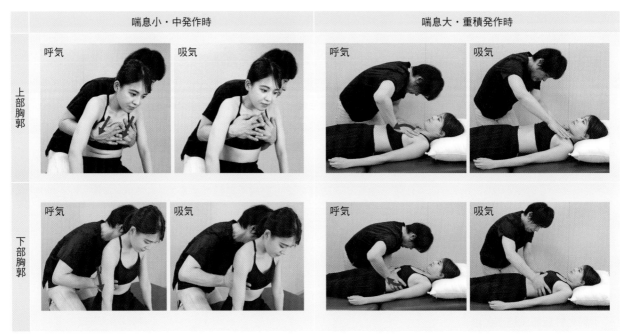

	喘息小・中発作時		喘息大・重積発作時	
上部胸郭	呼気	吸気	呼気	吸気
下部胸郭	呼気	吸気	呼気	吸気

図8　胸郭外胸部圧迫法

②患者の両前胸部に手を当て，胸郭の運動方向に息をゆっくり吐くように呼吸を介助する．

③患者の呼吸が減弱，あるいは無呼吸の場合は，胸郭への圧をさらに強め，他動的に空気を呼出させるよう介助する（呼吸介助数は12〜14回/分）．

④吸気には圧を解放し，胸郭の弾性を利用して自然な吸気を促す．

※患者の状態に応じて，酸素療法を併用する．

（4）下部胸郭外胸部圧迫法（喘息大・重積発作時）

①セラピストは背臥位の患者の側方に立ち，姿勢を安定させる．

②患者の下部胸郭に側方から両手を当て，胸郭の運動方向に息をゆっくり吐くように呼吸を介助する．

③患者の呼吸が減弱，あるいは無呼吸の場合は，胸郭への圧をさらに強め，他動的に空気を最後まで呼出させるよう介助する（呼吸介助数は12〜14回/分）．

④吸気には圧を解放し，胸郭の弾性を利用して自然な吸気を促す．

※患者の状態に応じて，酸素療法を併用する．

■引用文献

1）日本呼吸器学会・日本呼吸ケア・リハビリテーション学会合同非がん性呼吸器疾患緩和ケア指針2021作成委員会編：非がん性呼吸器疾患緩和ケア指針2021．メディカルレビュー社；2021．p.24-32.

2）Nishimura K, Izumi T, et al.：Dyspnea is a better predictor of 5-year survival than airway obstruction in patients with COPD. Chest 2002；121（5）：1434-40.

3）Fisher MM, Bowey CJ, Ladd-Hudson K：External chest compression in acute asthma：a preliminary study. Crit Care Med 1989；17（7）：686-7.

■参考文献

1）井端英憲：呼吸困難の発現機序と症候・観察のポイント．呼吸器ケア 2004：2：62-70.

2）神津 玲，朝井政治ほか：呼吸困難の改善を目指した呼吸理学療法．呼吸器ケア 2004：2：92-100.

3）千住秀明ほか監，石川 朗ほか編：呼吸理学療法標準手技．医学書院；2008.

4）玉木 彰編：DVDで学ぶ呼吸理学療法テクニック．南江堂；2008.

LECTURE 9

⚠気をつけよう！
下部胸郭へ前方からの圧を加えると，高齢者では肋骨骨折の可能性があるため注意する．

Step up

この講義では，呼吸困難改善のための手技として基本的な呼吸介助手技について学習した．臨床において患者はさまざまな場面で呼吸困難を訴えるが，急激な呼吸困難に陥って患者がパニック状態になった場面においても，呼吸介助手技が有効となる場合がある．

以下に，パニックコントロールとしての呼吸介助手技の方法を紹介する．

1. パニックコントロールとは

呼吸不全や心不全では，運動に伴って呼吸困難が生じることが多い．特に息切れが強い場合，苦しさのあまり強い不安感とともにパニック状態になることがある．パニックコントロールとは，呼吸困難が生じた際に，落ち着いて呼吸を調節し，呼吸困難の状態から回復させることである．

2. パニック時の対策法

強い呼吸困難によるパニックが生じた場合は，最初に経皮的動脈血酸素飽和度（SpO_2）モニターなどを患者に見せながら，大丈夫であることを説明して安心させ，落ち着いた呼吸とともに，安楽な姿勢をとらせる．壁や机などを利用して上肢の重みを取り除き，体幹を支持する前傾座位や前傾立位などの姿勢をとらせ，呼吸を落ち着かせる．患者が楽であると感じる姿勢はさまざまであるため，その姿勢をあらかじめ評価して把握しておく（Lecture 7 参照）．

患者の呼吸に合わせた呼吸介助手技は，呼吸困難からの回復を早めるが，場合によっては気管支拡張薬の吸入を併用するとさらに大きな効果が得られる．また，COPD など肺過膨張がある患者には，下部胸郭を介助するよりも座位での上部胸郭呼吸介助法が有効である．

3. パニックコントロールとして用いる呼吸介助手技の手順

1）上部胸郭呼吸介助法（座位）

①患者は椅子やベッドなどに座り，両手を膝の上に置くか，前腕を机の上に乗せるなどして姿勢を安定させる．

②セラピストは患者の側方に立ち，肘関節を屈曲し，一方の手を患者の胸骨に沿って当て，もう一方の手を両肩甲骨の間に置く．

③胸郭の動きを確認し，患者の呼吸パターンと胸郭の運動方向，可動範囲を確認する．

④患者の呼気に合わせて，胸骨を下に押し下げるように圧を加え，背部の手は脊柱を引き上げるような動きで体幹の屈曲を促す（図 1a）．

⑤呼気終末まで圧を加え，呼気が終了して吸気が始まると同時に圧を解放し，吸気を妨げない．

⑥吸気が始まったら，呼気時とは逆に，胸骨に置いた手は上方に引き上げるように，背部に置いた手は下方へ引き下げるように介助し，体幹の伸展を促す（図 1b）．続く呼気に対しても，同じように圧を加える．

⑦呼気の時間を徐々に延長させていき，効率的な呼吸パターンへと誘導する．

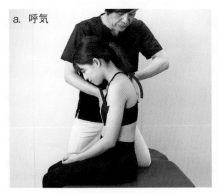
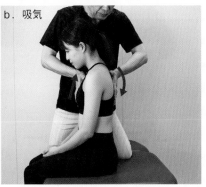

図 1 上部胸郭呼吸介助法（座位）

LECTURE
9

2) 下部胸郭呼吸介助法 (後方から, 座位)

①患者は椅子やベッドなどに座り, 両手を膝の上に置くか, 前腕を机の上に乗せるなどして姿勢を安定させる.

②セラピストは患者の後方に近づいて立ち, 肘関節を屈曲し腋を軽く開いた状態で, 患者の下部胸郭 (背部の第10肋骨と中腋窩線上の第8肋骨を結んだ線より上) に外側から手を当てる.

③胸郭の動きを確認し, 患者の呼吸パターンと胸郭の運動方向, 可動範囲を確認する.

④患者の呼気に合わせて, 肘関節はあまり動かさず, 腋を閉じながら肋骨弓が腸骨窩に入り込むように内側下方へ圧を加える (図2a).

⑤呼気に合わせて, 両側とも同じタイミング, 同じ強さで胸郭に圧を加える.

⑥呼気開始から呼気終末にかけて徐々に圧を強くし, 肋骨の全可動域を運動させるように介助する.

⑦呼気終末まで圧を加え, 呼気が終了して吸気が始まると同時に腋を開いて圧を解放し, 吸気を妨げない (図2b). 続く呼気に対しても, 同じように圧を加える.

⑧呼気の時間を徐々に延長させていき, 効率的な呼吸パターンへと誘導する.

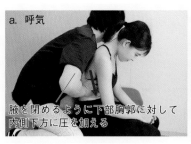 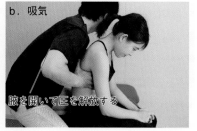

a. 呼気
腋を閉めるように下部胸郭に対して内側下方に圧を加える

b. 吸気
腋を開いて圧を解放する

気をつけよう!
下部胸郭へ前方からの圧を加えると, 肋骨の側方に骨折が生じる危険性があるため, 側方から圧迫する.

図2 下部胸郭呼吸介助法 (後方から, 座位)

3) 立位前傾位での呼吸介助法

①患者は立位で体幹を軽く前傾して両前腕と額を壁に当て, もたれかかるようにして姿勢を安定させる.

②セラピストは患者の後方に近づいて立ち, 肘関節を屈曲し腋を軽く開いた状態で, 患者の下部胸郭 (背部の第10肋骨と中腋窩線上の第8肋骨を結んだ線より上) に外側から手を当てる.

③胸郭の動きを確認し, 患者の呼吸パターンと胸郭の運動方向, 可動範囲を確認する.

④患者の呼気に合わせて, 肘関節はあまり動かさず, 腋を閉じながら肋骨弓が腸骨窩に入り込むように内側下方へ圧を加える (図3a).

⑤呼気に合わせて, 両側とも同じタイミング, 同じ強さで胸郭に圧を加える.

⑥呼気開始から呼気終末にかけて徐々に圧を強くし, 肋骨の全可動域を運動させるように介助する.

⑦呼気終末まで圧を加え, 呼気が終了して吸気が始まると同時に腋を開いて圧を解放し, 吸気を妨げない (図3b). 続く呼気に対しても, 同じように圧を加える.

⑧呼気の時間を徐々に延長させていき, 効率的な呼吸パターンへと誘導する.

気をつけよう!
下部胸郭へ前方からの圧を加えると, 肋骨の側方に骨折が生じる危険性があるため, 側方から圧迫する.

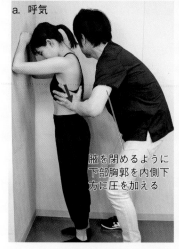 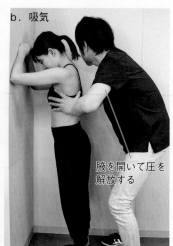

a. 呼気
腋を閉めるように下部胸郭を内側下方に圧を加える

b. 吸気
腋を開いて圧を解放する

図3 立位前傾位での呼吸介助法

呼吸理学療法基本手技（4）
運動療法

到達目標

- 呼吸リハビリテーションにおける運動療法の位置づけや意義について理解する.
- 慢性呼吸不全患者における筋力トレーニングの重要性を理解する.
- 運動療法における運動処方に必要な FITT の概念を理解する.
- 運動療法の具体的な方法を理解する.
- 運動療法の効果について理解する.

この講義を理解するために

　この講義では，呼吸リハビリテーションにおいて，その中核となる運動療法の位置づけや意義について理解し，慢性呼吸不全患者に対する筋力トレーニングの重要性を学びます．慢性呼吸不全患者は骨格筋機能障害がありますが，その病態を理解することで，単に筋力低下という現象を把握するだけでなく，呼吸不全患者が運動時に示す換気亢進の原因について生理学的に解釈することが可能になります．また，運動療法における運動処方には FITT とよばれる概念の理解が必要であり，それらを理解することで，科学的根拠に裏づけされた運動療法プログラムの立案へとつなげていきます．そして運動療法の具体的な方法について学び，評価結果から適切に運動処方ができる能力を身につけることを目標としています．

　運動療法について学ぶにあたり，以下の項目を学習しておきましょう.

　□ 骨格筋の筋線維について，タイプ別にその特徴を学習しておく.

　□ 理学療法の基礎として学習した筋力トレーニングの原則について学習しておく.

　□ 運動時の呼吸・循環反応について復習しておく（Lecture 1 参照）.

　□ 呼吸理学療法における評価について復習しておく（Lecture 5, 6 参照）.

講義を終えて確認すること

　□ 呼吸リハビリテーションにおける運動療法の位置づけや意義が理解できた.

　□ 慢性呼吸不全患者における骨格筋機能障害とその特徴について理解できた.

　□ 運動処方の原則（FITT）が理解できた.

　□ 運動療法における具体的な方法が理解できた.

ADL（activities of daily living；
日常生活活動）

QOL（quality of life；生活の質）

MEMO
ディコンディショニング
なんらかの原因（疾病や疲労な
ど）によって，身体機能の低下や
体調の不良が生じること．

LECTURE
10

呼吸困難による悪循環
▶ Lecture 9・図 2 参照．

1. 呼吸リハビリテーションと呼吸理学療法

　この講義では，呼吸リハビリテーションという用語を用いている．この分野では呼吸リハビリテーションと同様に使用されている用語として，呼吸理学療法や肺理学療法，または胸部理学療法など，さまざまな言葉が混在している．従来は肺理学療法や胸部理学療法とよばれることが多かったが，これは chest physical therapy の直訳であり，その意味は主に排痰を指している．排痰は呼吸理学療法において重要な介入であるが，呼吸不全患者に対しては排痰のみを行うわけではない．したがって，最近ではもう少し広い概念で理学療法をとらえるべきであると考えられるようになり，呼吸理学療法という言葉が一般的に用いられるようになっている．

2. 呼吸リハビリテーションにおける運動療法の目的と意義

　運動療法は，呼吸・循環機能，筋力，筋持久力を含めた全身の身体運動能力を改善することで，ADL 能力の向上を図り，さらには社会生活へ適応させることを目指している．したがって，運動療法の目的は，呼吸不全患者の呼吸困難の軽減，運動耐容能の改善，ADL 能力や健康関連 QOL の改善などである．次に，呼吸リハビリテーションにおける運動療法の意義を説明する．

　長い間，呼吸不全患者の運動能力の低下は，呼吸器系の障害によるものが主原因と考えられており，そのため治療内容も運動療法ではなく，呼吸機能へのアプローチ（呼吸法や呼吸筋トレーニングなど）が中心であった．しかし，近年呼吸不全患者の骨格筋機能障害が指摘されるようになり，運動能力の制限因子として重要であることが明らかとなってきた．骨格筋機能障害には廃用によるディコンディショニングが大きく関与し，筋量の低下だけでなく，筋力や筋持久力の低下，易疲労性などにより運動耐容能の低下につながる．したがって，これらを改善するには，運動療法により，骨格筋のディコンディショニングを改善することで，筋力，筋持久力の向上や運動耐容能の改善を図ることが重要となる．

3. 慢性呼吸不全患者の骨格筋機能障害

　呼吸不全患者は呼吸機能の低下に伴い，動作時に息切れを感じるようになるため，動作を徐々に避けるようになってくる．その結果，骨格筋機能は低下し，身の回りの動作でさえも息切れによって不可能となっていく悪循環に陥ってしまう．運動能力の限界は，呼吸機能としての肺のガス交換能力だけでなく，骨格筋組織自体の構造や局所におけるエネルギー代謝の過程など，さまざまな要因によって規定される．

　慢性呼吸不全患者は，軽度の運動においても骨格筋で乳酸が産生し蓄積するため，筋内の代謝性アシドーシスを緩衝するために分時換気量が増大する．その結果，換気が限界となり運動の継続が困難となる（図 1）．このように，骨格筋機能の問題は運動能力に大きく影響することが理解できる．**表 1**[1] は慢性呼吸不全における骨格筋機能障害の病態生理を示している．呼吸不全の骨格筋機能障害の詳細については，以下に説明する．

1）筋力低下

　慢性呼吸不全患者は同年齢の健常者と比較すると，筋力が約 20〜30％低下している．これは上肢筋に比べると下肢筋において著明であり，この原因として，①ディコンディショニング，②加齢的変化，③副腎皮質ステロイド（以下，ステロイド）服用，

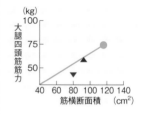

図1　呼吸不全患者の運動制限因子
PaO₂：動脈血酸素分圧，PCO₂：二酸化炭素分圧，ATP：アデノシン三リン酸，V̇CO₂：二酸化炭素排出量，FEV₁：1秒量.

表1　慢性呼吸不全における骨格筋機能障害の病態生理

身体組成	下肢筋断面積の減少 除脂肪体重の減少
下肢筋線維の タイプとサイズ	Type I 線維の比率低下 筋線維断面積の減少
毛細血管	筋線維に接する毛細血管数の減少
筋における代謝機能	酸化酵素活性の低下
運動に伴う代謝	筋細胞内 pH の急速低下
炎症の状況	骨格筋炎症性マーカー，アポトーシス，マーカーの上昇
酸化還元反応の状況	COPD 患者の運動後の骨格筋における酸化ストレスの増大

（ZuWallack R, Hedges H：Am J Med 2008；121〈7 Suppl〉：S25-32[1]）

④低酸素血症，⑤栄養不良などが指摘されている．

図2[2] は大腿四頭筋筋力と CT による筋横断面積の関係を示しており，これによると健常者に比べ，COPD でステロイドを服用していない患者は筋力や筋横断面積が低下しており，ステロイドを服用している COPD 患者では，さらに筋力，筋横断面積ともに低下していることがわかる．一般的に日本の COPD 患者は欧米に比べ高齢者が多く，栄養状態も不良であることが多いため，筋力低下は著しい．

2）筋の組織学的構造変化

通常，骨格筋組織にはミトコンドリアが多いため酸化酵素活性が高く，有酸素運動で動員される Type I 線維（遅筋線維）と，無酸素運動に適している Type II 線維（速筋線維）が存在している．しかし，慢性呼吸不全患者では Type I 線維の割合が減少しているだけでなく，Type II 線維の筋萎縮が著明であり，それらが筋力低下に大きく影響している．末梢への酸素供給を担う毛細血管網の密度の減少もみとめられ，エネルギー産生効率の低下をきたす要因となっている．

4．骨格筋機能障害に対する運動療法の有効性の根拠

慢性呼吸不全には骨格筋機能障害が存在し，それらが運動耐容能低下の要因の一つとなっている．この骨格筋機能障害の主な原因の一つに廃用に伴うディコンディショニングの存在があげられるが，科学的に組み立てられたトレーニングプログラムは筋肉のディコンディショニングを改善し，運動耐容能を改善する．運動耐容能の改善は，筋内における乳酸産生の低下による換気需要の減少をもたらすため，運動時の急激な換気亢進の抑制につながる．

5．運動療法の適応，禁忌

慢性呼吸不全患者に対する運動療法は，基本的にすべての患者に適応といえる．**表2**[3] に患者選択の基準を示す．一方，運動を行うことによって重篤な症状を引き起こしたり，また，その危険性の高い患者については禁忌となる．不安定狭心症などの心疾患や，コントロール不良の高血圧症，重度の肺高血圧症，重篤な肝・腎機能障害，運動を妨げる重篤な整形外科疾患，高度の認知障害や重度な精神疾患などを合併している患者である．

6．運動療法実施のための評価

呼吸リハビリテーションにおいて運動療法を実施するにあたっては，評価が必要で

図2　大腿四頭筋筋力と筋横断面積との関係
●：健常者
▲：COPD でステロイドを服用していない患者
▼：COPD でステロイドを服用している患者
（Troosters T, et al.：J Cardiopulm Rehabil 2004；24〈3〉：137-45[2]）

COPD（chronic obstructive pulmonary disease；慢性閉塞性肺疾患）
▶ Lecture 4 参照．

LECTURE
10

表2　呼吸リハビリテーションの患者選択の基準

①症状のある呼吸器・呼吸器関連疾患
②機能制限がある
③標準的治療が行われている
④実施を妨げる因子や不安定な合併症・併存症がない患者であり，年齢制限や肺機能の数値のみによる基準は定めない

（日本呼吸ケア・リハビリテーション学会ほか：日呼ケアリハ学誌 2018；27〈2〉：95-114[3]）

表 3 呼吸リハビリテーションの評価項目

必須の評価	● フィジカルアセスメント　● スパイロメトリー*　● 胸部単純 X 線写真*　● 心電図* ● 呼吸困難（安静時，日常生活動作時，歩行時等）　● 経皮的酸素飽和度（SpO₂）　● ADL ● 歩数（身体活動量）　● フィールド歩行試験（6 分間歩行試験，シャトル・ウォーキング試験）** ● 握力　● 栄養評価（BMI，% IBW，% LBW 等）
行うことが望ましい評価	● 上肢筋力，下肢筋力　● 健康関連 QOL 評価（一般的，疾患特異的） ● 日常生活動作における SpO₂ モニタリング
可能であれば行う評価	● 身体活動量（活動量計）　● 呼吸筋力 ● 栄養評価（質問票，体成分分析〈LBM 等〉，エネルギー代謝，生化学的検査等） ● 動脈血液ガス分析　● 心理社会的評価　● 心肺運動負荷試験　● 心臓超音波検査

* 外来診療等で実施済みの場合は内容を確認.
**運動負荷が禁忌な病態をあらかじめスクリーニングしておくこと，在宅，訪問リハビリテーションにおける実施を除く.
（日本呼吸ケア・リハビリテーション学会ほか：日呼ケアリハ学誌 2018；27〈2〉：95-114[3]）
BMI：body mass index, % IBW：%標準体重, % LBW：体重減少率, LBM：除脂肪体重.

フィジカルアセスメント，その他の評価法
▶ Lecture 5, 6 参照.

コンディショニング
▶ Lecture 7 参照.

🗲気をつけよう！
患者の年齢や生活様式，ニーズなどを十分に考慮したうえで，運動療法の内容を決めることが大切である.

📖MEMO
FITT
F＝運動の頻度（Frequency）
　1 週間または 1 日に運動する回数.
I＝運動の強度（Intensity）
　自覚症状，心拍数などに合わせて調節する運動の強さ.
T＝運動時間（Time, duration）
　症状や体調などに合わせて調節する運動の実施時間.
T＝運動の種類（Type）
　全身持久力，筋力，柔軟性トレーニングなど，運動の種類.

ある．これは現時点での患者の呼吸機能や身体機能などを把握するだけでなく，リスクの有無なども評価するためである．日本呼吸ケア・リハビリテーション学会ほか 2 学会による「呼吸リハビリテーションに関するステートメント」に記載されている評価項目を**表 3**[3]に示す．これには基本的な問診，呼吸機能，胸部 X 線，心電図，安静時と労作時の呼吸困難や経皮的動脈血酸素飽和度（SpO₂），ADL，フィールド歩行試験（6 分間歩行試験，シャトル・ウォーキング試験）などが必須の評価項目として，上肢筋力や健康関連 QOL 評価などは行うことが望ましい評価項目としてあげられている.

　呼吸リハビリテーションの効果を判定するうえでは，下肢筋力測定や健康関連 QOL などの評価も重要である.

7. 運動療法の実際

1）運動療法開始にあたって

　運動療法は，呼吸障害の重症度に関係なく，禁忌事項にあてはまらないすべての呼吸不全患者に適応となるが，重症な呼吸不全患者に対しては，困難となる場合がある．効率的な運動療法を実施するためには，その前にコンディショニングを実施することが望ましい.

2）運動処方の基本姿勢

　運動処方を行う場合，①運動に対する不安感や恐怖感を解消させる，②個別性を重視する，③日常生活上のニーズを把握した運動処方とする，④下肢運動による全身持久力トレーニングを中心としたプログラムを立案する，⑤FITT を明らかにするなどが重要である.

　一般に呼吸不全患者は，運動時に呼吸困難が増悪することに対する不安感や恐怖感をもっているため，運動を敬遠しがちになる．したがって，身体を動かすことに慣れることから行う．運動処方にあたっては，画一的な処方にならないように，個人の運動能力に応じた処方をする．運動療法は患者の日常生活に役立つことを目的に行うものであるため，患者のニーズ（住居環境や職業など）に応じたトレーニング内容が必要になる.

　運動療法として行うものは，その有効性のエビデンスとして最も高い，下肢運動を中心とした全身持久力トレーニングが推奨されるが，いずれのトレーニングにおいても運動を処方する際には，運動の頻度（Frequency），強度（Intensity），時間（Time），種類（Type）のいわゆる FITT を明確にする.

3) 全身持久力トレーニング

(1) 目的

　全身持久力（心肺機能）とは，全身の大筋群を使用した動的運動を中等度から高強度まで長時間にわたって行うことのできる能力であり，呼吸不全患者に対して全身持久力トレーニングを行うことによって動作時の呼吸困難感の軽減，酸素摂取量や換気量の減少，乳酸値上昇の抑制などを図る．

(2) 種類

　下肢運動による全身持久力トレーニングには，平地歩行，階段昇降，踏み台昇降，自転車エルゴメータ，リカンベントエルゴメータ，トレッドミルなどがある．歩行は特別な器具を必要とせず，簡便で継続性が高いトレーニング方法であるが，負荷強度のコントロールが難しいという問題がある．また，階段昇降や踏み台昇降は持久力に加え，筋力トレーニングの要素も含んでいるが，歩行と同様に負荷強度の定量性に欠ける．これに対し，自転車エルゴメータやトレッドミルは定量的な負荷を設定することが可能であるが，特別な装置が必要になるため，在宅での実施は難しい．

　一方，上肢運動による全身持久力トレーニングには，上肢エルゴメータや上肢の挙上運動などがある．上肢エルゴメータは負荷を定量的に設定できる反面，装置が必要となり，運動様式が日常生活の動作に直結していないなどの欠点がある．これに対し，上肢の挙上運動は，負荷の定量性には欠けるものの，動作が日常生活に直結しており，トレーニング効果も高い．

(3) 運動強度の決め方

　正確に運動負荷量を設定しようとすれば，呼気ガス分析装置を用いた運動負荷試験を実施し，最高酸素摂取量（peak $\dot{V}O_2$）を求めることが望ましいが，高価な機器を必要とするため臨床現場では難しい場合が多い．そのため，臨床的で簡便な方法を用いて運動強度を設定する．

a. 自覚症状（ボルグCR10スケール）を用いた方法

　運動中に自覚的な呼吸困難の程度をボルグCR10スケールにて評価し，通常は3程度の呼吸困難度にて運動を行わせる．はじめは2〜3程度の強度から開始したほうが継続しやすい．

b. 6分間歩行試験（6 MWT），シャトル・ウォーキング試験（SWT）による予測 peak $\dot{V}O_2$ による方法

　6 MWTの場合，測定した歩行距離から平均速度を求めることが可能である．6分間に300 m歩けたとすれば，平均速度は3 km/時となる．中等度である60%負荷をする場合は「3×0.6＝1.8 km」となり，時速1.8 km程度の速度で歩行練習するといった処方が可能である．しかし，この方法はあくまでも目安である．

　一方，SWTの場合は漸増運動負荷試験であり，厳密ではないものの最高酸素摂取量（peak $\dot{V}O_2$）を推定することが可能である．peak $\dot{V}O_2$の予測式「peak $\dot{V}O_2$（mL/kg/分）＝4.19＋0.025×SWTの距離（m）」にて求め，SWTの表から歩行速度を求めて処方することになる．

　日本人を対象とした予測式を以下に示す．

peak $\dot{V}O_2$（mL/kg/分）＝0.012×SWT試験の距離（m）－0.091×年齢＋0.036×%1秒量（%）＋12.589

c. 心拍数による方法

　呼吸器疾患の場合，安静時心拍数が高いため，心拍数による運動処方が必ずしも有用となるわけではない．心拍数を用いた運動処方には，最大心拍数法（HRmax法）とHRR法（カルボーネン法）があり，両方法とも通常は40〜80%の範囲で処方する．

リカンベントエルゴメータ
▶ Lecture 6 参照.

✎ MEMO
上肢の挙上運動
棒に重錘などを負荷して，挙上，下降を繰り返すような運動.

✎ MEMO
ボルグ（Borg）スケール
もともと6〜20までの数値のものであり，循環器領域などで使われていた．これは数値を10倍すると心拍数が推測できる．しかし，一般的な使いやすさからボルグCR10スケール（修正ボルグスケール）として0〜10までのものが使用されるようになった.
▶ Step up 参照.

6分間歩行試験
（6-minute walk test：6 MWT），
シャトル・ウォーキング試験
（shuttle walking test：SWT），
最大酸素摂取量（peak $\dot{V}O_2$）
の予測式
▶ Lecture 6 参照.

SWTのプロトコル
▶ Step up 参照.

最大心拍数
（maximal heart rate：HRmax）
HRR（heart rate reserve；
予備心拍数）
カルボーネン（Karvonen）法
目標心拍数
（target heart rate：THR）

LECTURE 10

最大仕事量
(maximal work rate：WRmax)

METs
(metabolic equivalents；代謝当量)

HRmax法は，年齢別最大心拍数に対する割合で目標心拍数（THR）を処方する方法であり，例えば，年齢は70歳で60％の負荷を与える場合は，「THR＝（220－70）×0.6＝90」となり，90拍/分を維持できる強度の運動を実施する．

一方，HRR法は，年齢別最大心拍数から安静時心拍数を引いた値に定数を掛け，目標心拍数を決定する方法であり，例えば，年齢70歳で安静時心拍数70拍/分，60％の負荷を与える場合は，「予測HRmax＝220－70＝150」であり，「THR＝｛(150－70)×0.6｝＋70＝118」となるため，118拍/分を維持できる強度で運動を実施する．

d. 自転車エルゴメータによる最大仕事量（WRmax）による方法

自転車エルゴメータを用いた多段階運動負荷試験から得られた最大仕事量（WRmax）を用いる方法で，通常は40〜80％の範囲内で処方する．運動負荷試験によるWRmaxが50wattであった場合，60％負荷を与えるのであれば，「50×0.6＝30watt」となる．

その他にも，多段階漸増負荷試験による peak $\dot{V}O_2$ を求めて行う方法やMETsによる方法がある．

（4）高強度負荷と低強度負荷

運動負荷の強度は，患者の重症度や自覚症状に応じて選択するが，現時点では最適な負荷強度に関するコンセンサスは得られていない．低強度負荷は最大運動能力の40〜60％の負荷であり，高強度負荷とは60〜80％の負荷である．一般に，重度の呼吸不全や肺性心を合併した患者，あるいは高齢者の場合は，低強度負荷で実施するほうが安全で，かつ継続しやすい．ただし，高強度負荷のほうが生理学的な効果が高く，運動能力の改善は得られやすい（**表4**）[4]．基本的に運動は継続して行うことが重要であるため，はじめは低強度負荷から開始し，徐々に負荷強度を増加していく方法が望ましい．

（5）運動時間，頻度，期間，その他

運動時間は，はじめは5分程度から開始し，徐々に時間を延ばして20分以上を目標とする．運動時の呼吸困難が著しい患者の場合は，2〜3分の運動時間から始め，1日あたりの運動時間の合計が20分となるように目指す．

実施頻度は毎日が望ましいが，3回/週以上を目標とし，6〜8週間は継続して実施

表4　高強度負荷と低強度負荷の比較

負荷の強さ	高強度負荷（high intensity）	低強度負荷（low intensity）
定義	● 患者個々の peak $\dot{V}O_2$ に対して60〜80％の負荷	● 患者個々の peak $\dot{V}O_2$ に対して40〜60％の負荷
利点	● 同一運動刺激に対して高い運動能力の改善がみられ，生理学的効果は高い	● 在宅で継続しやすい ● 抑うつや不安感の改善効果は大きい ● リスクが少ない ● アドヒアランスが維持されやすい
欠点	● すべての患者に施行は困難（特に重症例） ● リスクが高いため，付き添い，監視が必要 ● 患者のアドヒアランス低下	● 運動能力の改善が少ない ● 運動効果の発現に長期間を要す
適応	● モチベーションが高い症例 ● 肺性心，重症不整脈，器質的心疾患などがないこと ● 運動時にSpO$_2$が90％以上であること	● 高度な呼吸困難例 ● 肺性心合併例 ● 後期高齢者

（日本呼吸ケア・リハビリテーション学会ほか編：呼吸リハビリテーションマニュアル—運動療法．第2版．照林社；2012．p.48[4]）

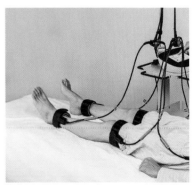

図3　神経筋電気刺激を用いた筋力トレーニング

する．運動実施にあたり，パルスオキシメータでSpO_2を自分で確認し，運動終了時に運動量（歩行速度，時間），脈拍数，SpO_2，ボルグ CR10 スケールを記録するなどの自己管理ができるように指導する．

4) 筋力トレーニング

(1) 目的，限界

四肢筋力の低下は，運動能力や ADL 能力の低下につながるため，筋力トレーニングは積極的に行う．筋力トレーニングの効果として，筋力，筋持久力の増大，筋横断面積の拡大，筋肉内酸化酵素活性の増加などがあるが，その効果を得るには過負荷の原則が必要であり，ある程度の負荷，収縮時間，頻度などの設定が重要となる．しかし，筋力トレーニング単独での運動能力や ADL 能力，健康関連 QOL に対する改善効果については明らかとなっていない．また，筋力トレーニング（レジスタンストレーニング）と持久力トレーニングの併用は，筋力や筋横断面積を向上させると報告されているが，十分な根拠は得られていない．

筋力トレーニングが適応となる患者は，筋力および筋持久力が低下し，日常生活機能が低下している人，上肢を用いた動作で呼吸困難が強い人，職業上，比較的強い筋力および筋持久力を必要とする人などである．

(2) 種類

下肢筋力トレーニング，上肢筋力トレーニング，体幹筋力トレーニングがある．これらの方法には，重錘バンド，ゴムチューブ，鉄アレイなどを用いて行う開放性運動連鎖による運動や，スクワット，段差昇降，腕立て伏せなどの閉鎖性運動連鎖による運動などがあり，患者の重症度や使用できる器具に合わせて選択する．近年では，神経筋電気刺激を用いた筋力トレーニングが盛んに行われるようになり，その効果も多く報告されている（図3）．

(3) 運動強度の決め方

筋力トレーニングは，1回反復最大負荷（1 RM）を求めることが可能であればその60～90% 1 RM 程度で行い，また筋持久力トレーニングは 30～50% 1 RM の負荷で行う．はじめはゴムチューブやフリーウエイト（自重）などを用いて楽にできる運動から行うほうがよい．重症例では自重による無負荷から開始する．

(4) 運動回数，頻度，期間，その他

筋力トレーニングは，最低1セット（10～15回）を2～3回/週とし，筋持久力トレーニングも同様の頻度で行うが，1セットの回数は 25～35 回以上の反復運動が必要である．筋力トレーニングの効果は4週間程度で徐々に現れるが，効果を持続させるためには長期間（6週間以上）の継続が必要である．

移動（歩行）に関与する下肢筋群（特に大腿四頭筋や下腿三頭筋など）および，上肢を使用する ADL と関連の深い筋群（肩関節周囲筋，肘関節筋群）をトレーニングの対象とする．自宅での継続性を考え，できる限り器具にとらわれない，自宅での応用性の高い運動を選択する．

5) ウォームアップ，クールダウン

呼吸器疾患に限らず，安静の状態から急に運動を開始すれば，身体にとって大きな負担になるため，筋肉や関節などの運動器系，心臓や血管などの循環器系に大きな負担をかけないことを目的にウォームアップを実施する．

ウォームアップでは，各種体操やストレッチを5～10分，速度を落としたウォーキングを5～10分，無負荷での自転車エルゴメータ駆動を3分などがある．

一方，急激に運動を停止すると，骨格筋の収縮が減少するため静脈還流が減少し，その結果，低血圧やめまいを引き起こすことがある．それを予防するため，クールダ

📓 **MEMO**
- 開放性運動連鎖 (open kinetic chain：OKC)：手や足を床面から離した非荷重位での運動．
- 閉鎖性運動連鎖 (closed kinetic chain：CKC)：手や足を床面につけた荷重位での運動．

神経筋電気刺激 (neuromuscular electrical stimulation：NMES)

📓 **MEMO**
筋の生理的収縮はサイズの原理により Type I 線維から収縮し，負荷が高くなると Type II 線維が収縮する．しかし，神経筋電気刺激を用いると，通常は高負荷にならないと収縮しない Type II 線維から収縮させることができる（逆サイズの原理）．

RM (repetition maximum；反復最大負荷，最大反復回数)

📖 **調べてみよう**
運動療法の基礎として，筋力トレーニング法（原則や効果，方法など）について，再度復習しておこう．

LECTURE
10

ウンにより，循環系を調整して脈拍や血圧を安静時の値に戻すことが大切であり，これにより運動で蓄積された乳酸代謝を促進する効果もある．クールダウンもウォームアップと同様の運動を実施するが，特に筋肉のストレッチは，疲労回復のためにも重要である．

6）運動療法中の酸素療法の処方

運動中に低酸素血症を起こす患者に対しては酸素吸入を行い，SpO_2 が90％以下にならないように酸素流量を決める．これにより運動時の低酸素血症を予防するだけでなく，運動に伴う呼吸困難を軽減し，運動耐容能を増加させる効果が期待できる．

7）運動療法の中止基準

運動療法中は，定期的にボルグ CR10 スケールによる呼吸困難感やパルスオキシメータによる SpO_2 のチェックが必要である．運動療法を中止する基準は，呼吸困難感が強い場合（ボルグ CR10 スケールで 7～9）や，動悸やめまいの出現，呼吸数の急激な増加，血圧の変動が激しい場合，酸素投与下で SpO_2 が90％以下になった場合などである．患者によってはこれらの基準にあてはまらない場合もあるため，主治医と相談のうえ，基準を決める．

8．ADL トレーニング

運動療法は，単に筋力や筋持久力を向上させることではなく，ADL 能力の改善につなげることを目的としている．日常生活におけるさまざまな動作（食事，更衣，整容，家事，外出など）を想定した ADL トレーニングを実施することが大切である．また，ADL では上肢を使用する動作が多いため，上肢筋を中心とした筋力トレーニングだけでなく，実際の応用動作の練習，動作の工夫，加えて道具や生活環境の改善などもプログラムのなかに組み込む．

9．呼吸体操

呼吸不全患者には運動習慣をつけてもらい，身体機能を維持および改善することが重要であるが，患者自身が継続して実施しやすい運動として呼吸体操がある．呼吸体操には，呼吸筋をストレッチすることで呼吸困難の軽減を図るものや，3 METs 程度の軽い負荷で横隔膜呼吸，口すぼめ呼吸，呼吸筋ストレッチ，上下肢運動を組み合わせたもの（呼吸筋ストレッチ体操，ながいき呼吸体操，座ってできる COPD 体操）などがある．これらを指導して運動を継続してもらうことが大切である．

■引用文献

1) ZuWallack R, Hedges H：Primary care of the patient with chronic obstructive pulmonary disease-part3：pulmonary rehabilitation and comprehensive care for the patient with chronic obstructive pulmonary disease. Am J Med 2008；121 (7 Suppl)：S25-32.
2) Troosters T, Gosselink R, Decramer M：Chronic obstructive pulmonary disease and chronic heart failure：two muscle disease？ J Cardiopulm Rehabil 2004；24 (3)：137-45.
3) 日本呼吸ケア・リハビリテーション学会，日本呼吸理学療法学会，日本呼吸器学会：呼吸リハビリテーションに関するステートメント．日呼ケアリハ学誌 2018；27 (2)：95-114.
4) 日本呼吸ケア・リハビリテーション学会呼吸リハビリテーション委員会ワーキンググループほか編：呼吸リハビリテーションマニュアル―運動療法．第 2 版．照林社；2012．p.26, 48.

■参考文献

1) 日本呼吸器学会 COPD ガイドライン第 5 版作成委員会編：COPD（慢性閉塞性肺疾患）診断と治療のためのガイドライン 2018．第 5 版．メディカルレビュー社；2018.
2) 玉木 彰：慢性閉塞性肺疾患患者に対する呼吸リハビリテーション．理学療法京都 2007；36：25-33.

気をつけよう！

運動中は SpO_2 が90％以下にならないようにするのが基本であるが，疾患や重症度によっては運動時の SpO_2 が80％台まで低下する場合がある．そのような場合は，主治医に何％までの低下は許容できるか，酸素流量は何リットルまで上げてもよいかなどの基準を確認しておく．

MEMO

最近では，呼吸リハビリテーションのなかでも特に ADL トレーニングにおいて作業療法士が参画するようになってきている．他職種とも協力して行っていく体制をつくっていくことが大切である．

LECTURE **10**

Step up

1．薬物療法と運動療法の併用

　呼吸リハビリテーションの効果は，薬物療法に上乗せできることが明らかとなっている．実際に呼吸リハビリテーションを行っている患者はなんらかの薬物療法を行っており，それらの相乗効果が結果として表れる．図1[1]は運動療法による呼吸困難の改善効果を示しており，薬物療法や酸素療法により呼吸困難の軽減があり，そこに運動療法の効果が加わることで，より呼吸困難の軽減につながることを示している．

　また，「最大の運動能力を獲得するために，呼吸リハビリテーションに先立って最適な気管支拡張薬を使用すべきである」と勧告されており[2]，短時間作用性β_2刺激薬（SABA）を運動前に吸入するなど，薬物の効果が最も現れる時間に運動療法を合わせることでより高い負荷をかけ，効果を高めるよう工夫すべきである．実際に運動療法の30分前にSABAを吸入してリハビリテーションを行った群のほうが，SABAを吸入しないでリハビリテーションを行った群に比べ，6分間歩行距離が改善したとの報告がある（図2）[3]．

　図3[4]は，近年行われたCOPD患者に対する行動変容プログラム（self-management behaviour-modification：SMBM）実施下での薬物療法と運動療法の併用効果を示したものである．これによると，SMBMとプラセボ群で

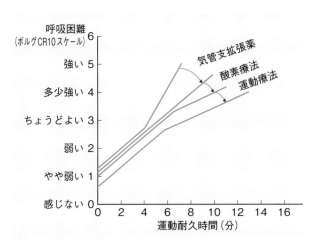

図1　運動療法による呼吸困難の改善効果
（American Thoracic Society：Am J Respir Crit Care Med 1999；159〈1〉：321-40[1]）

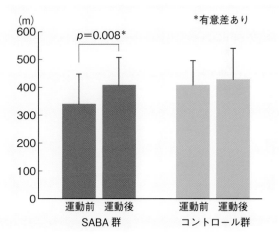

図2　短時間作用性β_2刺激薬（SABA）と運動療法の相乗効果（6分間歩行距離の改善）
（Hasegawa M, et al.：Respir Investig 2012；50〈4〉：135-9[3]）

LECTURE
10

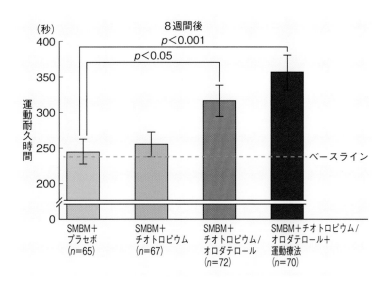

図3　シャトル・ウォーキング試験中の運動耐久時間（8週間後）
（Troosters T, et al.：Am J Respir Crit Care Med 2018；198〈8〉：1021-32[4]）
SMBM：self-management behaviour-modification.

は8週間後のシャトル・ウォーキング試験による運動耐久時間はベースラインからの変化がなく，SMBMとチオトロピウム（スピリーバ®；長時間作用性抗コリン薬）の併用群もわずかな変化であったが，SMBMとチオトロピウム/オロダテロール（長時間作用性β_2刺激薬）の配合剤であるスピオルト®の併用により，有意に運動耐久時間が延長した．さらにSMBMとスピオルト®に加え，運動療法（持久力トレーニングおよび上下肢の筋力トレーニング）を実施した群は最も運動耐久時間が延長している．このように，薬物療法による効果がみとめられるのは明らかであるが，そこに運動療法を組み合わせることにより，効果が上がることから，薬物療法と運動療法の併用は非常に重要であることが示された．

2. 運動療法中の非侵襲的陽圧換気（NPPV）の利用

非侵襲的陽圧換気（noninvasive positive pressure ventilation：NPPV）とは，いわゆる挿管による人工呼吸器ではなく，鼻マスクやフェイスマスクなどを装着することで陽圧を加え，換気を補助する人工呼吸器である．

運動療法中にNPPVを併用して換気を補助することで，運動中の呼吸困難が軽減され，負荷強度や運動時間を高めることが可能となるため，運動耐容能の向上につながることが明らかとなっている．また，夜間にNPPVを使用し呼吸筋を休めることで，6分間歩行距離や持続歩行距離の延長，さらには健康関連QOLの改善などがみとめられるとの報告もあり[5]，NPPVは呼吸リハビリテーションにおける一つのツールとして有用といえる．

3. 運動強度を決めるための評価法

講義で紹介したボルグCR10スケールとシャトル・ウォーキング試験のプロトコルを表1[6]，2に示す．

表1　ボルグCR10スケール（修正ボルグスケール）

0	感じない (nothing at all)
0.5	非常に弱い (very, very, slight)
1	やや弱い (very slight)
2	弱い (slight〈light〉)
3	
4	多少強い (some what severe)
5	強い (severe〈heavy〉)
6	
7	とても強い (very severe)
8	
9	
10	非常に強い (very, very, severe)

（Borg G：Borg's perceived exertion and pain scales. Human Kinetics；1998[6]）

表2　シャトル・ウォーキング試験（SWT）のプロトコル

レベル	速度			1シャトルあたりの所用時間（秒）	シャトル数		距離
	m/秒	km/時	マイル/時		各レベルのシャトル数	シャトル合計	m
1	0.50	1.80	1.12	20.00	3	3	30
2	0.67	2.41	1.50	15.00	4	7	70
3	0.84	3.03	1.88	12.00	5	12	120
4	1.01	3.63	2.26	10.00	6	18	180
5	1.18	4.25	2.64	8.57	7	25	250
6	1.35	4.86	3.02	7.50	8	33	330
7	1.52	5.47	3.40	6.67	9	42	420
8	1.69	6.08	3.78	6.00	10	52	520
9	1.86	6.69	4.16	5.46	11	63	630
10	2.03	7.31	4.54	5.00	12	75	750
11	2.20	7.92	4.92	4.62	13	88	880
12	2.37	8.53	5.30	4.29	14	102	1,020

10mシャトル・ウォーキング試験（60秒漸増）．

■引用文献

1) American Thoracic Society：Dyspnea. Mechanisms, assessment, and management：a consensus statement. Am J Respir Crit Care Med 1999；159 (1)：321-40.
2) Nici L, Raskin J, et al.：Pulmonary rehabilitation：what we know and what we need to know. J Cardiopulm Rehabil Prev 2009；29 (3)：141-51.
3) Hasegawa M, Dobashi K, et al.：Influence of inhaled procaterol on pulmonary rehabilitation in chronic obstructive pulmonary disease. Respir Investig 2012；50 (4)：135-9.
4) Troosters T, Maltais F, et al.：Effect of bronchodilation, exercise training, and behavior modification on symptoms and physical activity in chronic obstructive pulmonary disease. Am J Respir Crit Care Med 2018；198 (8)：1021-32.
5) Köhnlein T, Schönheit-Kenn U, et al.：Noninvasive ventilation in pulmonary rehabilitation of COPD patients. Respir Med 2009；103 (9)：1329-36.
6) Borg G：Borg's perceived exertion and pain scales. Human Kinetics；1998.

LECTURE 10

酸素療法と呼吸理学療法

LECTURE 11

到達目標

- 酸素療法の意義，目的，方法を理解する．
- 酸素供給システムについて理解する．
- 酸素療法の合併症について理解する．
- 在宅酸素療法のシステムについて理解する．
- 運動療法中の酸素吸入の意義や効果について理解する．

この講義を理解するために

　この講義では，呼吸理学療法を実施するうえで必要となる酸素療法について，その意義，目的，方法などを学習します．

　呼吸不全患者は，呼吸器系の問題により大気中の酸素を吸入するだけでは身体活動に必要な酸素量を確保できないため，低酸素血症を呈し，特に労作時に著明になります．日常生活において酸素療法が必要不可欠であり，また，運動療法を実施する際にも適切な流量の酸素投与が必要になります．この講義では，酸素療法の実際として酸素供給システムについて学び，酸素療法の副作用や合併症についても理解を深めます．加えて，在宅における酸素療法として在宅酸素療法のシステムやその効果を把握し，最後に運動療法中の酸素吸入の意義や効果について理解することで，安全で効果的な運動療法の実践につなげていきます．

　酸素療法について学ぶにあたり，以下の項目を学習しておきましょう．

　　□ 大気から酸素が体内へどのように運ばれるか復習しておく（Lecture 1 参照）．
　　□ 低酸素血症の病態やその症状について復習しておく（Lecture 3 参照）．
　　□ 動脈血液ガスについて復習しておく（Lecture 3 参照）．

講義を終えて確認すること

　　□ 酸素療法の意義，目的，方法が理解できた．
　　□ 酸素供給システムについて理解できた．
　　□ 酸素療法の合併症について理解できた．
　　□ 在宅酸素療法のシステムについて理解できた．
　　□ 運動療法中の酸素吸入の意義や効果について理解できた．

LECTURE 11

低酸素症 (hypoxia)
吸入酸素濃度
(inspiratory oxygen fraction：F_IO_2)
低酸素血症 (hypoxemia)

MEMO

低酸素性肺血管攣縮
肺胞気酸素分圧 (P_AO_2) が低下した場合，その肺胞に隣接する細動脈の血管平滑筋が収縮する現象．

MEMO

一般に呼吸不全患者の呼吸数や脈拍数は増加している．これは肺から酸素を取り込もうとする反応として換気が亢進し，また血液を末梢に送ろうとする反応として頻脈となる．呼吸筋と心筋はより多くの酸素を消費するため，酸素吸入をすることは，これらの余分なエネルギー消費を軽減する効果もある．

動脈血液ガスの基準値
▶ Lecture 3・表1参照．

MEMO

低流量システム
患者の1回換気量によって吸入する空気の量が異なるため，吸入酸素濃度も変化する．吸気時間が同じ場合は1回換気量が大きいほど，1回換気量が同じ場合は呼吸数が多いほど吸入酸素濃度は低くなる．

1回換気量
(tidal volume：V_T, TV)

表1 酸素投与方法

低流量システム
1. 鼻カニュラ
2. 簡易酸素マスク
3. OxyArm™
4. 経皮気管内カテーテル
高流量システム
1. ベンチュリーマスク
2. ネブライザー付き酸素吸入器
リザーバーシステム
1. リザーバー付き酸素マスク
2. リザーバー付き鼻カニュラ，ペンダント型リザーバー付き鼻カニュラ

（日本呼吸ケア・リハビリテーション学会ほか編：酸素療法マニュアル．メディカルレビュー社；2017．p.33[1]）

LECTURE 11

酸素は，生体の正常な機能や生命を維持するために不可欠な物質である．酸素の供給が不十分となり細胞のエネルギー代謝が障害された状態を低酸素症といい，低酸素症に対して吸入酸素濃度を高めて，適量の酸素を投与する治療法が酸素療法である．

1. 酸素療法の目的

室内空気より高い濃度の酸素を吸入することには，以下の目的がある．
①肺胞気酸素分圧 (P_AO_2) を上げ，動脈血酸素分圧 (PaO_2) を上昇させ，組織への酸素供給を改善させる．
②低酸素血症により引き起こされた換気亢進や心拍数増加を抑制し，呼吸仕事量や心仕事量を軽減させる．また，低酸素性肺血管攣縮を改善し，肺動脈圧を低下させ，右心負荷を軽減させる．

酸素療法の適応や酸素濃度と酸素流量，酸素投与方法などを決める指標としてPaO_2が用いられる．

2. 酸素療法の開始基準

酸素療法を開始する基準には，以下の6つがある．
①室内空気吸入下で，$PaO_2 < 60\,mmHg$ あるいは経皮的動脈血酸素飽和度(SpO_2)$< 90\%$
②低酸素状態が疑われる場合（ただし治療開始後にPaO_2を確認すること）
③重症外傷
④急性心筋梗塞
⑤麻酔後，外科手術中など（短期間の投与）
⑥その他，酸素投与が必要と判断した場合

3. 酸素療法の実際

酸素を投与する器具は，低流量システム，高流量システム，リザーバーシステムなどに分類される（**表1**）[1]．ただし，ここでいう低流量と高流量とは，酸素流量の大小を意味しているのではなく，患者が必要とする1回換気量を超える酸素と空気の混合ガスを供給するかしないかの違いを意味している．

1）低流量システム

患者の1回換気量以下の酸素ガスを供給する方法で，不足分は鼻腔周囲の室内空気を吸入することで補う．鼻カニュラや簡易酸素マスクなど，比較的臨床において頻繁に使用されているものがこの方法である．

（1）鼻カニュラ（図1）

両側あるいは片側の鼻腔から酸素を供給する器具で，安価で簡便であり，酸素吸入しながら会話や食事が可能であるため，広く用いられている．酸素流量と吸入酸素濃度の関係を**表2**[1]に示す．一般的に，以下のように計算できる．

$$吸入酸素濃度 (\%) = 20 + 4 \times 吸入流量 (L/分)$$

ただし，酸素流量と吸入酸素濃度の関係は患者の1回換気量によって変化し，患者が低換気の場合は吸入酸素濃度が上昇し，逆に過換気になると低下する．注意点は，鼻カニュラは流量が6 L/分以上を超える場合，鼻粘膜への刺激が強く，酸素濃度がこれ以上上がらないことから勧められない．

（2）簡易酸素マスク（図2）

吸入酸素濃度を調節できないマスクのことで，鼻カニュラと同様に一般的に広く使

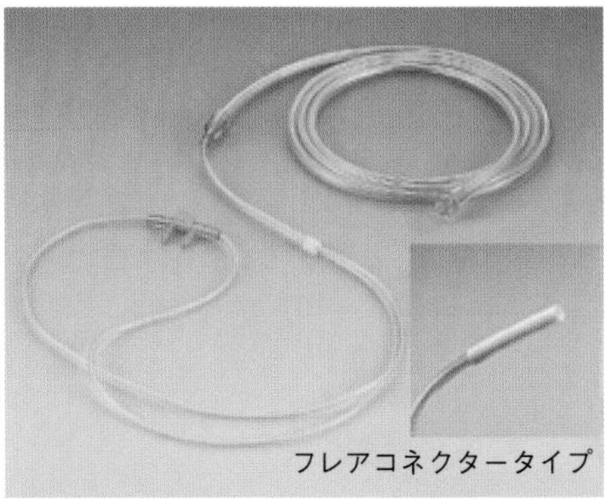

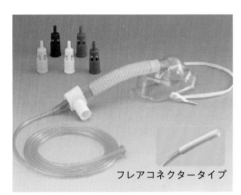

図1 鼻カニュラ

表2 鼻カニュラによる酸素流量と吸入酸素濃度の目安

酸素流量（L/分）	吸入酸素濃度の目安（%）
1	24
2	28
3	32
4	36
5	40
6	44

（日本呼吸ケア・リハビリテーション学会ほか編：酸素療法マニュアル．メディカルレビュー社；2017．p.35[1]）

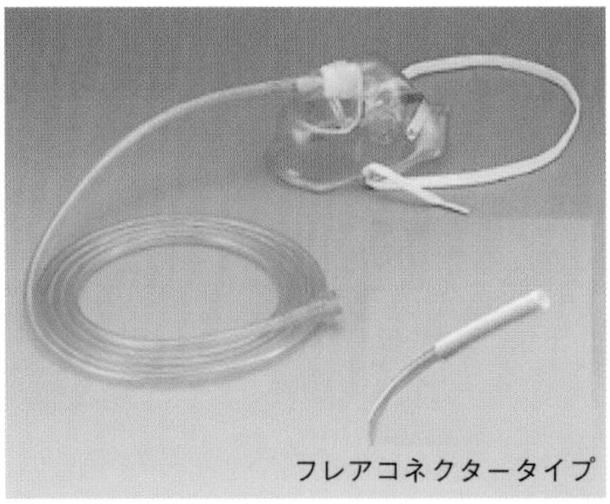

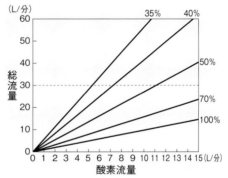

図2 簡易酸素マスク

表3 簡易酸素マスクによる酸素流量と吸入酸素濃度の目安

酸素流量（L/分）	吸入酸素濃度の目安（%）
5〜6	40
6〜7	50
7〜8	60

（Jeffrey AA, Warren PM：Thorax 1992；47〈7〉：543-6[2]）

図3 ベンチュリーマスク

図4 酸素流量とマスクから流れる総流量の関係
（日本呼吸ケア・リハビリテーション学会ほか編：酸素療法マニュアル．メディカルレビュー社；2017．p.33[1]）

試してみよう

吸気時間1秒で1回換気量が500 mLと300 mLの患者に対し，毎分3Lの流量の酸素を鼻カニュラで投与した場合，それぞれ吸入酸素濃度が何%になるのか計算してみよう．

毎分3L吸入しているため，1回の呼吸によって肺の中に入ってくる酸素の量は「3,000 mL/60＝50 mL」である．1回換気量500 mLの場合は，50 mLが鼻カニュラから取り込まれる酸素の量で，残りの450 mLは鼻周囲の空気を取り込んでいることになる．また，1回換気量が300 mLの場合は，50 mLが鼻カニュラから取り込まれる酸素の量で，残りの250 mLは鼻周囲の空気を取り込んでいる．したがって，吸入酸素濃度を計算すると，以下のようになる．

1回換気量500 mLの場合は，
$(50+450×0.21)/500×100$
$=28.9\%$

1回換気量300 mLの場合は，
$(50+250×0.21)/300×100$
$≒34.2\%$

LECTURE 11

われている．吸入酸素濃度が40%以上必要な患者に対して用いられる（**表3**）[2]．注意点は，マスク内にたまった呼気ガスを再呼吸することで動脈血二酸化炭素分圧（$PaCO_2$）が上昇しないようにするため，酸素流量は通常5L/分以上にする．

2）高流量システム

患者の1回換気量以上の酸素ガスを供給する方法で，呼吸パターンなどに関係なく，設定した濃度の酸素を吸入できる．この方法は，ベルヌーイの定理に基づくベンチュリー効果を利用した器具を使用する．

（1）ベンチュリーマスク（**図3**）

患者の1回換気量に左右されず，吸入酸素濃度が24〜50%の安定した酸素を吸入できる．吸入酸素濃度の調節が必要であるII型呼吸不全患者にも適している．注意点として，供給総流量は最低30L/分必要なため，最大酸素濃度は50%までである（**図4**）[1]．使用するマスクは，酸素や呼気ガス流出のための大きな穴があいているものとする．加えて，流量が多いため騒音が大きく，顔面や眼球への刺激が強いなどの欠点

MEMO

● ベルヌーイ（Bernoulli）の定理
エネルギー保存の法則で，気体の流速が上がれば，周りの圧力が下がるという定理．
● ベンチュリー（Venturi）効果
流体の流れを絞ることによって流速を増加させ，低速部に比べて低い圧力を発生させる機構であり，この効果を利用した管をベンチュリー管という．

がある．ベンチュリーマスクと鼻カニュラの長所および短所を**表4**[3]に示す．

（2）ネブライザー付き酸素吸入器

　酸素吸入と同時にネブライザー機能を兼ね備えており，インスピロン®ネブライザーやアクアパック®ネブライザーが一般的に使用されている（**図5**）．十分な加湿が可能なため，外科術後で痰の喀出が困難な患者に適している．注意点は，病棟で使用される酸素流量計は最大15 L/分であるため，インスピロン®ネブライザーでは総流量が30 L/分以上確保できる酸素濃度は60％である．また，アクアパック®ネブライザーの場合は，総流量が30 L/分以上確保できる酸素濃度は50％である．

3）リザーバーシステム

（1）リザーバー付き酸素マスク（図6）

　高濃度の酸素吸入が必要な場合に使用されるもので，リザーバーバッグとマスクの接合部，マスクの側方にそれぞれゴム弁が付いていて，呼気時にリザーバー内に酸素を蓄え（約600 mL），吸気時にリザーバーにたまった酸素，チューブから出てくる酸素，マスク内にたまった呼気ガスを吸入する．注意点は，二酸化炭素の蓄積を防止するためや，リザーバーバッグ内に十分な酸素をためるために，酸素流量は6 L/分以上に設定する必要があり，酸素流量が少ないと呼気ガスを再吸収するため$PaCO_2$が上昇する可能性がある．常に患者を観察し，加湿などする．リザーバー付き酸素マスクの酸素流量と吸入酸素濃度の目安を**表5**[4]に示す．

（2）リザーバー付き鼻カニュラ

　酸素の制約を目的に使用され，鼻カニュラの流出口のところでリザーバー（20 mL）が付いたもの（オキシマイザー®〈Oxymizer®〉；**図7**），ペンダントのように胸元にリザーバーが付いたもの（オキシマイザー®ペンダント）がある．注意点は，内蔵のリザーバーに水滴が付くとリザーバーとして機能しないため，加湿器との併用を避ける．

（3）高流量鼻カニュラ[5]

　総流量60 L/分まで可能な高流量酸素投与システムである（**図8**）[1]．吸入酸素濃度21％から100％まで安定して加温・加湿されたガスを，広径の鼻カニュラで直接，鼻

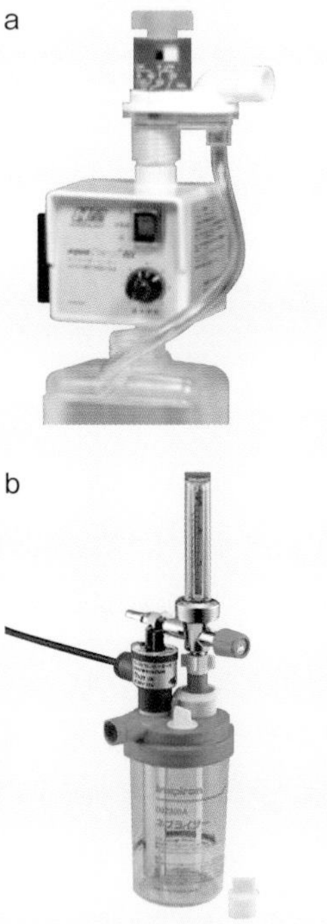

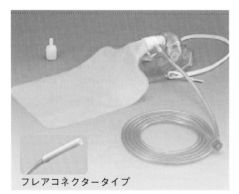

図5　ネブライザー付き酸素吸入器
a：アクアパック®ネブライザー，b：インスピロン®ネブライザー．

高流量鼻カニュラ（high-flow nasal cannula：HFNC）

表4　ベンチュリーマスクと鼻カニュラの長所，短所

	ベンチュリーマスク	鼻カニュラ
長所	● 正確な酸素濃度 （患者の呼吸状態に関係なく一定）	● 快適 ● 酸素吸入をしながら食事ができる
短所	● 快適でない ● 酸素吸入をしながら食事ができない	● 酸素濃度が不安定（患者の呼吸状態により吸入酸素濃度が変動する） ● 口呼吸中や会話中は酸素が入らない

（宮本顕二：楽しく学ぶ肺の検査と酸素療法．改訂版．メジカルビュー社；2007．p.181[3]）

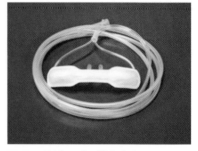

表5　リザーバー付き酸素マスクによる酸素流量と吸入酸素濃度の目安

酸素流量（L/分）	吸入酸素濃度の目安（%）
6	60
7	70
8	80
9	90
10	90〜

（AARC Clinical Practice Guideline. Respir Care 2002；47〈6〉：707-16[4]）

フレアコネクタータイプ

図6　リザーバー付き酸素マスク

図7　リザーバー付き鼻カニュラ
オキシマイザー®．

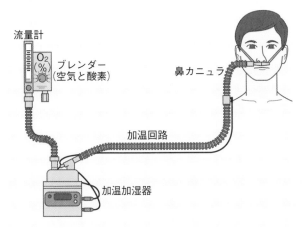

図8 高流量酸素投与システム
（日本呼吸ケア・リハビリテーション学会ほか編：酸素療法マニュアル．メディカルレビュー社；2017．p.59[1]）

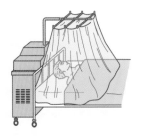

図9 酸素テント
（日本呼吸ケア・リハビリテーション学会ほか編：酸素療法マニュアル．メディカルレビュー社：2017．p.51[1]）

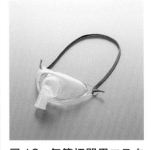

図10 気管切開用マスク（トラキマスク）

高流量鼻カニュラ酸素療法
(high-flow nasal cannula oxygen therapy：HFNCOT)

咽頭内に投与する酸素療法を，高流量鼻カニュラ酸素療法（HFNCOT）という[1]．経鼻的には通常6L/分の酸素療法が限界であったが，HFNCOTでは，ガスを適切に加温・加湿することで高流量のガスの投与が可能となった[6]．低侵襲で忍容性も良好であることから，現在では急性期から慢性期まで，成人から小児まで幅広く臨床現場で用いられる．従来の鼻カニュラや酸素マスクでは周囲の外気を一緒に吸い込むため，安定した酸素濃度を供給できなかったが，HFNCOTは，送気流量が患者の吸気流量以上であるため，設定した酸素濃度で供給できる．

4）その他

（1）酸素テント（図9）[1]

　患者が酸素マスクや鼻カニュラでの酸素吸入を拒否した場合や，火傷などで酸素マスク装着が困難な場合に用いられ，主に新生児や乳児に酸素を供給する方法である．注意点は，テントの開閉は酸素濃度を下げ，もとの酸素濃度に戻るまでに15〜20分程度かかるため，テントの開閉後に十分に酸素を流す必要がある．

（2）気管切開用マスク（トラキマスク）（図10）

　気管切開患者に対して，気管切開部を被覆して直接気管に酸素を供給する方法である．吸引カテーテルの挿入が可能で，切開部のケアが容易であるなどの利点があるものの，気管切開部からの結露水流入防止のため，適宜結露を除去する必要がある．

4．酸素療法における注意事項

1）火気厳禁

　酸素はそれ自体は燃えないが，燃焼を促進するはたらきがあるため，酸素吸入中に火を利用した調理や喫煙などは厳禁である．毎年，酸素吸入中の喫煙による事故が数多く報告されている．

2）接続部からの酸素漏れ

　酸素チューブをつないでいる接続部から酸素が漏れると，必要とする酸素流量や濃度を確保することができなくなる．

3）CO₂ ナルコーシス

　COPDや肺結核後遺症に伴う低酸素血症の場合，動脈血中には二酸化炭素が常に蓄積しているため，呼吸中枢は頸動脈小体への低酸素刺激ではたらいている．高濃度の酸素を吸入すると，一時的に低酸素血症が改善されて呼吸中枢がはたらかなくなり，呼吸が抑制されることで二酸化炭素が蓄積し，昏睡などが起こる危険性がある．

👁 覚えよう！

CO_2 ナルコーシス
高二酸化炭素血症によって脳内pHが急激に低下し，意識障害をまねいた状態をいう．一般に，$PaCO_2$ 50〜60 mmHg以上では頭痛，筋けいれん，振戦が出現し，急激に80 mmHg以上に上昇すると，意識レベルの低下，見当識障害，昏迷がみられ自発呼吸がさらに減弱する．

COPD（chronic obstructive pulmonary disease；慢性閉塞性肺疾患）
▶ Lecture 4 参照．

LECTURE 11

5. 酸素療法の合併症

1) 呼吸中枢の抑制

長期間の低換気状態により高二酸化炭素血症がある患者は，呼吸中枢が二酸化炭素ではなく，低酸素による刺激で維持されている．このような患者に高濃度の酸素を投与すると，低酸素による換気刺激が除かれて換気抑制が起こり，血中の二酸化炭素濃度が上昇し，意識障害などの精神神経症状が出現する．慢性の高二酸化炭素血症がある患者に酸素を投与する際は，十分注意する．

CO_2 ナルコーシスの発生が予測される患者に酸素を投与する場合，不用意に高濃度の酸素を投与せず低濃度の酸素から投与を開始し，臨床症状や動脈血液ガス分析の結果をみながら必要に応じて酸素濃度を上げる．その際，患者の呼吸状態で吸入酸素濃度が変化する鼻カニュラや酸素マスクよりも，一定濃度の酸素を投与できるベンチュリーマスクが有用である．

2) 酸素中毒

1気圧のもとでは吸入酸素濃度50％以下は酸素障害の危険性はないが，50％を超えると末梢性無気肺や気道上皮の線毛運動の障害などが発生する．100％酸素を24時間吸入すると，ヒトでは肺の血管透過性亢進とコンプライアンスの低下が起こることが報告されている．また，気管支粘膜および肺胞上皮に傷害が生じる．加えて，胸骨下の不快感，悪心，咳，呼吸困難などを訴え，呼吸機能障害や胸部X線で両側に広範囲な肺水腫様の変化がみられることがある．

ヒトにおける安全な酸素分圧と投与時間は，いまだ確立されていない．酸素中毒を生じないためには，100％酸素吸入は6時間以内，70％では24時間以内，それ以上の長期投与は45％以下とされている．

低酸素血症改善のために高濃度酸素を吸入させる場合は，できるだけ短期間にとどめ，PaO_2 の改善とともに吸入酸素濃度を徐々に減らしていく．

3) 未熟児網膜症

未熟児に高濃度の酸素を長時間投与すると，網膜の血管組織が増殖するため，網膜症を起こし，失明することがある．

4) 無気肺

酸素は窒素より血中に拡散しやすいことから，高濃度の酸素を吸入すると肺内から窒素が洗い出され，無気肺を起こすとされている．また，高濃度の酸素吸入により肺胞の界面活性剤の生成や分泌が障害されることも無気肺の原因となる．

6. 在宅酸素療法

在宅酸素療法はHOTとよばれ，自宅に酸素供給装置を設置し，必要時あるいは24時間，酸素吸入をすることである．これにより慢性呼吸不全患者の生命予後の改善や，家庭での酸素投与によって在宅療養，さらには社会復帰を可能にしている．

1) 在宅酸素療法の歴史と疫学

在宅酸素療法は，欧米では1970年代はじめからCOPD患者に対する治療法として実施されており，1980年代にはアメリカやイギリスにおいて大規模なコントロールスタディが実施され，生命予後に及ぼす効果が証明された．

日本では欧米に遅れること約15年の1985（昭和60）年3月に社会保険適用が開始され，その後，在宅酸素療法患者数は急速に増加した．現在，約17万人以上の患者が在宅酸素療法を実施している．在宅酸素療法により，COPDや肺結核後遺症などの患者の予後の改善，入院回数および日数の減少，それによる経済効果，家庭や社会

LECTURE 11

在宅酸素療法
(home oxygen therapy：HOT)

MEMO

日本ではHOTとよばれている在宅酸素療法は，欧米では long term oxygen therapy (LTOT) とよばれている．

MEMO

2010年に発行された『在宅呼吸ケア白書』[7] によると，医療施設を受診しているHOT患者は，COPDが45％，肺線維症が18％，肺結核後遺症が12％と報告されている．

への復帰，呼吸困難軽減による健康関連 QOL や ADL の改善などが期待できる．

2) 在宅酸素療法の適応基準

在宅酸素療法の適応基準を**表6**に示す．適切な薬物療法や呼吸リハビリテーションを十分に実施したうえで適応を判断する．

3) 酸素供給装置

酸素濃縮装置と液化酸素装置の比較を**表7**[1]に示す．

(1) 酸素濃縮装置（図11）

室内空気から窒素を分離し，酸素を濃縮して連続的に発生させる装置である．作動に電力を要するが，電気の続く限り他に特別な設備も必要なく，安全性も高いため在宅酸素療法の主流（日本では約90％）である．現在，日本で用いられている吸着型酸素濃縮装置では，90〜93％の濃度の酸素を，最大毎分2〜7L供給可能な機種が出ている．以前に比べ，最近の機種は運転音や振動もほとんど問題ない．室内では濃縮器からのカニュラを延長し，部屋の移動やさまざまな ADL を実施できる．外出時や停電時には，小型の携帯用酸素ボンベ（図12）を使用する．

(2) 液化酸素装置（図14）

定置式の親容器と携帯用の子容器から成り，親容器には液化酸素（−189.1℃で液化した酸素）が充填されている．室内での酸素吸入では親容器から直接吸入し，外出時には親容器から子容器に液化酸素を小分けして使用する．

MEMO
近年では携帯型酸素濃縮装置（図13）も使用されている．

ニューヨーク心臓協会（New York Heart Association：NYHA）
チェーン-ストークス（Cheyne-Stokes）呼吸

表6 在宅酸素療法の適応基準

- 高度慢性呼吸不全例，肺高血圧症，慢性心不全，チアノーゼ型先天性心疾患および重度の群発頭痛の患者
- 高度慢性呼吸不全例のうち，対象となる患者は在宅酸素療法導入時に動脈血酸素分圧 55 mmHg 以下の者および動脈血酸素分圧 60 mmHg 以下で睡眠時または運動負荷時に著しい低酸素血症をきたす者であって医師が在宅酸素療法を必要であるとみとめた者
- 慢性心不全患者のうち，医師の診断により，NYHA Ⅲ度以上であるとみとめられ，睡眠時のチェーン-ストークス呼吸がみられ，無呼吸低呼吸指数が 20 以上であることが睡眠ポリグラフィー上確認されている症例
- 群発頭痛の患者のうち，群発期間中の患者であって，1日平均1回以上の頭痛発作をみとめる者

（令和2年3月5日 保医発 0305 第1号より抜粋）

表7 酸素濃縮装置と液化酸素装置の比較

システム	利点	欠点
酸素濃縮装置	● 電源があれば連続使用可能 ● メンテナンスに手間がかからず使用は比較的容易	● 停電時には使用できない ● 電気代がかかる ● 供給酸素濃度は88％以上であるが，流量が増加すると，酸素濃度が低下する機種もある ● 高流量の酸素投与には不向き ● 外出時には携帯型酸素ボンベを使用するが，外出時間の制限がある
液化酸素装置	● 電気代が不要 ● 高流量の酸素投与が可能 ● 携帯用システムがあり長時間使用可能	● 定期的な親容器の交換が必要 ● 携帯型液化酸素装置への充填がやや困難 ● 容器転倒時の液漏れ，低温やけど ● 使用に制限がある（使用前届け出の必要性，住宅事情）

（日本呼吸ケア・リハビリテーション学会ほか編：酸素療法マニュアル．メディカルレビュー社；2017．p.70[1]）

LECTURE 11

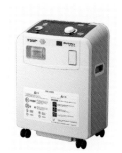
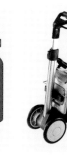

小型専用圧力計
ホース口（ノズル）（鼻カニュラを接続する）
流量設定ハンドル 反時計回りに回転させると設定流量が増大する．時計回りの回転でゼロに戻る
流量設定合わせマーク

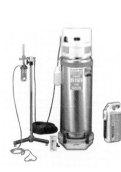

図11 酸素濃縮装置（フクダ電子より写真提供）　**図12 携帯用酸素ボンベ**（フクダ電子より写真提供）

図13 携帯型酸素濃縮装置　**図14 液化酸素装置**

MEMO

デマンドバルブ
酸素吸入をしている際，吸気に反応して，酸素を自動的に供給してくれる方式のバルブをいう。

運動誘発性低酸素血症
(exercise-induced hypoxemia：EIH)

MEMO

安静時，血液の毛細血管通過時間は 0.7 秒であるが，運動時は 0.25 秒と血流速度が増す。

表 8　運動時の酸素投与の利点

効果および作用機序
● oxygen desaturation の予防
● 頻脈の減少
● 肺動脈圧の低下
● 右心機能の改善
● 分時換気量の減少
● 呼吸困難の軽減
● 横隔膜疲労の軽減および遅延
● 横隔膜仕事量の減少
● 低酸素性気管支攣縮の軽減
● 運動耐容能の増大
● 運動時血中乳酸レベルの減少

（神津　玲ほか：呼吸器内科 2007：11〈3〉：205-10[8]）
oxygen desaturation：酸素飽和度の低下。

電気代が不要で，携帯用の子容器にいつでも酸素を充填できる利点があるが，親容器の設置場所が一定の制限を受けることや，子容器への充填は高齢者などでは誰もができるとは限らないという短所がある。

7．運動療法中における酸素吸入の意義，効果

1）低酸素血症における運動制限の要因

呼吸不全患者は，安静時だけでなく，特に労作時に低酸素血症を呈する。これを運動誘発性低酸素血症という。運動誘発性低酸素血症による生理学的な反応には，換気ドライブの亢進，肺血管床の増加，肺動脈攣縮，頻脈，心拍出量の増大などがある。低酸素血症それ自体は呼吸困難の要因とはならないが，換気ドライブを刺激することにより換気亢進をまねき，呼吸困難を引き起こす。運動時は心拍数や心拍出量が増加するとともに，毛細血管床における血流の通過時間が減少するため，すでに存在する換気血流比不均等と相まって，低酸素血症がいっそう増悪する。さらに，低酸素血症による肺動脈圧の上昇や右心機能の低下により，末梢骨格筋の筋収縮による酸素需要の増加に対応できなくなり，乳酸アシドーシスが生じる。以上のことから，低酸素血症によって運動が困難となる。

2）酸素投与の生理学的効果

運動誘発性低酸素血症を呈する呼吸不全患者に対して，酸素投与することで労作時の呼吸困難を軽減し，運動耐容能を増大させることが可能である。これは酸素吸入によって，①頸動脈小体の低酸素性刺激を直接軽減，②肺動脈の拡張による肺循環の改善，③動脈血中の酸素含量の増大などが要因として考えられる。

運動時における酸素投与の利点を**表 8**[8]に示す。

3）運動誘発性低酸素血症の評価

運動療法や ADL において SpO_2 の低下がみとめられれば，運動負荷試験（自転車エルゴメータ，トレッドミル，6 分間歩行試験，シャトル・ウォーキング試験など）によって，どの程度低下するかを評価する。一般に，SpO_2 が 90％以下，あるいは PaO_2 が 60 mmHg 以下であった場合に，運動時の酸素吸入を検討する。

4）適応，投与量

（1）適応

運動負荷試験によって処方された運動強度において SpO_2 が 90％以下，PaO_2 が 60 mmHg 以下となる場合は，酸素吸入下で運動療法を実施する。

（2）投与量

運動療法中は SpO_2 を常にモニターし，90％以上に保つように酸素流量を調節する。

■引用文献

1) 日本呼吸ケア・リハビリテーション学会酸素療法マニュアル作成委員会，日本呼吸器学会肺生理専門委員会編：酸素療法マニュアル。メディカルレビュー社：2017．p.32-62，70．
2) Jeffrey AA, Warren PM：Should we judge a mask by its cover? Thorax 1992：47（7）：543-6．
3) 宮本顕二：楽しく学ぶ肺の検査と酸素療法．改訂版．メジカルビュー社：2007．p.181．
4) AARC Clinical Practice Guideline：selection of an oxygen delivery device for neonatal and pediatiric patients-2002 revision & update. Respir Care 2002：47（6）：707-16．
5) Nishimira M：High-flow nasal cannula oxygen therapy in adults. J Intensive Care 2015：3（1）：15．
6) 永田一真：ハイフローセラピー．みんなの呼吸器 Respica 2019：17（1）：47-50．
7) 日本呼吸器学会肺生理専門委員会在宅呼吸ケア白書ワーキンググループ編：在宅呼吸ケア白書2010．日本呼吸器学会：2010．
8) 神津　玲，迎　寛ほか：慢性呼吸器疾患における酸素投与下での運動療法の是非．呼吸器内科2007：11（3）：205-10．

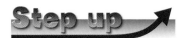

1.　在宅酸素療法の効果

　在宅酸素療法を行うことにより，さまざまな効果が期待され，その効果も明らかとなっている．具体的には大きく分けて，身体面の効果，社会面の効果，心理面の効果があげられる．

1）身体面の効果

（1）生存期間の延長

　日本だけでなく，アメリカやイギリスの全国調査でも，慢性呼吸不全患者が酸素を吸入すると生存率が高くなることが証明されている．年齢，性別，病態の重症度が一致した酸素療法を行っている80人の患者を対象に，普段あまり歩かず夜間のみ酸素療法を行っている群，普段あまり歩かず24時間酸素療法を行っている群，普段よく歩き夜間のみ酸素療法を行っている群，普段よく歩き24時間酸素療法を行っている群について生存率を比較した．その結果，普段よく歩き24時間酸素療法を行っている群が最も生存率が高かったことが報告されている（図1）[1]．在宅酸素療法を行っている患者は24時間酸素吸入を行い，より活動的な生活を送っているほど長生きできることが裏づけられている．ただし，スウェーデンにおける研究で，酸素を1日24時間吸入した場合と15時間吸入した場合において生存率に差がなかったという報告もある[2]．いずれの場合も，1日の大半を酸素吸入しながら過ごすことが長生きするためには必要であるということに違いはない．

（2）心臓の負担の軽減，息切れの減少

　肺に入る酸素の量が増え，血液中の酸素濃度が上がるため，少ない血液量で全身に必要な酸素を送ることができる．このため，心臓の負担が軽くなり（肺動脈圧の低下など），慢性呼吸不全から生じる右心不全などの合併症が改善される．

（3）症状の緩和

　息苦しさ，チアノーゼ，頻脈，徐脈などの低酸素血症の症状が緩和あるいは解消される．低酸素による集中力や記憶力の低下なども改善される．

（4）運動能力の改善

　心臓への負担が軽くなり呼吸も楽になるため，運動が可能となる．運動を継続することによって，運動耐容能の向上が望める．

2）社会面の効果

（1）仕事や役割の継続

　職場で酸素を吸入することで，仕事への復帰が可能となる．

（2）外出機会の増加

　酸素を吸入しながら散歩や買物などの外出ができ，さらに体力が向上すれば旅行などにも行ける．

3）心理面の効果

（1）安心感が得られる

　入院ではなく住み慣れた自宅での療養であるため，気分的に楽になる．息苦しさが改善されることで気持ちに余裕ができる．

（2）満足感が得られる

　趣味や家族との生活に生きがいを感じ，生活に張りが出てくる．

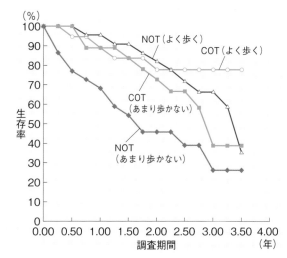

よく歩き24時間酸素療法を行っている患者は，3年半後の生存率が最もよい．一方，普段あまり歩かず，夜間のみ酸素療法を行っている患者の生存率は最も低い．
NOT（nocturnal oxygen therapy）：夜間のみ酸素療法，
COT（continuous oxygen therapy）：24時間酸素療法．
図1　歩行レベルと酸素療法による生存率の比較
（Petty TL, Bliss PL：Respir Care 2000；45〈2〉：204-11[1]）

LECTURE
11

2. 在宅酸素療法における社会保障制度

在宅酸素療法において利用できる社会保障制度は，「身体障害者福祉法」，介護保険，医療保険がある．

1）身体障害者福祉法

身体障害者手帳は，「身体障害者福祉法」に掲げる一定以上の障害を有するものに対し，都道府県知事が交付するものである．呼吸機能障害の程度は，①予測肺活量1秒率（1秒量/予測肺活量×100），②動脈血液ガス，③医師の臨床所見によって判定される．呼吸機能障害等級の目安を表1[3]に示す．

2）介護保険

65歳以上では疾患にかかわらず介護が必要な場合は申請できるが，COPD，びまん性汎細気管支炎，気管支喘息は介護保険における特定疾病に該当するため，40歳以上から申請できる．介護保険と身体障害者施策が重複しているサービスについては，介護保険のサービスが優先される．

3）医療保険

往診や訪問看護は，医療保険でも提供される在宅医療の保険サービスである．介護保険と重複する場合は，訪問看護は原則として介護保険が優先される．

表1 呼吸機能障害等級　　　　　　　　　　　　　　　　　　　　　　　　　　（2018年3月現在）

級数	区分	解説
1級	自己の身辺の日常生活活動が極度に制限されるもの	呼吸困難が強いため歩行がほとんどできないもの．呼吸障害のため指数*の測定ができないもの．指数が20以下のもの，または動脈血酸素分圧が50 Torr以下のもの
3級	家庭内での日常生活活動が著しく制限されるもの	指数が20を超え30以下のもの，もしくは動脈血酸素分圧が50 Torrを超え60 Torr以下のもの．またはこれに準ずるもの
4級	社会での日常生活活動が著しく制限されるもの	指数が30を超え40以下のもの，もしくは動脈血酸素分圧が60 Torrを超え70 Torr以下のもの．またはこれに準ずるもの

（日本呼吸器学会編：COPD〈慢性閉塞性肺疾患〉診断と治療のためのガイドライン2018．第5版．メディカルレビュー社；2018．p.158[3]）
*予測肺活量1秒率．

3. 呼吸不全患者が飛行機を利用する場合

飛行機の機内は機体の構造上，約0.8気圧程度に維持されており，地上よりも気圧が低い．したがって，吸入酸素分圧は地上に比べて15%程度低下することになる．一般に健常者でも機内では，PaO_2が53〜64 mmHg，SpO_2が85〜91%程度まで低下する（年齢や換気量によって異なる）ことから，呼吸不全患者の場合は，普段に比べこれらの値はさらに低下することが予想される．

在宅酸素療法患者が飛行機に搭乗する場合，携帯酸素ボンベの持ち込みは国内線では可能であるが，国際線ではアメリカ発着路線（ハワイ，グアム，アメリカ本土）以外は可能である．持ち込みに際しては，搭乗日を含めて14日以内に作成された診断書などの提出が必要である．

通常では在宅酸素療法患者の場合，機内では地上の酸素流量に1〜2 L/分を追加する必要があるが，実際の投与量はパルスオキシメータによる測定によって決定することが望ましい．

LECTURE
11

■引用文献

1) Petty TL, Bliss PL：Ambulatory oxygen therapy, exercise, and survival with advanced chronic obstructive pulmonary disease（the Nocturnal Oxygen Therapy Trial revisited）. Respir Care 2000；45（2）：204-11.
2) Ahmadi Z, Sundh J, at al.：Long-term oxygen therapy 24 vs 15 h/day and mortality in chronic obstructive pulmonary disease. PLoS One 2016；11（9）：e0163293.
3) 日本呼吸器学会COPDガイドライン第5版作成委員会編：COPD（慢性閉塞性肺疾患）診断と治療のためのガイドライン2018．第5版．メディカルレビュー社；2018．p.158.

■参考文献

1) 日本呼吸ケア・リハビリテーション学会酸素療法マニュアル作成委員会，日本呼吸器学会肺生理専門委員会編：酸素療法マニュアル．メディカルレビュー社；2017.
2) 玉木彰：在宅酸素療法と呼吸リハビリテーション．京都大学医療技術短期大学部紀要別冊 健康人間学2004；16：24-34.

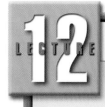

人工呼吸療法と呼吸理学療法

到達目標

- 人工呼吸療法の目的と役割を理解する.
- 人工呼吸器が生体に与える影響について理解する.
- 人工呼吸器の構造と基本的なモードを理解する.
- 人工呼吸による弊害について理解する.
- 人工呼吸管理中の呼吸理学療法について理解する.

この講義を理解するために

　この講義では, 呼吸理学療法を実施していくうえで必要となる人工呼吸療法について学習します.

　呼吸理学療法の対象者には, ICU (集中治療室) で管理されているような重度の呼吸不全や外科術後など, 人工呼吸管理下にある患者が少なくありません. 人工呼吸器は生命維持装置の一つですが, 人工呼吸器がついているからといって理学療法の対象にならないのではなく, 現在ではむしろ可能な限り積極的に介入していくことで, 患者の回復を促進し, 二次的に起こる合併症を予防できることがわかっています.

　はじめに人工呼吸療法の目的や役割を理解し, さらに人工呼吸器が生体に与える影響について学びます. 人工呼吸器は生命維持に欠かせないものの, 生体にとってさまざまな影響を及ぼすことを理解しておかなければなりません.

　次に人工呼吸器の構造や基本的なモード, そして人工呼吸による弊害についても学びます. 最後に人工呼吸管理中における呼吸理学療法について, 具体的な介入内容を理解し, 実践できる能力を身につけることも目標としています.

　人工呼吸療法と呼吸理学療法を学ぶにあたり, 以下の項目を学習しておきましょう.

　□ 呼吸器系の生理学について復習しておく (Lecture 3 参照).
　□ 呼吸理学療法で用いるさまざまな治療技術について, 知識だけでなく実践できるように練習しておく (Lecture 7〜10 参照).

講義を終えて確認すること

　□ 人工呼吸療法の目的と役割が理解できた.
　□ 人工呼吸器が生体に与える影響が理解できた.
　□ 人工呼吸器の構造と基本的なモードが理解できた.
　□ 人工呼吸による弊害について理解できた.
　□ 人工呼吸管理中の呼吸理学療法の内容を理解し, 実践できる.

1. 人工呼吸器とは

人工呼吸器は，生命維持装置の一つであり，酸素療法やその他の治療によっても改善が得られず呼吸状態が悪化する場合や，ショック状態，あるいは大手術後などで機械的換気が必要な場合に用いられる．しかし，人工呼吸器は疾患や病態を治療するためのものではなく，あくまでも対症療法であり，合併症を起こしやすい侵襲的な処置であるため，換気を補助しつつも早期離脱できるよう，呼吸障害をきたした原疾患の治療を行っていく．

1) 人工呼吸療法の目的

(1) 換気・ガス交換の改善

神経筋疾患や高度な意識障害のある患者では，必要な換気を維持するだけの駆動力（呼吸筋のはたらきなど）が低下または消失しているため，呼吸数や1回換気量の低下が起こり，肺胞低換気となる．したがって，人工呼吸器によって換気量を維持することでガス交換能が改善し，全身の組織に必要な酸素を送ることが可能となり，また，代謝によって産生された二酸化炭素を排出することができる．

(2) 換気血流比の改善

人工呼吸療法によって肺容量が増加すると，肺毛細血管と肺胞気とのガス交換面積が増大し，換気と血流バランスが整えられ酸素化が改善する．さらに，呼気時には気道を陽圧に保つことによって肺胞の虚脱を防ぎ，機能的残気量を維持することで酸素化の改善が得られる．

(3) 呼吸仕事量の軽減

重度の呼吸不全患者（肺炎や肺水腫など）では，気道抵抗の増大や肺コンプライアンスの低下によって呼吸努力が出現し，呼吸困難を惹起する．この状態が持続すると呼吸筋疲労が起こり，呼吸不全に陥ることになる．また，神経筋疾患患者では，呼吸筋力の低下により呼吸筋が疲労しやすくなる．そのため，人工呼吸療法によって換気を補助することで呼吸筋の疲労を回避することができる．

2) 人工呼吸器の原理

人工呼吸器の原理は，生理的な呼吸と異なり，気道内を陽圧にすることで肺を拡張し，ガス交換を補助するものである．人工呼吸器では，吸気時にどのような方法により肺胞を拡張させるかによって2種類に分類される．

● 陽圧式人工呼吸療法：現在の人工呼吸器の主流である気道内圧を陽圧にして肺胞を拡張する方法で，ガスを気道内に送り込むことで呼吸を補助する．気管内に気管チューブを挿入して行う方法と，鼻や口鼻を覆うマスクを装着して行う方法がある．

● 胸郭外陰圧式人工呼吸療法：胸郭の外を陰圧にすることにより呼吸を補助する方法で，陽圧式よりも歴史が古く，生理的には自然呼吸に近い．気管チューブを挿入する必要がないため，会話や経口摂取が可能で，非侵襲的な換気補助法である．

2. 人工呼吸器が生体に与える影響

自発呼吸と人工呼吸との大きな違いは，自発呼吸は「陰圧呼吸」であるのに対し，一般的な人工呼吸は「陽圧呼吸（陽圧換気）」であることである．自発呼吸では，吸気筋（主に横隔膜）が収縮することで胸腔内の容量が拡張し，胸腔内圧が陰圧となって空気が肺に流入する．一方，人工呼吸による陽圧呼吸では，胸郭系の弾性に抗してガスが押し込まれるため胸腔内が陽圧となり，この点で自発呼吸と陽圧呼吸は生理的に

MEMO
対症療法
症状の緩和や改善を目的とする治療法．根本的な解決ではなく，現況に即して処置される．

1回換気量 (tidal volume：V_T, TV)

機能的残気量 (functional residual capacity：FRC)

MEMO
鉄の肺
1930年から50年代にポリオが流行し使用された人工呼吸器で，患者の首から下を気密タンクに入れ，タンク内を陰圧にして胸郭を広げ吸気を生じさせていた．

LECTURE
12

まったく反対の作用となる．よって，人工呼吸器は生体にさまざまな影響を及ぼす．

1）換気分布に与える影響

　自発呼吸がなく人工呼吸管理下にある患者の場合，陽圧呼吸により設定された換気量が送気されるが，送気されるガスは肺全体に均等に分布はしない．

　通常，人工呼吸管理下の患者は，点滴や動・静脈ラインが装着され，また鎮静状態であることも多いため自発的な体動はほとんどない．そのため，背側の胸郭は拡張が制限され，さらに横隔膜運動が重力と腹部臓器の圧迫で制限されることにより，背側の肺は換気不全に陥りやすい（図1）．これは腹圧の低い上肺野を過剰に換気し，腹圧の高い下肺野への換気が不十分になることを示している．

　また，麻酔下および人工呼吸管理下での横隔膜の動きは自発呼吸と異なっている．麻酔および自発呼吸下では横隔膜の動くパターンに変化はなく，機能的残気量位での横隔膜の位置は，特に荷重（下）側肺領域では頭側に移動する．そして，筋弛緩薬を使用することによりこの現象はさらに進み，人工呼吸器による陽圧呼吸では腹側の横隔膜の動きが背側の動きに比べて大きくなり，荷重（下）側肺領域には無気肺が生じやすくなる．このような状況において血流や気道内分泌物は重力の影響を受けるため，徐々に背側肺にたまり，背側部では換気不全と血流増加の結果，換気血流比の不均等が発生する．

2）循環動態に与える影響（図2）

　自発呼吸では，胸腔内圧は$-3\sim-7\,\text{cmH}_2\text{O}$であり，吸気時に陰圧が最も強くなる．そして胸腔内圧が陰圧になることで，末梢静脈血と右心房の間の圧較差が生じ，静脈還流が促進される．しかし，人工呼吸では，送り込まれたガスの陽圧によって肺が膨らみ，胸腔内圧が上昇して陽圧となる．そのため，末梢静脈血と右心房との圧較差が減少し，静脈還流が減少する．人工呼吸管理の際には，静脈還流の障害によって心拍出量が減少し，血圧が低下することがある．

3）中心静脈圧に与える影響

　中心静脈圧は，胸腔内圧の影響を受けるため，人工呼吸中は胸腔内圧が上がり，中心静脈圧は高くなる．また，人工呼吸により陽圧がかかり肺毛細血管圧が上昇することで肺の血液灌流量が減少し，静脈還流は右心系にうっ滞して中心静脈圧が上昇する．

4）腎臓に与える影響

　人工呼吸に伴って尿量が減少することがあり，これは心拍出量の低下に伴う腎灌流

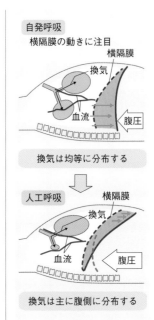

図1　自発呼吸と人工呼吸の違い

中心静脈圧
(central venous pressure：CVP)

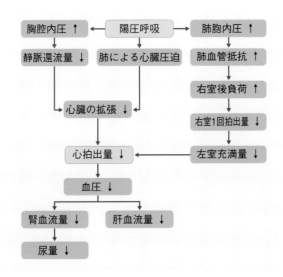

図2　陽圧呼吸による循環系への影響

の減少に関係している．また，人工呼吸中はしばしば体液が過剰になるが，尿量の減少，過剰な輸液量，吸気ガスの加湿による気道からの不感蒸泄の低下などによる．

5）胃に与える影響

人工呼吸中の患者は胃の膨満（鼓腸）をきたしやすく，これは陽圧呼吸時に気管チューブのカフ周辺からガスが漏れ，空気を嚥下しているためである．また，人工呼吸中の患者はストレス潰瘍や消化管出血をきたしやすい．

6）神経系に与える影響

頭部外傷患者では陽圧呼吸によって頭蓋内圧が上昇することがある．これは静脈還流の低下により頭蓋内の血液量が増加し，頭蓋内圧の上昇が起こる．平均気道内圧が高いと，頭蓋内圧の上昇とともに動脈圧の低下をきたすため，脳灌流が著しく障害される．

3．人工呼吸器の基本構造

人工呼吸器は，人工呼吸器本体と患者回路で構成されている（**図3**）．人工呼吸器本体には駆動源となる電源と酸素・圧縮空気を取り入れるケーブルやホースが装着されており，本体の内部は吸気に必要なガスを送る駆動部と気道内圧などの情報や警報監視を行う制御部から成り，外側には情報表示や設定を行うパネルがある（**図4**）．

患者回路は，Yピースを挟み吸気回路，呼気回路から構成され，加温・加湿器やウォータートラップがある．

1）人工呼吸器の設定

人工呼吸器の設定項目には換気モード，吸入酸素濃度，1回換気量あるいは吸気圧，換気回数，呼気終末陽圧（PEEP），サポート圧，アラーム設定などがある．これらは患者の呼吸状態（自発呼吸の有無など）によって設定される．一般的な換気設定を**表1**[1]に示す．

2）人工呼吸器の基本的なモード

人工呼吸器には多様なモードがあるが，大別すると以下の3つのモードに分類できる．①持続的強制換気，②間欠的強制換気，③自発呼吸モードである．基本的なモードの分類を**表2**[2]に示す．

（1）持続的強制換気（調節呼吸〈CMV〉またはA/C〈補助・調節呼吸〉）

CMVは，すべての換気が人工呼吸器による強制換気のモードであり，一定時間ごとに規則的にガスを患者の肺に送り込む．吸気の開始，ポーズ，呼気のタイミングなどすべて人工呼吸器の設定によって行われる．全身麻酔や筋弛緩薬が投与されている

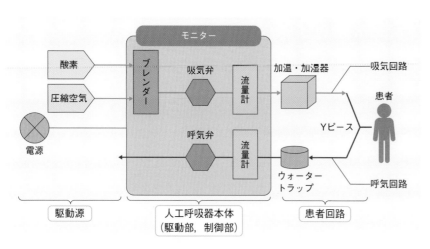

図3　人工呼吸器の基本構造

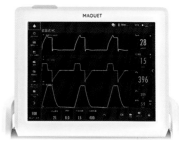

図4　人工呼吸器のパネル

表1 人工呼吸器の一般的な換気設定

設定項目	一般的な設定	注意事項
酸素濃度	0.21〜1.0	長時間の高濃度では肺傷害（酸素中毒）を起こすため酸素化を評価しながら調節
モード選択	自発呼吸がなければ CMV または A/C（VCV または PCV）自発呼吸があれば SIMV，PSV，CPAP	患者の状態によって圧規定換気か量規定換気を選択．また，自発呼吸があるか，圧サポートは必要かによって PS（プレッシャーサポート）を付加
呼吸回数	12〜16 回	肺コンプライアンスが低い肺では少なく設定する
1回換気量（VCV の場合）	7〜10 mL/kg（成人）10〜15 mL/kg（小児）	量規定換気を行う場合は，分時換気量の調節によって，$PaCO_2$ を至適な範囲に調節．肺の傷害によって気道内圧の上昇に注意が必要
吸気圧（PCV の場合）	1回換気量をみながら設定	圧規定を行う場合は，1回換気量，胸郭のはたらきをみながら吸気圧の設定を行う．コンプライアンスの低い肺では換気量が得られないため，換気量や呼気二酸化炭素ガス濃度などのモニタリングが必要
吸気時間	1.0秒前後	肺のコンプライアンスが低く膨らみにくい肺では，吸気時間を延長することが考慮される
サポート圧	5〜15 cmH₂O	サポート圧は，患者の呼吸筋の状態やウィーニング時期によって変更される
トリガーレベル	−1〜2 cmH₂O フロートリガー	回路リークがある場合は，トリガーエラーを起こすことがある
PEEP	3〜5 cmH₂O	機能的残気量の増大により酸素化は改善するが，高い PEEP が循環抑制をきたす

（中田 諭：コメディカルのための人工呼吸管理マイブック〈呼吸器ケア 2008 年夏季増刊〉．メディカ出版；2008．p.82-92[1]）
VCV：量規定調節換気，PCV：圧規定調節換気，PEEP：呼気終末陽圧，CMV：調節呼吸，A/C：補助・調節呼吸，SIMV：同期式間欠的強制換気，PSV：圧支持換気，CPAP：持続的気道内陽圧．

表2 換気モードの基本的分類

	量規定換気	圧規定換気
持続的強制換気：CMV または A/C すべての呼吸が強制換気	VCV	PCV
間欠的強制換気：強制換気と自発呼吸の混在	量規定-同期式間欠的強制換気（VC-SIMV）	圧規定-同期式間欠的強制換気（PC-SIMV）
自発呼吸モード：自発呼吸による換気	圧支持換気（PSV）持続的気道内陽圧（CPAP）二相性気道陽圧換気（BiPAP）気道内圧開放換気（APRV）	

（中田 諭：コメディカルのための人工呼吸管理マイブック〈呼吸器ケア 2008 年夏季増刊〉．メディカ出版；2008．p.96-107[2]）
CMV：調節呼吸，A/C：補助・調節呼吸，VCV：量規定調節換気，PCV：圧規定調節換気．

MEMO
cmH₂OとhPa（ヘクトパスカル）
1 cmH₂O は，0.98 hPa に相当する．つまり cmH₂O と hPa はほぼ等しい数値となる．ちなみに1気圧は1,033 cmH₂Oで1,013 hPaである．

量規定調節換気（volume control ventilation：VCV）
圧規定調節換気（pressure control ventilation：PCV）
間欠的強制換気（intermittent mandatory ventilation：IMV）
同期式間欠的強制換気（synchronized intermittent mandatory ventilation：SIMV）
自発呼吸（spontaneous breathing）モード
持続的気道内陽圧（continuous positive airway pressure：CPAP）
圧支持換気（pressure support ventilation：PSV）
二相性気道陽圧換気（biphasic positive airway pressure：BiPAP）
気道内圧開放換気（airway pressure release ventilation：APRV）

場合に設定される．CMV には量規定調節換気（VCV）と圧規定調節換気（PCV）がある．また，患者の呼吸努力があるところでは，それに合わせて補助（アシスト）呼吸を行い，呼吸努力がなければ調節（コントロール）呼吸を行うことを A/C という．

(2) 間欠的強制換気（IMV）

強制換気と患者の自発呼吸が混在したモードであり，患者の自発呼吸が出現した際に，吸気のタイミングに合わせて強制換気を行うモードを同期式間欠的強制換気（SIMV）という．SIMV では，強制換気を行う時間と自発呼吸を行う時間を区切り，強制換気の期間に出現した自発呼吸に対しては強制換気を，自発呼吸の期間に出現した自発呼吸には圧支持をするような換気を行う．

(3) 自発呼吸モード

患者の自発呼吸によって換気するモードであり，呼気，吸気ともに陽圧がかかる持続的気道内陽圧（CPAP）が代表的である．また，患者の吸気開始を認識して設定された圧まで吸気を補助する圧支持換気（PSV）は，自発呼吸の吸気，呼気のタイミングを患者が決定することから自発呼吸モードに分類される．さらに，二相性気道陽圧換気（BiPAP）や気道内圧開放換気（APRV）などの換気モードが使用されている．

LECTURE **12**

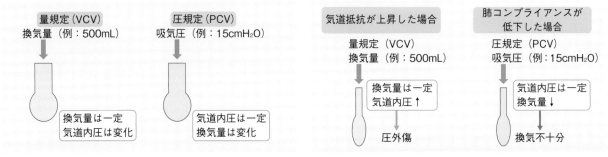

図5 量規定と圧規定の違い

図6 気道抵抗の上昇や肺コンプライアンスが低下した場合

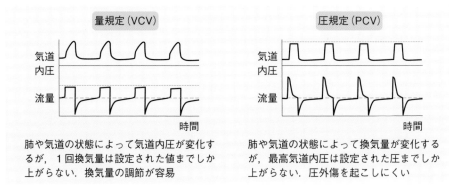

肺や気道の状態によって気道内圧が変化するが，1回換気量は設定された値までしか上がらない．換気量の調節が容易

肺や気道の状態によって換気量が変化するが，最高気道内圧は設定された圧までしか上がらない．圧外傷を起こしにくい

図7 量規定調節換気（VCV）と圧規定調節換気（PCV）の気道内圧と流量の波形の違い

(4) 臨床で用いられることの多い換気モード

a. 量規定調節換気（VCV）

決められた1回換気量を決められたサイクルでガスを送気する方法である．肺のコンプライアンスや気道の抵抗が変わっても換気量は変化しないが，気道内圧は変化する．自発呼吸の出現や咳嗽，分泌物の貯留によって気道内圧が大きく変化するため，圧外傷の危険が生じる可能性がある（**図5，6**）．

b. 圧規定調節換気（PCV）

決められた吸気圧で決められた時間，ガスを送気する方法である．同じ圧力設定であっても，肺のコンプライアンスや気道の抵抗によって換気量は変化する．PCVはVCVに比べると早期に最高気道内圧に達するため，拡張に時間を要する膨らみにくい肺を早期に拡張させることが可能であり，ガス交換能にすぐれている．設定圧によって最高気道内圧が決定されるため圧外傷を起こしにくいが，肺コンプライアンスや気道抵抗の変化によって換気量が変化してしまう（**図5，6**）．

VCVとPCVの気道内圧と流量の波形の違いを**図7**に示す．

c. 圧支持換気（PSV），持続的気道内陽圧（CPAP）

ともにすべての換気が自発呼吸のモードである．

PSVは患者の吸気時に圧を補助する圧規定換気の一種であり，PCVに似ているが，その違いは「自発呼吸がなければ換気をしない」「吸気時間が変動する」の2点である．患者との同調性にすぐれており，呼吸仕事量の負荷を調節できるため，人工呼吸器からの離脱時に使用される．PSVのときの気道内圧と流量の波形を**図8**に示す．

CPAPは，自発呼吸下で吸気，呼気のいずれも気道内圧を陽圧に保つ換気様式であり，呼気時に維持する圧を呼気終末陽圧（PEEP）とよぶ．PEEPは，呼気時に一定の圧を加えることで呼気終末での肺胞の虚脱を防ぎ，肺の酸素化を改善する．自発呼吸にPEEPを負荷する換気モードがCPAPであり，プレッシャーサポートが0cmH$_2$OのPSVとも考えられる．CPAPのときの気道内圧と流量の波形を**図9**に示す．

プレッシャーサポート
（pressure support：PS）

LECTURE
12

矢印の吸気に合わせて設定の吸気圧まで圧サポートを行う

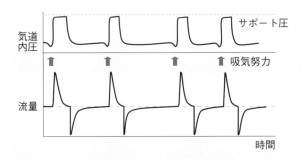

図8 圧支持換気 (PSV) 時の気道内圧と流量の波形

吸気・呼気にかかわらず気道には常に設定された陽圧 (PEEP) がかかっている

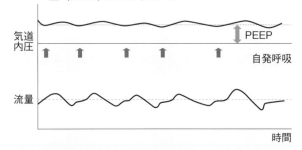

図9 持続的気道内陽圧 (CPAP) 時の気道内圧と流量の波形

吸気に合わせて強制換気を行うため,強制換気の間隔は一定ではない

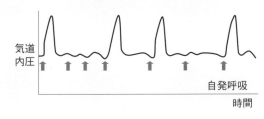

図10 同期式間欠的強制換気 (SIMV) 時の気道内圧の波形

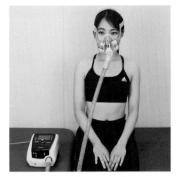

図11 非侵襲的陽圧換気 (NPPV)

d. 同期式間欠的強制換気 (SIMV)

強制換気の間に自発呼吸ができるモードである.自発呼吸がないときには CMV と同じように作動し,自発呼吸がある場合には自発呼吸に合わせて補助換気し,設定呼吸回数よりも多く自発呼吸があれば,その回数だけ自発呼吸となる.多くの場合,自発呼吸にプレッシャーサポート (PS) を付加し,その場合は,「SIMV + PS」と表示する.強制換気が量規定式の場合は,「VC-SIMV」,圧規定式の場合は「PC-SIMV」である.SIMV のときの気道内圧の波形を図10に示す.

e. 非侵襲的陽圧換気 (NPPV)

気管チューブを使用することなく,鼻マスクや口鼻マスクを使用して行う陽圧呼吸である.挿管下 (侵襲的) ではないため苦痛が少なく,開始や中止が比較的容易に行える.ただし,喀痰の吸引が行えないため,喀痰の自己喀出が可能であり,装着に協力が得られることが条件となる.また,高い酸素濃度での管理は困難である (図11).

4. 人工呼吸による弊害

人工呼吸は換気や酸素化の改善など,生命を維持するために必要なものであるが,一方,その弊害や合併症も多く存在する.そのため,常に人工呼吸のリスクを考えながら患者のアセスメントや呼吸理学療法を実践する.

1) 人工呼吸器関連肺炎 (VAP)

気管挿管,あるいは気管切開による人工呼吸を開始して48時間以降に発症する肺炎と定義されており,人工呼吸器を装着したことが原因で起こる肺炎をいう.人工呼吸中は,気管 (挿管) チューブを経口または経鼻で挿入している.気管チューブにはカフとよばれる風船のようなものが付いており,これを膨らませることで,口腔や咽頭からの分泌物の侵入を防いでいる.しかし,適切なカフ圧に設定されていない (カ

MEMO

A/C と SIMV の違い
A/C では,患者の呼吸努力があればそれに合わせて補助 (アシスト) 呼吸を行い,呼吸努力がなければ調節 (コントロール) 呼吸を行う.設定した呼吸回数を超えても,患者の呼吸努力があればそれに合わせてすべて補助することになる.一方,SIMV では自発呼吸と機械呼吸が混在しており,患者の呼吸努力が設定した呼吸回数よりも少ない場合は A/C と同様,調整するが,患者の呼吸努力が設定した呼吸回数よりも多い場合は,上回る分の補助はしない.

非侵襲的陽圧換気
(noninvasive positive pressure ventilation:NPPV)

人工呼吸器関連肺炎
(ventilator-associated pneumonia:VAP) の予防
▶ Step up 参照.

気管 (挿管) チューブのカフ
▶ Lecture 15・図2参照.

LECTURE
12

フ圧が低すぎる）場合は，口腔，咽頭からの分泌物が気道へ垂れ込み，これが原因で肺炎になる．また，垂れ込みは胃内容物の逆流や誤嚥などによっても起こる．

2）気道粘膜の損傷，声帯麻痺

気管チューブのカフ圧が適切に管理されていないと，気道粘膜の損傷が起こる．特に高すぎるカフ圧は，気道粘膜の血流を阻害し潰瘍を形成したり，抜管後の声帯麻痺などの原因となる．

3）加温・加湿機能の低下による問題

上気道に人工気道が挿入されることにより，鼻腔，咽頭がバイパスされ，生体が本来もつ生理的な加温・加湿が行われなくなる．その結果，気道粘膜上皮の線毛運動が低下し，気道粘液の粘稠性が増加する．さらに，乾燥した医療ガスにより気道の乾燥が促進され，痰の喀出困難が起こり，肺炎や無気肺につながる．

4）人工呼吸器誘発性肺傷害

- **圧損傷**：最高気道内圧の上昇によって肺毛細血管壁が破綻し，肺胞上皮にあいた小さな穴が大きくなり蛋白質が漏出する．そして，血管内皮の細胞が傷害され，血管透過性が亢進する．
- **量損傷**：1回換気量の増加によって肺胞内のガスが肺実質外へ漏れ出し，皮下気腫などを生じるものである．主として肺実質の局所的な過膨張の結果，傷害が誘発される．
- **虚脱性肺損傷**：肺胞が虚脱と再開放を繰り返すことによって生じる肺損傷である．
- **炎症性肺損傷**：肺胞が虚脱と開存を繰り返すことによるずれ応力によって肺実質に傷害が加わり，肺内の炎症性メディエータ（サイトカイン）が活性化する．それによって多臓器不全を起こすことがある．

5．人工呼吸管理中の呼吸理学療法

1）目標

人工呼吸管理下にある患者は，手術直後や全身状態が悪化した状態，さらには鎮静薬の投与などにより安静臥床を強いられていることが多い．この安静臥床は患者の病態を考えれば必要であるが，気道内分泌物が貯留・沈下し，荷重（下）側肺障害を引き起こしたり，二次的な廃用症候群（ICU-AWなど）発生のリスクが高い状態である．

そのため，人工呼吸管理中の呼吸理学療法の目標は，①適切な体位選択・変換（ポジショニング），②気道内分泌物の排出による呼吸器合併症の予防，③人工呼吸器からの離脱（ウィーニング）の援助，④廃用症候群の予防，⑤早期離床などである．

2）適切な体位選択・変換（ポジショニング）

人工呼吸管理中は呼吸器合併症の予防または治療のため，適切な体位の選択や定期的な体位変換が必要である．患者の酸素化の状態（P/F比や肺胞気-動脈血酸素分圧較差〈A-aDO_2〉などで評価）や気道内分泌物の貯留部位を評価し，体位を選択する．特に人工呼吸管理中は，前傾側臥位，腹臥位，ティルトアップ位などが荷重（下）側肺障害やVAPなどの呼吸器合併症予防に有効とされている．

3）気道内分泌物の排出による呼吸器合併症の予防

人工呼吸管理中の患者は気道内分泌物が貯留しやすいため，呼吸器合併症を予防する目的で気道内分泌物の排出（排痰）が必要不可欠である．

4）人工呼吸器からの離脱（ウィーニング）の援助

人工呼吸器は疾患や病態を治療するためのものではなく，あくまでも対症療法であるため，病態の改善に応じて常に早期離脱できるよう介入する．そのためには，起こる可能性のある合併症を予防しながら患者の呼吸状態を的確に評価し，自発呼吸に向けた呼吸練習を実施する．

人工呼吸器誘発性肺傷害（ventilator-induced lung injury：VILI）
最高気道内圧（peak inspiratory pressure：PIP）

ICU-AW（intensive care unit-acquired weakness）

体位管理
▶ Lecture 14 参照．

MEMO
人工呼吸管理中に排痰手技（スクイージングなど）は有用か？
人工呼吸管理中においても，気道内分泌物の排出，換気やガス交換の改善を目的に徒手的な排痰手技を用いることがあるが，その効果は人工呼吸器の換気モードによって異なる．排痰手技は胸郭運動を介助し，1回換気量（分時換気量）を増加させることが目的である．したがって，人工呼吸器のモードである「PC-SIMV」「PSV」「CPAP」などのときに排痰手技を行うと，1回換気量が増加して効果的である．しかし「VC-SIMV」や「VCV」などのモードの場合は，1回換気量が規定されているため，呼吸介助をしても呼気量は増加するものの，次の吸気量が少なくなってしまうため効果が得られない．そのため「VCV」などの量規定のモードの場合は，呼吸ごとではなく，1呼吸おきに手技を行うと効果が得られる．

排痰法
▶ Lecture 8 参照．

MEMO
日本では患者を人工呼吸器からはずしていく作業を“離脱”または“ウィーニング（weaning）”とよんでいるが，欧米では“discontinuation”とよぶことがある．

ウィーニング開始の条件
▶ Step up 参照．

人工呼吸器のモードが「CPAP」や「SIMV」「PSV」などの場合は，離脱に向けた積極的な介入が可能である．理学療法士として，人工呼吸器からのウィーニング過程において実施できる内容について以下に示す．

（1）横隔膜の動きの評価と促通

人工呼吸器からの離脱に向けた介入にあたっては，自発呼吸における横隔膜の動きを評価する．これは横隔膜の動きが十分でないと，人工呼吸から自発呼吸に移行する際に呼吸筋疲労を呈し，離脱に失敗するためである．具体的には，横隔膜の可動性や強さ，左右差などを徒手的に評価し，さらに吸気時における動きを高めるため横隔膜を刺激する手技を用いる．この手技は，左右の横隔膜に対し肋骨弓から母指を当て，吸気が始まる瞬間に圧迫刺激を加える方法である．

（2）呼吸筋トレーニング

人工呼吸器による換気補助の継続により，呼吸筋力の低下や呼吸筋機能障害が起こると，自発呼吸の際に速い異常な呼吸パターンや呼吸筋疲労，呼吸困難などが出現するため，人工呼吸器からの離脱が困難となる．離脱するためには，呼吸筋トレーニングを行い，呼吸筋力の強化や呼吸筋機能の改善を目指す．ただし，呼吸筋トレーニングを実施する際には，呼吸筋疲労の徴候（表3）に注意して行う．

● 吸気筋トレーニング：人工呼吸中の補助換気モードの際に，適切な圧トリガーレベルを設定し，吸気に抵抗をかけて吸気筋トレーニングを行う．

● 呼気筋トレーニング：患者の咳嗽力を高め，喀痰の自己喀出を可能にする．具体的には腹筋群の強化（下肢の挙上運動や頭部挙上など）を行う．

（3）自発呼吸の練習

横隔膜の動きを高め，徐々に人工呼吸器のサポート（圧や呼吸数）を減らす際に，呼吸介助手技を利用しながら自発呼吸の練習を実施する．呼吸練習にあたっては十分にリラクセーションを行い，呼吸努力を可能な限り軽減する．患者の呼吸に合わせて呼吸介助手技を用い，呼気時に力を抜かせリラックスした呼気の感覚を認識させる．続く吸気も，努力なく自然な吸気運動となるよう誘導する．このような呼吸介助手技を用いた呼吸練習を行いながら，効率のよい自発呼吸の感覚を認識させ，徐々に介助なしの自発呼吸が可能となるように進める．

5）廃用症候群の予防

（1）筋力低下（ICU-AW）とその予防

人工呼吸管理中は安静度が高いため，不動による四肢・体幹筋などの廃用性筋萎縮が発生する．ベッド上安静により筋力は1日で1〜1.5％の割合で低下し，廃用性筋萎縮後の筋力回復は容易ではなく，これまでのさまざまな報告から不動期間よりも長い期間を要する．よって，人工呼吸管理中であっても，離脱後のADLを想定し，可能な限りの筋力トレーニングにより廃用性筋萎縮の予防に努める．ただし，人工呼吸管理中という環境では筋力トレーニングの方法にも制限があるため，さまざまな工夫が必要である．

不動による廃用性筋萎縮は，特に抗重力筋である大腿四頭筋や下腿三頭筋，大殿筋などで発生しやすく，これらの筋に対して負荷がかかるようなトレーニングを全身状態の許す限り実施する．筋力低下予防のためのトレーニングとして，徒手抵抗運動による方法は人工呼吸管理中でも早期から可能である．また，患者自身の自主的なトレーニングとして，膝の下に枕やクッションを入れ，それを押しつけるように大腿部に力を入れるマッスルセッティング（等尺性筋力トレーニング）や背臥位の状態で足部の下にクッションを置き，それを蹴るように力を入れる方法などが簡便に行える．近年では，ICUなどにおいて，自転車エルゴメータや電気刺激装置を使った早期か

MEMO
人工呼吸管理中の横隔膜の変化
人工呼吸を18〜69時間行った患者は，2〜3時間の患者に比べ横隔膜の線維の断面積が減少したと報告されており，早期離脱が重要であることを示している[3]．

横隔膜の動きの評価
▶ Lecture 5 参照．

MEMO
最近は超音波診断装置を用いて横隔膜の機能を評価し，人工呼吸器からの離脱可否の判断に用いられている．

表3　呼吸筋疲労の徴候

浅速呼吸	
呼吸数＞25〜30回/分	
呼吸パターンの異常	
フーヴァー徴候（吸気時に下部肋間が陥没する）	
abdominal paradox（吸気時に腹部が陥没し，胸部が盛り上がる）	
シーソー呼吸（吸気時に胸部が陥没し，腹部が盛り上がる）	
呼吸補助筋の過剰な使用	
斜角筋，胸鎖乳突筋，僧帽筋などの収縮	
鎖骨上窩，胸骨上切痕部の陥没	
精神状態の変化	
不安の増強，不穏，傾眠，興奮など	
その他	
著明な発汗	

フーヴァー徴候（Hoover sign）

MEMO
人工呼吸管理中の患者に対する吸気筋トレーニングは，呼吸筋力を強化し，人工呼吸器からの離脱を早めることが示されている[4]．

呼吸筋トレーニング
▶ Lecture 7 参照．

MEMO
ICU-AWは，重篤な疾患の合併症であり，短期的・長期的な罹病率や死亡率と関連している．また，7日以上人工呼吸管理された患者の25〜50%，敗血症や多臓器不全患者の50〜100%に発生するといわれている．
▶ Lecture 14・Step up 参照．

LECTURE 12

らの筋力トレーニングが新たなツールとして用いられ，効果を上げている.

(2) 関節拘縮の予防

関節拘縮は，人工呼吸管理中に限らず，安静臥床状態が継続し，自発的な動きが少ない患者には必ず発生する. 特に長期間にわたる同一体位の保持により，肩・肘・股・膝・足関節など四肢の大関節や脊柱，さらには胸郭の可動域制限が生じやすい. 人工呼吸管理中では，人工呼吸器の蛇管によって上肢の運動が制限され，特に肩関節は制限されやすい. 人工呼吸器からのウィーニングや早期離床を促進していくためにも，早期からの関節拘縮予防に対する介入が大切である.

関節の可動域制限が起こりやすい運動として，肩関節の屈曲・外転・内旋・外旋，肘関節の屈曲・伸展，股関節の屈曲・内旋・外旋，膝関節の屈曲・伸展，足関節の背屈などがあり，これらの関節に対して疼痛を与えないよう愛護的に関節可動域トレーニングを行う. また，長期臥床により脊柱の回旋運動が乏しくなり，人工呼吸管理により胸郭の拡張性が低下し，呼吸運動の制限因子となる. これらの予防には，体幹の回旋運動や胸郭のストレッチ，モビライゼーションなどを行い，可動性を維持する.

6) 早期離床

早期離床の主な効果
▶ Lecture 14・表 10 参照.

長期臥床は呼吸機能の低下をまねくだけでなく，身体機能の低下や廃用症候群の進行を助長するため，人工呼吸管理中であっても早期離床に向けた介入が必要である.

6. 在宅人工呼吸療法（HMV）

在宅人工呼吸療法
(home mechanical ventilation：HMV)

気管切開下陽圧換気
(tracheostomy positive pressure ventilation：TPPV)

以前は，急性期に挿管下人工呼吸療法が行われ，そのまま抜管できずに気管切開下陽圧換気（TPPV）療法となり在宅へと移行する患者が多くみられた. 現在は，急性期における非侵襲的陽圧換気（NPPV）療法が用いられるようになったことで NPPV が増加し，TPPV は徐々に減少している. 神経筋疾患においても気管切開を可能な限り行わない患者が増えている. しかし，病態の進行や気道確保が困難となり排痰が難しくなった場合は気管切開を行い，TPPV が導入される. HMV では患者の状態によって NPPV または TPPV が選択される. HMV は単に疾患管理や延命治療としてだけでなく，リハビリテーションや呼吸困難などの症状を緩和するケアにも用いられる.

筋萎縮性側索硬化症
(amyotrophic lateral sclerosis：ALS)

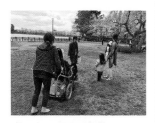

**図 12　HMV 患者
　　　（車椅子での使用）**

2018 年に報告された全国都道府県別の在宅人工呼吸器装着者調査[5] によると，在宅 TPPV 患者は全国総計で 7,395 名，NPPV 患者は 12,114 名であった. HMV は，COPD や肺結核後遺症などの呼吸器疾患，心不全などの循環器疾患，呼吸筋麻痺を呈する筋萎縮性側索硬化症（ALS）や筋ジストロフィーなどの神経筋疾患，脊髄損傷など，多くの疾患や障害に対して用いられ，小児から高齢者など幅広い年代で使用可能である（**図 12**）.

■引用文献

1) 中田 諭：人工呼吸の目的・原理・基本構造. 尾野敏明監：コメディカルのための人工呼吸管理マイブック（呼吸器ケア 2008 年夏季増刊）. メディカ出版；2008. p.82-92.
2) 中田 諭：基本的換気モードの種類. 尾野敏明監：コメディカルのための人工呼吸管理マイブック（呼吸器ケア 2008 年夏季増刊）. メディカ出版；2008. p.96-107.
3) Levine S, Nguyen T, et al.：Rapid disuse atrophy of diaphragm fibers in mechanically ventilated humans. N Engl J Med 2008；358 (13)：1327-35.
4) Vorona S, Sabatini U, et al.：Inspiratory muscle rehabilitation in critically ill adults. A systematic review and meta-analysis. Ann Am Thorac Soc 2018；15 (6)：735-44.
5) 宮地隆史：全国都道府県別の在宅人工呼吸器装着者調査（2018 年）.
https://plaza.umin.ac.jp/nanbyo-kenkyu/asset/cont/uploads/2019/04/全国都道府県別在宅人工呼吸器装着者調査 2018.pdf

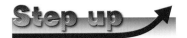

1. 人工呼吸器からの離脱（ウィーニング）

　人工呼吸器からのウィーニングに関するプロトコルや手順については，各施設によって多少異なる部分もある．ここでは，一般的なウィーニング法について説明する．

1）ウィーニング開始の条件

　基本的に人工呼吸管理中の患者の，①人工呼吸に至った条件が改善する，②適切な酸素化が得られ，極端なアシドーシスがない，③血行動態が安定している，④自発的な吸気努力がみとめられるなどによりウィーニング開始が検討される．ウィーニングが開始できるかどうかの臨床的・客観的な指標を表1[1]に示す．

2）ウィーニングの実際

　ウィーニング可能と判断された患者に対しては，挿管したまま換気補助をはずした状態で呼吸の観察を行う．自発呼吸トライアル（spontaneous breathing trial：SBT）ではTピース法（人工呼吸器からのサポートがない状態）などの自発呼吸下で呼吸状態を観察する．SBTにはTピース法の他，PS（pressure support）法（5〜7 cmH$_2$O），持続的気道内陽圧（CPAP）法（3〜5 cmH$_2$O），同期式間欠的強制換気（SIMV）法などがあるが，どの方法でもあまり差はない．

　SBTを開始したら2分間の観察で特に問題がなければ，引き続き30分〜2時間のSBTを行う．SBTに耐えられたと判断する基準を表2[2]に示す．しかし，SBT中に表3[1]のような徴候が出現したら，ウィーニングは失敗となり，換気条件をもとに戻す（Lecture 14・Step up参照）．

表1　ウィーニング開始に際して考慮すべき条件

臨床評価	十分な咳嗽がある
	過剰な気道内分泌物がない
	人工呼吸に至った急性期の病態が改善している
	血行動態が安定 ●心拍数＜140拍/分 ●収縮期血圧 90〜160 mmHg ●最小限の心血管作動薬の使用 ●代謝・電解質が安定
客観的評価	十分な酸素化能 FiO$_2$　0.4以下で 動脈血酸素飽和度＞90% PaO$_2$/FiO$_2$（P/F比）≧150 mmHg PEEP≦8 cmH$_2$O
	十分な換気能 呼吸数（RR）≦35回/分 最大吸気圧（MIP）−20〜−25 cmH$_2$O 1回換気量（V$_T$）＞5 mL/kg 肺活量（VC）＞10 mL/kg RSBI（rapid shallow breathing index：RR/V$_T$）＜105回/分/L 呼吸性アシドーシスがない
	精神状態が安定 鎮静薬が不要，あるいは鎮静下にて精神状態が安定している

（Boles JM, et al.：Eur Respir J 2007；29〈5〉：1033-56[1]）
FiO$_2$：吸入酸素濃度，PEEP：呼気終末陽圧．

表2　自発呼吸トライアル（SBT）に耐えられたとする基準

客観的指標
血液ガス：SpO$_2$≧85〜90%，PaO$_2$≧50〜60 mmHg，pH≧7.32，PaCO$_2$増加≦10 mmHg
呼吸器系：RR≦30〜35回/分，RR変化率＜50%
循環器系：HR＜120〜140拍/分，HR変化率＜20%，90＜SBP＜180 mmHg，SBP変化率＜20%，昇圧薬の使用は少量以下

主観的指標
●傾眠，昏睡，興奮，不安など精神症状がない
●不快感の出現または増悪がない
●発汗がない
●呼吸仕事量増加のサイン（呼吸補助筋の使用やシーソー呼吸など）がない

（MacIntyre NR, et al.：Chest 2001；120〈6 Suppl〉：375S-95S[2]）
RR：呼吸数，HR：心拍数，SBP：収縮期血圧．

表3　自発呼吸トライアル（SBT）の失敗

	不穏や不安が表出	呼吸努力の増大
臨床的評価と主観的指標	●活気がなくなる ●異常な発汗 ●チアノーゼの出現	●呼吸補助筋の収縮 ●表情の変化 ●呼吸苦

	客観的指標
客観的指標	FiO$_2$ 0.5以上でPaO$_2$≦50〜60 mmHg以下，あるいはSaO$_2$＜90% PaCO$_2$＞50 mmHg，あるいはPaCO$_2$の8 mmHgを超える上昇 pH＜7.32，あるいは0.07以上のpHの低下 RR/V$_T$＞105回/分/L 呼吸数が35回/分を超える，あるいは50%以上の増加 心拍数が140拍/分を超える，あるいは20%以上の増加 収縮期血圧＞180 mmHg，あるいは20%以上の上昇 収縮期血圧＜90 mmHg 不整脈の出現

（Boles JM, et al.：Eur Respir J 2007；2〈5〉9：1033-56[1]）
RR/V$_T$：呼吸数/1回換気量．

LECTURE
12

2. 人工呼吸器関連肺炎（VAP）の予防

1）持続的な体位変換

体位変換は VAP を予防するための，最も基本的な介入方法の一つである．一般に健常者は睡眠中には約 12 分ごとに体位を変えており，これは生理学的に必要な最少の動きであるといわれている．しかし，人工呼吸管理中などの重篤な患者は 1 日の大半を背臥位で管理されていることが多い．背臥位管理は荷重（下）側肺の肺胞が虚脱し，機能的残気量が低下するだけでなく，不動によって粘液線毛クリアランスが障害され気道内分泌物が荷重（下）側肺に貯留し，肺炎や無気肺が発症しやすくなる．したがって，集中治療室（ICU）では通常 2 時間ごとの体位変換が行われている．しかし，体位変換は継続的に行えばよいというものではなく，患者の状態に合わせた体位の選択が重要となる．

体位変換は，通常は人的介助によって行われるが，キネティックベッド（kinetic bed）とよばれる持続的に左右に 40 度程度，一定速度で回転させることができるベッドがあり，海外においてその効果が報告されている．

2）腹臥位

人工呼吸中の重症呼吸不全（急性肺傷害〈acute lung injury：ALI〉，急性呼吸促迫症候群〈acute respiratory distress syndrome：ARDS〉，肺炎など）患者は背臥位で管理されていることが多いため，重力の影響で背側荷重側肺に滲出液，気道内分泌物，血液などが貯溜し，荷重（下）側肺障害を起こしやすくなる．そのため，臨床では治療法としてしばしば腹臥位が用いられる．腹臥位はこれまでに ALI や ARDS の患者の動脈血酸素分圧（PaO_2）を改善させることが示されてきたが生存率に対する利得はないとされていた．しかし，近年重症 ARDS に対する長時間（16 時間以上）の腹臥位管理は，背臥位管理に比べ有意に死亡率を減少させることが報告された[3]．また，最近の新型コロナウイルス感染症（coronavirus disease 2019：COVID-19）による重症呼吸不全患者に対しても，腹臥位の有効性が示されている．

ただし，腹臥位をとることによる重篤な合併症として，気管チューブやラインなどの事故抜去，低酸素血症，顔面の浮腫，皮膚障害（褥瘡）などがあるため，導入にあたっては慎重に行わなければならない．

3）セミファーラー位，ファーラー位

身体をある程度起こすことは，誤嚥を予防するだけでなく，呼吸機能にとっても有利になることが知られている．そのため，人工呼吸管理下であっても，循環動態が安定していればセミファーラー位あるいはファーラー位（Lecture 7・図 3 参照）をとることにより VAP を予防することが可能である．

これまでの報告から，30〜45 度のセミファーラー位あるいはファーラー位は，口腔-胃分泌物の吸引を低下させ，VAP の発生を減少させるが，死亡率に関しては背臥位と差をみとめていない．一方，安全でかつコストがかからないことからも，ガイドラインなど[2,4,5]では VAP を予防するための体位として 45 度起こした状態のファーラー位が推奨されている．

■引用文献

1) Boles JM, Bion J, et al.：Weaning from mechanical ventilation. Eur Respir J 2007；29（5）：1033-56.
2) MacIntyre NR, Cook DJ, et al.：Evidence-based guidelines for weaning and discontinuing ventilatory support：a collective task force facilitated by the American College of Chest Physicians；the American Association for Respiratory Care；and the American College of Critical Care Medicine. Chest 2001；120（6 Suppl）：375S-95S.
3) Guérin C, Reignier J, et al.：Prone positioning in severe acute respiratory distress syndrome. N Engl J Med 2013；368（23）：2159-68.
4) 玉木 彰：体位・理学療法．志馬伸朗編：人工呼吸器関連肺炎のすべて―エビデンスに基づく予防・診断・治療．南江堂；2010．p.83-9.
5) 今中秀光：人工呼吸器関連肺炎（VAP）の予防と対策．Anesthesia 21 Century 2012；14：2801-5.

■参考文献

1) Dodek P, Keenan S, et al.：Evidence-based clinical practice guideline for the prevention of ventilator-associated pneumonia. Ann Intern Med 2004；141（4）：305-13.
2) Muscedere J, Dodek P, et al.：Comprehensive evidence-based clinical practice guidelines for ventilator-associated pneumonia：prevention. J Crit Care 2008；23（1）：126-37.

疾患別呼吸理学療法（1）
慢性呼吸不全（薬物療法を含む）

到達目標

- 慢性呼吸不全を呈する疾患とその病態について理解する．
- 慢性呼吸不全に対する呼吸理学療法の目的を理解する．
- COPD の病態と呼吸理学療法の流れを理解する．
- 肺結核後遺症の問題と呼吸理学療法の流れを理解する．
- 間質性肺炎に対する呼吸理学療法の流れを理解する．
- 呼吸理学療法における薬物療法の意義を理解する．

この講義を理解するために

　この講義では，疾患別呼吸理学療法として，慢性呼吸不全を対象とした臨床的介入法について具体的に学びます．最初に慢性呼吸不全の病態を理解し，次に慢性呼吸不全を呈する疾患について学習します．

　呼吸理学療法の対象として最も多い慢性呼吸不全は，COPD です．その病態の特徴や疾患が示す問題点を十分に理解したうえで，呼吸理学療法の目的や介入のポイント，実際の具体的な治療について学びます．さらに，慢性呼吸不全を呈する COPD 以外の代表的疾患である肺結核後遺症，間質性肺炎についても，その病態や実際の介入について，ポイントや治療プログラムを理解し，実際の治療を実践できる能力を身につけることを目標としています．最後に呼吸理学療法における薬物療法の意義と慢性呼吸不全患者に処方される薬物の種類などを学びます．

　慢性呼吸不全の呼吸理学療法を学ぶにあたり，以下の項目を学習しておきましょう．

- □ 慢性呼吸不全を呈する代表的な疾患の病態と症状について復習しておく（Lecture 4 参照）．
- □ 呼吸理学療法のためのフィジカルアセスメントと検査について復習しておく（Lecture 5，6 参照）．
- □ 呼吸理学療法における基本的な治療技術（コンディショニング，呼吸介助法など）と運動療法の理論について復習しておく（Lecture 7〜10 参照）．

講義を終えて確認すること

- □ 呼吸不全の病態と呼吸不全を呈する疾患について理解できた．
- □ 慢性呼吸不全に対する呼吸理学療法の目的が理解できた．
- □ COPD の病態と呼吸理学療法の流れが理解できた．
- □ 肺結核後遺症に対する呼吸理学療法の流れが理解できた．
- □ 間質性肺炎に対する呼吸理学療法の流れが理解できた．
- □ 呼吸理学療法における薬物療法の意義が理解できた．

LECTURE
13

1. 慢性呼吸不全とは

呼吸不全の基準
▶ Lecture 1・表 2 参照.

呼吸不全とは厚生省（現 厚生労働省）特定疾患呼吸不全調査研究班の定義によると，「室内空気呼吸時の動脈血酸素分圧（PaO_2）が 60 Torr 以下となる呼吸器系の機能障害，またはそれに相当する異常状態」であり，「慢性呼吸不全とは，呼吸不全の状態が 1 か月以上続くもの」とされている．このように慢性呼吸不全は低酸素血症を呈するため，さまざまな生理的反応を示す．低酸素血症が長時間持続すると低酸素性血管攣縮，多血症，心拍出量の増加が持続し，肺高血圧症や右心不全を引き起こすことになる．その結果，ADL や QOL が著しく障害されるため，対策が重要となる．

低酸素血症（hypoxemia）

2. 慢性呼吸不全となる疾患

ADL
（activities of daily living；
日常生活活動）
QOL
（quality of life；生活の質）

慢性呼吸不全は呼吸機能障害が原因で生じる呼吸困難のため，ADL 能力が低下してくるが，ある特定の疾患を示すものではない．

慢性呼吸不全として呼吸理学療法の対象で最も多い疾患は COPD であり，その他，肺結核後遺症，間質性肺炎，筋萎縮性側索硬化症や筋ジストロフィー，パーキンソン病などの神経筋疾患などである．

COPD（chronic obstructive
pulmonary disease；慢性閉塞
性肺疾患）
パーキンソン（Parkinson）病

3. 慢性呼吸不全患者に対する呼吸理学療法の目的

慢性呼吸不全は，急性呼吸不全に比べ病態は比較的安定しているものの，その基礎となる疾患は進行性のものがほとんどである．疾患そのものが治癒することは医学的に困難であり，病態の進行や加齢などによって，呼吸機能や身体機能（ADL），QOL も徐々に低下する．そのため，慢性呼吸不全に対する治療では，低酸素血症によって生じる障害を予防し，患者の自覚症状を軽減し，生存期間を延長することが目的である．適切な薬物療法とともに呼吸リハビリテーション（呼吸理学療法）が重要となる．

💡 ここがポイント！
呼吸理学療法の目的
- 呼吸困難などの症状の軽減
- 廃用症候群の予防
- 身体機能の維持および改善
- 入院日数・回数の減少
- 健康関連 QOL（health-related QOL：HRQOL）の維持および改善
- 医療費の軽減

4. COPD と呼吸理学療法

1）病態と問題点

COPD の病態生理
▶ Lecture 4 参照.

COPD は肺の炎症反応に基づく進行性の気流閉塞を呈する疾患であり，労作性の呼吸困難が生じる．また，気流閉塞を主とする呼吸機能の障害や酸素化能の低下が起こり，労作時に呼吸困難や低酸素血症がさらに悪化する．特に労作時の呼吸困難は，気流閉塞によって 1 回の呼気時間が短縮され，呼気が完全に終了する前に吸気に切り替わることで起こる動的肺過膨張が関係している．

このような病態から，COPD では，労作時における呼吸困難のため徐々に不活動となり，ディコンディショニングを形成する悪循環に陥る（**図 1**）[1]．悪循環のなかで進行する運動能力の低下は，ADL や QOL の低下につながる．COPD の身体的，社会的，精神的な因果関係を**図 2**[2,3]に示す．COPD の呼吸困難は不活動をまねき，その結果，社会的孤立や抑うつにつながること，そして身体機能の低下は呼吸困難をさらに悪化させ，悪循環となっていくことが大きな問題である．

2）運動制限因子

COPD 患者の運動制限因子は**図 3**[4]のように，呼吸機能の低下や循環機能の低下，筋肉の機能低下が主な要因としてあげられる．COPD では呼吸器系の構造・機能異常（気道抵抗の増加，肺弾性収縮力の低下）のため，呼吸するために健常者に比べてより多くのエネルギーを要する．また，換気と肺血流のバランスが崩れているため，

📝 MEMO
動的肺過膨張
運動時にはより多くの酸素が必要となるため，運動に見合った換気量の増大が必要である．換気量を増やすには，1 回換気量を増加させるか呼吸数を増加させるかのいずれかであるが，COPD 患者では呼吸数を増加させることが多い．呼吸数が増加すると，1 回の呼吸時間が短縮し，呼気が完全に終了する前に吸気に切り替わることになるため，肺内の残気量が増加していく．これを動的肺過膨張という．
▶ Lecture 4・図 3 参照.

LECTURE 13

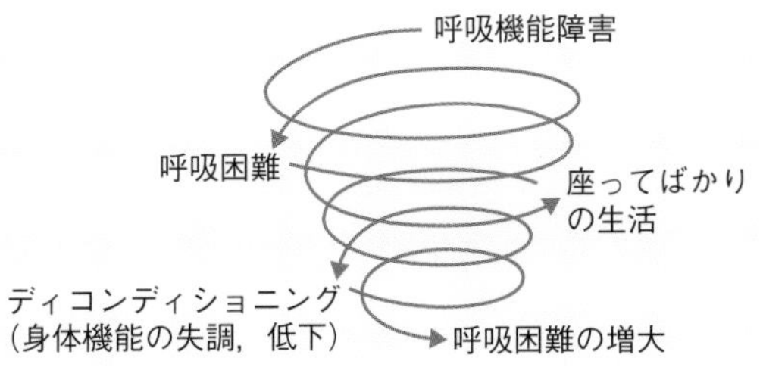

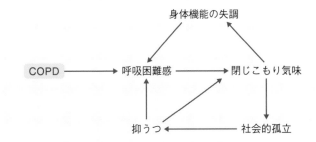

図1　呼吸不全患者の悪循環
（Préfaunt C, Varray A：Eur Respir Rev 1995；5〈25〉：27-32[1]）

図2　COPDにおける身体的，社会的，精神的因果関係
（日本呼吸器学会編：COPD〈慢性閉塞性肺疾患〉診断と治療のためのガイドライン．第4版．メディカルレビュー社；2013．p.72[2]）

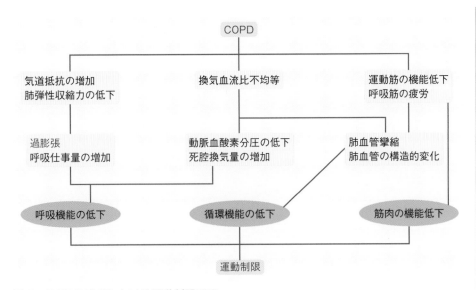

図3　COPD患者における運動制限因子
（巽 浩一郎：COPD frontier 2006；5〈1〉：15[4]）

PaO_2が低下し，死腔換気量が増加する．換気血流比の不均等や呼吸器系の機能異常は，肺血管の構造的変化や低酸素性肺血管攣縮をまねき，右心負荷につながる．

さらに，呼吸困難による不活動のため，筋機能の低下（ディコンディショニング）をまねき，骨格筋機能障害なども相まって，運動の制限因子となる．

3）運動時の肺気量変化

COPD患者が健常者と同じ量の酸素を体内に取り込むには，より多くの換気量が必要となるが，呼吸機能障害のため運動時の換気量には制限がある．COPD患者は安静時においてすでに高い肺気量位で呼吸を行っているため，運動に伴って換気量を増加させることが難しい．

健常者では運動時には1回換気量が増加し，吸気終末肺気量（EILV）は高く，逆に呼気終末肺気量（EELV）は低くなる．しかし，COPDでは1回換気量の増加はわずかであり，EELVは健常者と違って増加する（**図4**）[5]．

4）肺気量と呼吸困難

COPDにおける呼吸機能の特徴は，1秒量（FEV_1）および1秒率（$FEV_{1\%}$）の低下（閉塞性換気障害）であり，残気量の増加，最大吸気量の低下が重要である．健常者の場合，高い肺気量位で深呼吸をする（呼気の途中で息を止めて吸気に切り替えて呼吸する）と呼吸困難を感じるが，COPD患者では，安静時でも残気量（機能的残気量）が増加しているため，最大吸気量が低下する．1回換気量が増加すると呼吸困難を感じるため，運動時に呼吸困難が惹起されやすい．

試してみよう

なぜCOPD患者は息苦しいのか？COPD患者は安静時でも肺が過膨張状態であり，息を吸う余裕（最大吸気量）が低下している．その状態を体験するには，息を大きく吸った状態で呼吸を一度止め，そこから安静呼吸をするようにしてみる（大きく吐いてはいけない）．肺過膨張状態での呼吸がいかに苦しいかが理解できる．

骨格筋機能障害
▶ Lecture 10 参照．

1回換気量
(tidal volume：V_T, TV)
吸気終末肺気量
(end-inspiratory lung volume：EILV)
呼気終末肺気量
(end-expiratory lung volume：EELV)
1秒量
(forced expiratory volume in one second：FEV_1)
1秒率
(forced expiratory volume in one second percent：$FEV_{1\%}$)
残気量 (residual volume：RV)
最大吸気量
(inspiratory capacity：IC)

LECTURE
13

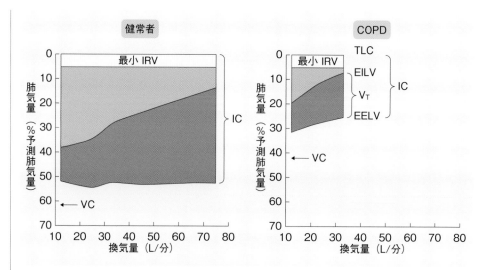

図4 運動による肺気量の変化（健常者とCOPD）
(O'Donnell DE, et al.：Am J Respir Crit Care Med 2001；164〈5〉：770-7[5])
IRV：予備吸気量，TLC：全肺気量，VC：肺活量，EILV：吸気終末肺気量，V_T：1回換気量，
EELV：呼気終末肺気量，IC：最大吸気量.

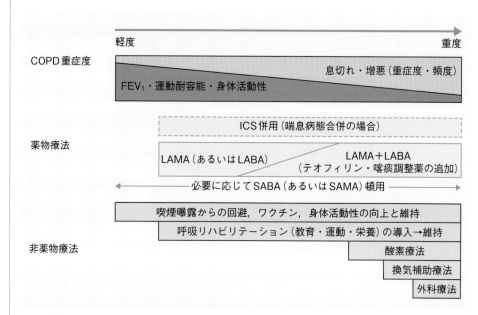

図5 安定期COPDの重症度に応じた管理
- COPDの重症度はFEV₁の低下程度（病期）のみならず運動耐容能や身体活動性の障害程度，さらに息切れの強度や増悪の頻度と重症度を加算し総合的に判断する.
- 通常，COPDが重症化するにしたがいFEV₁・運動耐容能・身体活動性が低下し，息切れの増加，増悪の頻回化を認めるがFEV₁と他の因子の程度に乖離がみられる場合は，心疾患などの併存症の存在に注意を要する.
- 治療は，薬物療法と非薬物療法を行う. 薬物療法では，単剤で不十分な場合は，LAMA，LABA併用（LAMA/LABA配合薬の使用も可）とする.
- 喘息病態の合併が考えられる場合はICSを併用するが，LABA/ICS配合薬も可.
SABA：短時間作用性β₂刺激薬，SAMA：短時間作用性抗コリン薬，LABA：長時間作用性β₂刺激薬，LAMA：長時間作用性抗コリン薬，ICS：吸入ステロイド薬.
（日本呼吸器学会編：COPD〈慢性閉塞性肺疾患〉診断と治療のためのガイドライン2018. 第5版. メディカルレビュー社；2018. p.88[6]）

5）各病期における治療戦略

　日本呼吸器学会のガイドラインに記載されている安定期COPDの管理を**図5**[6] に示す. 閉塞性障害の程度（FEV₁）による病期に加え，息切れなどの症状の増悪の頻度を加味した重症度を総合的に判断したうえで，治療法を段階的に増強していく. 具体的には，ごく軽度のCOPDでは症状の軽減を目的として，運動などの必要時に短時間作用性気管支拡張薬を使用する. 軽度以上のCOPDでは，症状の軽減に加え，QOL

COPDの病期分類
▶ Lecture 4・**表1**参照.

MEMO

COPDの診断や治療に関する世界のガイドラインはGOLD（Global Initiative for Chronic Obstructive Lung Disease）とよばれ，毎年少しずつ改訂されている. 日本のガイドラインもこのGOLDを参考に作成されている. 詳しくは，http://www.goldcopd.com/を参照.

LECTURE 13

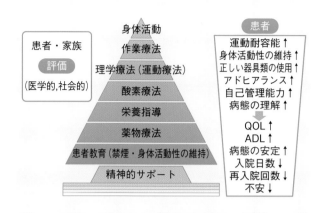

図6　呼吸リハビリテーションの基本的構築
（日本呼吸器学会編：COPD〈慢性閉塞性肺疾患〉診断と治療のためのガイドライン．第4版．メディカルレビュー社；2013．p.72[2]）をもとに作成）

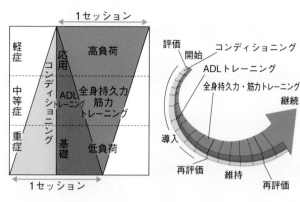

図7　呼吸リハビリテーションの進め方
（日本呼吸ケア・リハビリテーション学会ほか編：呼吸リハビリテーションマニュアル—運動療法．第2版．照林社；2012．p.4[8]）

および運動耐容能の改善や身体活動性の向上・維持が重要な治療目標となり，長時間作用性気管支拡張薬の定期的な使用や呼吸リハビリテーションが推奨される．重度のCOPDにおいては，複数の長時間作用性気管支拡張薬の併用，呼吸不全には酸素療法を行う．このように，呼吸リハビリテーションはCOPDの各病期における治療戦略の重要な項目として位置づけられている．

6) 呼吸リハビリテーションの考え方

COPDに対する呼吸リハビリテーションは，包括的なプログラムを含むことが理想的であり，構成要素は**図6**[2,7]に示すとおり，精神的サポートを土台に，患者教育，薬物療法，栄養指導，酸素療法，理学療法（運動療法），作業療法，そして身体活動である．これらを包括的に行うことによって患者の運動耐容能や自己管理能力などを高め，QOLやADL，さらには入院日数の減少などを目標とする．

図6[2,7]の構成要素において，理学療法（運動療法）が，いわゆる呼吸理学療法にあたるが，日本における呼吸理学療法には，リラクセーション，排痰法，呼吸練習，呼吸筋トレーニング，胸郭可動域トレーニング，運動療法（筋力・持久力トレーニング），ADLトレーニングなどがあり，そのなかでも運動療法が疾病の重症度を問わず最も効果が高いことが認められている．しかし，実際に効率よく運動療法を実施していくには，呼吸困難の軽減などを目的としたコンディショニングから開始することが必要であり，特に重症度の高い患者ほどコンディショニングの重要性は高い．重症例では，コンディショニングを十分に行ったうえで，基礎的なADLトレーニングや低負荷での運動トレーニングを行い，軽症例では積極的に高負荷での運動トレーニングを中心に行う（**図7**）[8]．

7) 呼吸リハビリテーションのポイント

COPDの病態を考慮したうえでの呼吸リハビリテーションのポイントは，①換気能力の改善または節約，②運動能力の改善または節約となる．

『COPD（慢性閉塞性肺疾患）診断と治療のためのガイドライン2018（第5版）』では，呼吸リハビリテーションのポイントを**表1**[6]のようにあげている．患者選択の基準は，**表2**[9]のように年齢制限や呼吸機能，動脈血液ガス分析値などによる基準はなく，標準的な治療により安定しているすべての患者を対象としている．

MEMO
COPDに対する呼吸理学療法では，運動療法とともに身体活動性の向上に対する介入やセルフマネジメント教育が重要である．身体活動性は生命予後との関連が深いことから，その向上と維持が管理目標の重要な柱となる．また，セルフマネジメント教育はCOPD患者の息切れを軽減し，健康関連QOLを改善させ，呼吸器に関連した入院を減少させることが示されている．

身体活動
▶ Step up 参照．

ここがポイント！
● 換気能力の改善：換気に関係する呼吸筋の強化や胸郭可動性の改善など．
● 換気能力の節約：動作時における過剰な呼吸努力を軽減し，エネルギー消費を抑制することであり，呼吸練習のこと（呼吸数のコントロールや呼吸パターンの改善など）．
● 運動能力の改善：運動療法を指し，筋力や持久力，柔軟性などを改善すること．
● 運動能力の節約：動作パターンの改善や工夫（いかに楽に動作を行うか）や環境整備（バリアフリーなど）をすることにより，動作・活動時のエネルギーの軽減を目指すこと．

LECTURE 13

呼吸理学療法のための評価
▶ Lecture 5, 6 参照.

コンディショニングの目的, 効果, 方法
▶ Lecture 7 参照.

全身持久力トレーニング, 筋力トレーニング
▶ Lecture 10 参照.

8) 呼吸理学療法の実際

(1) 患者の評価

呼吸理学療法を開始する際は, 評価を実施し, 問題点を把握し, 目標を設定する.

(2) 効率的な運動療法を実施するためのコンディショニング

呼吸理学療法では運動療法が最も効果が高いため, それらを中心としたプログラムを実施する. しかし, すべての患者において運動療法の導入がスムーズに行えるわけではない. 図7[8)]に示すように, 特に重症度の高い患者ほど, 効率よく運動療法を実施するためにはコンディショニング (リラクセーション, 呼吸練習, 胸郭可動域トレーニング, 呼吸筋トレーニング, 排痰法など) から開始し, その後, 運動療法に移行する.

(3) 運動療法

COPD 患者に対する呼吸理学療法の中心は運動療法である. 表3[8)] に各呼吸器疾患における運動療法などの推奨する内容を示す. COPD 患者に対しては, コンディショニング, 全身持久力トレーニング, 筋力トレーニング, ADL トレーニングなど, すべての項目が推奨されている.

ADL トレーニングとは, 日常生活のさまざまな動作 (食事, 更衣, 排泄, 整容, 入浴など) や身の回りの動作, 移動動作などが, 病態の進行に伴って出現する呼吸困難により難しくなるため, 具体的な動作パターンの工夫と獲得, ADL 遂行のための道具や生活環境の改善などを行うことである.

> 💡 **ここがポイント！**
> **動作パターンの工夫**
> 動作を緩徐に行う, 動作を細かく分けて行うなどの工夫をし, 労作時の息切れを緩和する. 動作は呼吸と同調して行い, 呼気に合わせて動作を行う方法を指導する.
> 階段を上るときは息を吐きながら上る, 物を持ち上げるときは息を吐きながら力を入れて持ち上げるなど, 動作時に呼吸を止めないようにすることが大切である.

表1　呼吸リハビリテーションのポイント

- 呼吸リハビリテーションは, COPD の呼吸困難の軽減, 運動耐容能の改善, 健康関連 QOL (HRQOL) の改善に有効である
- 薬物療法, 酸素療法など他の治療に加えて呼吸リハビリテーションを実施すると上乗せ効果が得られる
- 運動療法とセルフマネジメント教育は呼吸リハビリテーションの中核である
- 身体活動レベルを維持させることが重要である

(日本呼吸器学会編：COPD〈慢性閉塞性肺疾患〉診断と治療のためのガイドライン 2018. 第5版. メディカルレビュー社；2018. p.95[6)])

表2　患者選択の基準

① 症状のある呼吸器・呼吸器関連疾患
② 機能制限がある
③ 標準的治療が行われている
④ 実施を妨げる因子や不安定な合併症・併存症がない患者であり, 年齢制限や肺機能の数値のみによる基準は定めない

(日本呼吸ケア・リハビリテーション学会ほか：日呼ケアリハ学誌 2018；27〈2〉：95-114[9)])

表3　呼吸器関連疾患における各介入の推奨レベル

症状	コンディショニング	全身持久力トレーニング	筋力(レジスタンス)トレーニング	ADLトレーニング
COPD	＋＋	＋＋＋	＋＋＋	＋＋
気管支喘息	＋	＋＋＋		＋
気管支拡張症	＋＋	＋	＋＋	＋
肺結核後遺症	＋＋	＋＋	＋＋	＋＋
神経筋疾患	＋＋			＋
間質性肺炎*	＋＋	＋＋	＋＋	＋
術前・術後の患者	＋＋＋	＋＋＋	＋＋	＋
気管切開下の患者	＋	＋	＋	＋

空欄：現段階で評価できず, ＋：適応が考慮される, ＋＋：適応である, ＋＋＋：適応であり有用性を示すエビデンスが示されている. *病型や重症度を考慮し介入する必要がある.

(日本呼吸ケア・リハビリテーション学会ほか編：呼吸リハビリテーションマニュアル—運動療法. 第2版. 照林社；2012. p.7[8)])

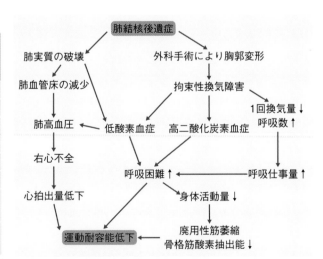

図8　肺結核後遺症の運動耐容能低下のメカニズム

(塩谷隆信編著：包括的呼吸リハビリテーション. Ⅱ 臨床編. 新興医学出版社；2007. p.10-4[10)])

5. 肺結核後遺症と呼吸理学療法

1）肺結核の病態と症状

肺結核は，咳嗽などによる飛沫に含まれる結核菌が気道をとおして肺に侵入し，病巣を作ることによって起こる感染症である．

日本の結核患者の80％以上は有症状受診によって発見されているが，肺結核に特有の症状はなく，軽症などでは自覚症状がまったくない場合も多い．しかし，肺病変の進行に伴い，咳嗽，喀痰（膿性痰），血痰（時に喀血）などの呼吸器症状や，発熱，倦怠感，体重減少などの全身症状が出現し，呼吸困難を呈することもある．また，胸膜炎の場合は胸痛を伴う．現在では，抗結核薬の多剤併用療法により80％以上は治癒する疾患である．

2）肺結核後遺症の問題点

肺結核後遺症は，抗結核薬がなかった昭和20年代に胸郭成形術や肺切除術などの外科的治療を受けた患者が，加齢による気道や肺，呼吸筋機能の低下によって呼吸不全になったものである．肺結核後遺症患者は高齢者が多いことから，呼吸機能の低下に加え，加齢による身体機能の低下がADL能力の低下に大きく影響する．さらに胸郭の変形や拘縮などによる胸郭拡張不全から肺胞低換気になるII型呼吸不全となり，肺性心を合併することも多い．著しい呼吸機能の低下をみとめる場合には，在宅酸素療法や人工呼吸療法を行う．

3）運動耐容能が低下する要因

肺結核後遺症患者の多くは，数十年前に肺結核の治療のため胸郭成形術や肺切除術などを受けており，そのため胸郭の変形や拘縮による胸郭拡張不全（胸郭可動域の低下）が著しい拘束性換気障害を呈している．動作時には1回換気量を増加させることができないため，呼吸数の増加で代償し（浅速呼吸），呼吸困難が惹起される．肺実質の破壊や胸郭成形術などの外科的治療によって肺血管床が減少することで肺高血圧をきたしやすく，その結果，右心不全となる．加齢による骨格筋量の減少や筋力低下，呼吸不全も相まって骨格筋機能が低下する．以上のことから，肺結核後遺症患者の運動耐容能が低下する（図8）[10]．

4）呼吸理学療法の実際

（1）理学療法評価

肺結核後遺症患者に対する評価は疾患特異的なものではなく，COPD患者に対するものと共通する点が多い．情報収集として，病歴，呼吸器症状の有無や程度，活動性，呼吸困難の程度，栄養状態，血液検査所見，胸部X線所見などを把握したうえで，実際にフィジカルアセスメントによって患者の状態を把握する．そして運動機能評価（関節可動域，筋力，6分間歩行試験など）やADL評価，QOL評価などによって患者の問題点を明らかにし，治療目標を立案する．

（2）呼吸理学療法の考え方と内容

胸郭拡張不全（胸郭可動域の低下）による拘束性換気障害（換気不全）に対する治療を念頭におく．理学療法の中心は胸郭可動域の改善や換気の補助，骨格筋機能の低下に対する筋力トレーニングとなる．適応として，コンディショニング，全身持久力トレーニング，筋力トレーニング，ADLトレーニングが推奨されている（表3[8] 参照）．

コンディショニングでは，リラクセーションにより呼吸補助筋の活動性を抑制し，不要なエネルギー消費を減少させ，徒手胸郭伸張法，肋間筋ストレッチ，呼吸体操などにより胸郭可動性を改善することで，呼吸仕事量の軽減や呼吸機能（特に肺活量）の改善が期待できる．

肺結核(pulmonary tuberculosis)

肺結核後遺症（pulmonary tuberculosis sequelae）の病態生理
▶ Lecture 4 参照.

MEMO
肺結核の発病率
既感染者は初感染から2年以内に6〜7％，その後一生涯のうちに3〜4％が発病する．既感染者の約9割は一生涯結核を発病することはない．再発の頻度は不明であるが，結核既感染者の生涯再発率は10％超と推測されている．

徒手胸郭伸張法
▶ Lecture 7・Step up 参照.

LECTURE **13**

非侵襲的陽圧換気
(noninvasive positive pressure
ventilation：NPPV)

間質性肺炎
(interstitial pneumonia)

特発性間質性肺炎 (idiopathic
interstitial pneumonias：IIPS)
の分類
▶ Lecture 4・表2参照.

全身持久力トレーニング（運動療法）は最も中心的なプログラムとなる．運動時に低酸素血症（経皮的動脈血酸素飽和度〈SpO₂〉の著しい低下など）がある場合は，酸素吸入を行い，吸入酸素濃度を高めながら運動負荷（トレッドミルや自転車エルゴメータなど）を実施する．運動負荷の方法は，COPD に対するものとほぼ同様である．運動療法を実施する際に，肺胞低換気による低酸素血症に対し，換気補助として非侵襲的陽圧換気（NPPV）などを使用することで，その効果が高くなることが示されている．

6. 間質性肺炎と呼吸理学療法

1) 病態生理，症状

間質性肺炎は，びまん性肺疾患のなかに位置づけられる疾患であり，なんらかの原因により肺胞間質に炎症を生じる疾患の総称である．このなかで原因を特定できない疾患群は特発性間質性肺炎とよばれている．

特発性間質性肺炎は，労作時の呼吸困難と乾性咳嗽，胸部 X 線所見上のびまん性陰影が主な特徴であり，臨床病理学的疾患単位として，複数の疾患に分類され，臨床経過や治療反応性も異なることが明らかとなっている．特発性間質性肺炎のなかでも特に頻度が高いのが特発性肺線維症であり，性別は男性に多く，年齢的には中年以降の疾患とされ，年齢とともに罹患率が増加する予後不良な疾患である．臨床症状は，乾性咳嗽や呼吸困難であり，特に労作時に呼吸困難がみとめられる場合は，安静時に低酸素血症がなくても，労作時には予想以上の低酸素血症を呈している．そのため，運動時の低酸素血症に対する評価（6 分間歩行試験など）が病態や重症度の把握のために非常に重要である．

2) 運動制限因子

間質性肺炎患者も COPD などの呼吸器疾患と同様に，図 1[1)] に示した悪循環が存在する．種々の要因によって運動が制限されており，その因子は換気の制限ではなく，肺循環や低酸素血症によるものなどが考えられている．近年の研究により，間質性肺炎患者の運動能力には肺活量や肺拡散能などの呼吸機能だけでなく，大腿四頭筋筋力も予測変数であると報告されている．下肢筋力の低下も間質性肺炎患者における運動制限の大きな因子であり，これらの改善により運動耐容能の向上が期待できると考えられる．間質性肺炎患者の運動制限因子の機序を図 9[12)] に示す．

📖 **MEMO**
特発性肺線維症
(idiopathic pulmonary
fibrosis：IPF)
『特発性肺線維症の治療ガイドライン 2017』[11)] では，非薬物療法として酸素療法と呼吸リハビリテーション（理学療法）を推奨しており，呼吸リハビリテーションについては慢性安定期の特発性肺線維症患者に行うことを提案している．ただし，推奨レベルやエビデンスは低い．

📖 **MEMO**
特発性肺線維症（IPF）患者に対する呼吸リハビリテーションの効果
近年報告された IPF 患者の呼吸リハビリテーションに関するシステマティックレビューおよびメタアナリシスにおいて，呼吸リハビリテーションは IPF 患者の運動耐容能や健康関連 QOL を改善し，呼吸機能の低下を遅らせる可能性が示唆されている[13)]．ただし，さらなる研究が必要と指摘されている．

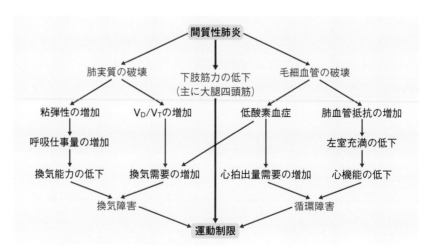

図 9 間質性肺炎患者の運動制限因子
V_D/V_T：死腔換気率.
(Hansen JE, Wasserman K：Chest 1996；109〈6〉：1566-76[12)] をもとに作成)

3）呼吸理学療法の考え方

　一般に，呼吸理学療法は運動機能や動作能力の改善を目的に実施するが，進行性疾患の場合はそれらの改善よりも維持することが最大の目標となる場合が多い．間質性肺炎は進行性疾患で予後不良であることから，呼吸理学療法の目的は主に可能な限りの症状の軽減，運動耐容能および ADL 能力の維持または改善，健康関連 QOL の向上に主眼をおく．ただし，すべての間質性肺炎患者が理学療法の対象になるわけではなく，導入に際しては患者選択が重要である．間質性肺炎は病態が変化しやすく，進行が速い疾患であるため，基本的に薬物療法や酸素療法などにより病態が安定している必要がある．急性増悪をきたした患者で，全身状態が悪く，高度な低酸素血症がみとめられる場合は，リスクが高い割に効果が明確でないため，呼吸理学療法の適応にならないと考える．

4）呼吸理学療法の実際

　推奨されるのは，以前は ADL トレーニング（適応が考慮される）のみであったが，近年のさまざまな研究結果を受けて，現在ではコンディショニング，全身持久力トレーニング，ADL トレーニングが適応とされ，筋力トレーニングも適応が考慮されている（**表3**[8] 参照）．多くの間質性肺炎患者は，動作時の換気制限を呈するとともに，COPD 患者と同様に体重や筋量の減少，ディコンディショニングがみとめられることから，それらの改善を目的としたプログラムを実施する．

（1）理学療法評価

　疾患特異的なものはなく，COPD や肺結核後遺症とほぼ同様の項目である．特に，労作時の低酸素血症の程度を把握するための運動負荷試験（6 分間歩行試験など）は重要である．

（2）コンディショニング

　呼吸理学療法では，最初にコンディショニングとしてのリラクセーション，呼吸練習，胸郭可動域トレーニングなどを行い，次に，積極的な運動療法へと進める．リラクセーションでは，慢性的な呼吸努力により呼吸補助筋の過活動，過緊張などが続いているため，それらの筋に対しリラクセーションを促す．特に，頸部や肩甲帯周囲筋のストレッチやマッサージは，患者の自覚的な症状の軽減につながることが多い．

　間質性肺炎は肺実質の硬化などにより胸郭可動性が低下するため，肺活量や 1 回換気量の低下がみとめられる．その結果，少ない 1 回換気量で換気を維持しようとし，代償的に呼吸数が増加する．胸郭のストレッチやモビライゼーションなどにより，可能な限り胸郭可動性を維持し，加えて，1 回換気量の増加と呼吸数の減少を目標とした呼吸練習を実施する．ただし，患者の呼吸パターンを強制的に修正しようとすると，逆効果になることがあるため，患者が最も楽であり，かつ効率がよいと思われる呼吸法を見つけて指導する．

（3）運動療法

　呼吸理学療法の中心は運動療法であり，特に下肢筋力は運動能力を決定する重要な因子であると指摘されており，可能な範囲で早期から導入する．運動療法では，栄養療法とともに大腿四頭筋を中心とした下肢筋力トレーニングが重要であり，積極的に実施する．ただし，間質性肺炎患者は，安静時に比べ労作時に著明な酸素飽和度の低下を示し，回復には多くの時間を要する．そのため，筋力トレーニングや持久力トレーニングなどの運動療法を実施する際は，酸素飽和度のモニターが必須であり，急激な低酸素血症に陥らないように酸素流量などにも注意を払う．高濃度の酸素吸入が必要な患者に対しては，ベンチュリーマスクやリザーバー付き酸素マスクなどを用いて吸入酸素濃度を安定させる．換気補助をすることで運動耐容能が向上することもあ

---

6 分間歩行試験
▶ Lecture 6 参照.

MEMO
間質性肺炎患者のステロイドミオパチー
長期にわたってステロイド治療を行っている間質性肺炎患者では，ステロイドミオパチーが大きな問題となってくる．ステロイドの副作用としては，骨格筋や呼吸筋の筋力低下がみとめられ，ステロイドミオパチーでは組織学的にミオパチー性変化と Type IIb 線維（速筋線維, fast twitch, glycolytic）萎縮の両方が観察される．そして，骨格筋の機能的構造変化の程度とステロイド投与量や投与期間との関係が指摘されており，身体活動量や栄養状態もステロイドミオパチーの重症度に影響を及ぼすと考えられている．

ここがポイント！
間質性肺炎患者の動作時における酸素飽和度の低下は，心拍数の増加と関係している．動作時は心拍数が上がることで肺胞における血流速度も速くなるため，拡散障害が著しい間質性肺炎患者は酸素化がより困難になる．

リザーバー付き酸素マスク
▶ Lecture 11 参照.

LECTURE
13

MEMO

臨床における工夫

間質性肺炎患者に対し，携帯型酸素吸入をしながら歩行や階段昇降などの ADL トレーニングを実施する際，酸素使用量を節約するためのデマンドバルブを使用した同調式ではなく，連続式酸素吸入を用いたほうが低酸素血症を軽減できることが多い．

るため，非侵襲的陽圧換気を用いた換気補助下での運動療法も選択肢の一つである．

ADL トレーニングにおいては，さまざまな環境下で行う ADL の方法を再考し，最も酸素消費の少ない動作の方法，スピード，呼吸法の指導および生活環境の整備を行う．動作時の呼吸の仕方は，COPD や肺結核後遺症と同様に，呼気と動作を同調させる．

(4) 患者教育

患者教育も呼吸理学療法において重要であり，特に動作時の低酸素血症は身体に大きな負荷を与えることを理解してもらう．間質性肺炎患者では低酸素血症と呼吸困難が相関しない患者が多いため，安易に呼吸困難の程度を指標として，動作の方法やスピードを選択することは危険である．ADL トレーニングの際にはパルスオキシメータの値を確認してもらい，どのような方法やスピードが身体に最も負荷が少ないかについて教育・指導する．

7. 呼吸理学療法における薬物療法の意義

理学療法の対象となる患者には，必ず薬剤が処方されている．薬剤にはそれぞれ作用や副作用があるため，担当している患者に処方されている薬剤について理解しておくことは非常に重要である．

特に呼吸理学療法の対象疾患として最も多い COPD については，ガイドライン[6]で「薬物療法，酸素療法など他の治療に加えて呼吸理学療法を実施すると上乗せ効果が得られる」と明記されており，呼吸理学療法と薬物療法を上手に併用することで，効果がより高くなる．

慢性呼吸不全に対する薬物療法

呼吸理学療法の対象として最も多い COPD 患者に対しては，一般的に気管支拡張薬，ステロイド薬，鎮咳薬，去痰薬などが使用される．これら以外にも患者の疾病や病態によって抗アレルギー薬，抗菌薬，利尿薬などが処方されている．ここでは，主に気管支拡張薬とステロイド薬について解説する．

(1) 気管支拡張薬の種類と作用

呼吸器疾患のなかでも閉塞性肺疾患に分類される疾患に対する治療薬の代表が気管支拡張薬である．この薬は，気管支を拡張させることで気流閉塞や閉塞性換気障害を解消する．

気管支拡張薬の作用点は気管支に存在する気道平滑筋で，その収縮を緩和する，緊張を抑制するなどの気管支拡張作用に至る作用メカニズムによって，①β_2刺激薬，②抗コリン薬，③テオフィリン薬に分類される．

(2) 作用時間による分類

気管支拡張薬であるβ_2刺激薬と抗コリン薬は，効果発現までの速さと作用時間の長さの特徴から短時間作用性，長時間作用性に分けられる（**図 10**）．

LECTURE 13

長時間作用性β_2刺激薬
(long-acting β_2 agonist：LABA)

長時間作用性抗コリン薬
(long-acting muscarinic antagonist：LAMA)

短時間作用性β_2刺激薬
(short-acting β_2 agonist：SABA)

a. 長時間作用性β_2刺激薬 (LABA)

気管支喘息の長期管理薬，COPD の第一選択薬の代替薬として重要な薬剤である．サルメテロール（セレベント®），ホルモテロール（オーキシス®），インダカテロール（オンブレス®），チオトロピウム・オロダテロール（スピオルト®）などがある．

b. 長時間作用性抗コリン薬 (LAMA)

COPD の第一選択薬として重要な治療薬で，チオトロピウム（スピリーバ®），グリコピロニウム（シーブリ®），アクリジニウム（エクリラ®）などがある．

c. 短時間作用性β_2刺激薬 (SABA)

気管支喘息における発作時の治療薬として，また COPD 患者の増悪時の治療にお

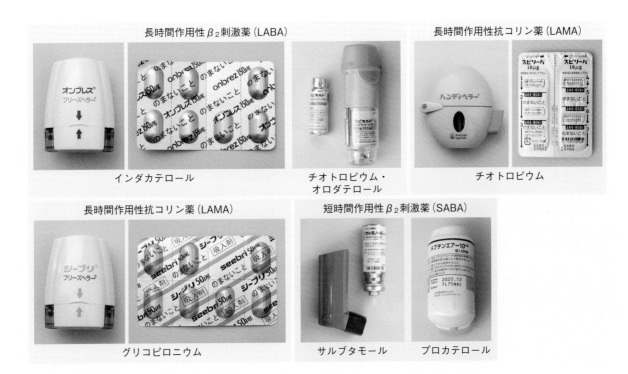

長時間作用性β₂刺激薬（LABA）　　　　　　　　　　　長時間作用性抗コリン薬（LAMA）

インダカテロール　　　チオトロピウム・オロダテロール　　チオトロピウム

長時間作用性抗コリン薬（LAMA）　　短時間作用性β₂刺激薬（SABA）

グリコピロニウム　　サルブタモール　　プロカテロール

図 10　気管支拡張薬

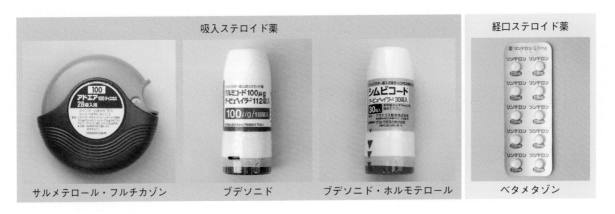

吸入ステロイド薬　　　　　　　　　　　　　　　　経口ステロイド薬

サルメテロール・フルチカゾン　　ブデソニド　　ブデソニド・ホルモテロール　　ベタメタゾン

図 11　ステロイド薬

いて重要な役割がある．また，安定期 COPD 患者の理学療法実施時や，外出・運動時の症状緩和，予防のために事前に使用する「アシストユース」という使用法も推奨されている．サルブタモール（サルタノール®，アイロミール®），プロカテロール（メプチン®）などがある．

d. 短時間作用性抗コリン薬（SAMA）

　長い間 COPD の治療薬として重要な薬剤であったが，現在ではイプラトロピウム（アトロベント®）のみとなっている．作用時間が短いため，現在は LAMA に置き換わっている．

（3）ステロイド薬

　ステロイド薬は，副腎皮質から分泌されるグルココルチコイドを合成したもので，呼吸器領域において非常に重要な薬剤である．作用は主に抗炎症作用と免疫抑制作用であり，効果が高い反面，副作用が多い点に注意する．

　ステロイド薬にはさまざまな剤形があり，疾患に合わせて適切な剤形を選択するが，ここでは吸入薬と経口薬について説明する（**図 11**）．

短時間作用性抗コリン薬
（short-acting muscarinic
antagonist：SAMA）

LECTURE
13

吸入ステロイド薬
（inhaled corticosteroid：ICS）

確認してみよう

慢性呼吸不全患者にとって薬物療法は，症状の軽減や病態の進行を抑制するためにも重要である．そのため呼吸理学療法を実施する際は，必ず処方されている気管支拡張薬などをきちんと吸入しているかを確認する．

a. 吸入ステロイド薬

　吸入ステロイド薬には，ステロイドだけを含むものと気管支拡張薬を配合したものがある．フルチカゾン（フルタイド®），サルメテロール・フルチカゾン（アドエア®），ブデソニド（パルミコート®），ブデソニド・ホルモテロール（シムビコート®）などがあり，気管支喘息やCOPDに使用されている．吸入ステロイド薬は直接，気管支の炎症部位に薬剤が達するため効果が高く，副作用が少ない．

b. 経口ステロイド薬

　種類によって抗炎症作用と電解質代謝に関する作用が異なっており，作用時間が長いものほど作用が強い．ヒドロコルチゾン（コートリル®），プレドニゾロン，トリアムシノロン（レダコート®），ベタメタゾン（リンデロン®）などがあり，気管支喘息やCOPDの急性増悪時に使用されることが多い．

■引用文献

1) Préfaunt C, Varray A：Pathophysiological basis of exercise training in patients with chronic obstructive lung disease. Eur Respir Rev 1995；5 (25)：27-32.
2) 日本呼吸器学会COPDガイドライン第4版作成委員会編：COPD（慢性閉塞性肺疾患）診断と治療のためのガイドライン．第4版．メディカルレビュー社；2013. p.64, 71-3.
3) Global Initiative for Chronic Obstructive Lung Disease. Global Strategy for the Diagnosis, Management and Prevention of Chronic Obstructive Pulmonary Disease. NHLBI/WHO workshop report. National Heart, Lung and Blood Institute, 2001（NIH publication no. 2701）. Update of the Management Sections, GOLD website（http://www.goldcopd.com）. Date updated：2021.
4) 巽 浩一郎：COPD患者の症状．COPD frontier 2006；5 (1)：10-15.
5) O'Donnell DE, Revill SM, Webb KA：Dynamic hyperinflation and exercise intolerance in chronic obstructive pulmonary disease. Am J Respir Crit Care Med 2001；164 (5)：770-7.
6) 日本呼吸器学会COPDガイドライン第5版作成委員会編：COPD（慢性閉塞性肺疾患）診断と治療のためのガイドライン2018．第5版．メディカルレビュー社；2018. p.88, 91-7.
7) 木田厚瑞編著：包括的呼吸リハビリテーション―チーム医療のためのマニュアル．メディカルレビュー社；1998.
8) 日本呼吸ケア・リハビリテーション学会呼吸リハビリテーション委員会ワーキンググループほか編：呼吸リハビリテーションマニュアル―運動療法．第2版．照林社；2012. p.4, 7, 130-4.
9) 日本呼吸ケア・リハビリテーション学会，日本呼吸理学療法学会，日本呼吸器学会：呼吸リハビリテーションに関するステートメント．日呼ケアリハ学誌 2018；27 (2)：95-114.
10) 塩谷隆信編著：包括的呼吸リハビリテーション．Ⅱ 臨床編．新興医学出版社；2007. p.10-4.
11) 日本呼吸器学会監：特発性肺線維症の治療ガイドライン2017．南江堂；2017.
12) Hansen JE, Wasserman K：Pathophysiology of activity limitation in patients with interstitial lung disease. Chest 1996；109 (6)：1566-76.
13) Yu X, Li X, et al.：Pulmonary rehabilitation for exercise tolerance and quality of life in IPF patients：a systematic review and meta-analysis. Biomed Res Int 2019；2019：8498603.

■参考文献

1) 玉木 彰：肺結核後遺症によりⅡ型呼吸不全を呈した76歳の女性に対する急性増悪後の理学療法．石川 朗，内山 靖ほか編：理学療法フィールドノート3 呼吸・循環・代謝疾患．南江堂；2009. p.42-56.
2) 玉木 彰：拘束性換気障害．本間生夫監，田中一正ほか編：呼吸リハビリテーションの理論と技術．改訂第2版．メジカルビュー社；2014. p.135-47.

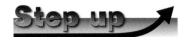

COPD 患者の生命予後に影響する因子

COPD 患者の生命予後に影響する因子に関する研究は非常に多く，これまでにもさまざまな結果が明らかとなっている．近年報告されている研究を紹介する．

1）身体活動

身体活動（physical activity：PA）とは，骨格筋のはたらきによる身体運動に伴い，安静時よりも多くのエネルギーを消費する動きのことであり，家事や仕事，運動など，あらゆる活動が含まれる．近年，身体活動量がCOPD 患者の生命予後に大きく影響することが明らかとなっている．

COPD 患者は，発症初期の比較的軽症の段階から身体活動量が低下していることが報告されているが，1,270 人の COPD 患者を対象とした長期間にわたる身体活動量の変化と生命予後に関する研究において，もともと身体活動量が低い人や身体活動量が経年的に低下してきた人は，生命予後が不良であることが明らかにされている[1]．前向きコホート研究によって，身体活動量が高い人と低い人では生命予後に差があるだけでなく，身体活動レベルや1 日あたりの歩数が COPD の死亡原因の最も強い予測因子であることが明らかとなった（図 1）[2]．したがって，身体活動量をいかに維持・向上させるかが，COPD 患者にとって重要な課題である．

2）骨格筋量

COPD 患者が骨格筋機能障害を有することについては，以前から多く指摘されている．図 2[3] は COPD 患者の骨格筋の変化を表しており，健常者に比べ，下肢の重要な筋肉である大腿四頭筋筋力が低下しているだけでなく，筋萎縮が進行しており，それ以外にも筋線維タイプの変化，酸化能の低下，ミトコンドリアの機能障害などを有することが示されている．また，筋肉量と生存率の関係も明らかとなっている（図 3）[3]．呼吸機能である％１秒量（％ FEV_1）と大腿部の横断面積によって４つのカテゴリーに分類した結果，％ FEV_1 が 50％以上で大腿部の筋萎縮をみとめない患者の生存率が高いが，たとえ％ FEV_1 が 50％未満であっても，大腿部の筋萎縮をみとめない患者の生命予後は良い．一方，％ FEV_1 が 50％以上であっても，大腿部の筋萎縮をみとめる患者の生命予後は悪く，最も生命予後が悪いのは％ FEV_1 が 50％未満でかつ大腿部の筋萎縮をみとめる患者であった（図 3a）[3]．

BMI（body mass index）と除脂肪体重によって４つのカテゴリーに分類し，生命予後との関係をみると，BMI が正常であっても除脂肪体重が低い COPD 患者の生命予後は悪いことが明らかとなっている（図 3b）[3]．

以上のことから，COPD 患者における下肢を中心とした骨格筋量は生命予後にかかわる重要な因子であるため，積極的な筋力トレーニングが必要であるといえる．

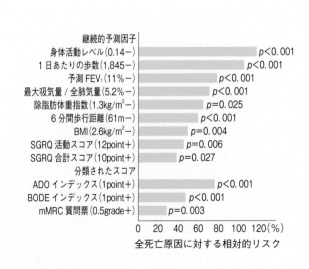

図 1　COPD 患者の死亡原因に対するリスク因子
（Waschki B, et al.：Chest 2011；140〈2〉：331-42[2]）

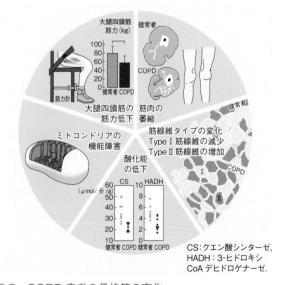

図 2　COPD 患者の骨格筋の変化
（Maltais F, et al.：Am J Respir Crit Care Med 2014；189〈9〉：e15-62[3]）

LECTURE
13

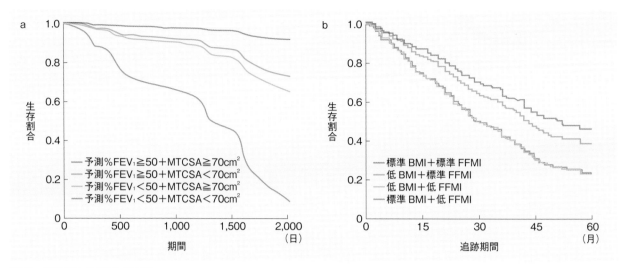

図3 筋肉量と生存率の関係
(Maltais F, et al.：Am J Respir Crit Care Med 2014；189〈9〉：e15-62[3])
MTCSA：CT スキャンによる大腿筋断面積, BMI：body mass index, FFMI：除脂肪体重指数.

3) フレイル, サルコペニア

　フレイル（frailty）は, 加齢に伴うさまざまな機能変化や予備能力の低下によって健康障害に対する脆弱性が増加した状態であり, 高齢者では日常生活機能障害, 転倒, 入院をはじめとする健康障害をみとめやすく, 死亡率も高くなることが知られている. フレイルの判定方法は, ①体重減少（半年間で 2～3 kg 以上）, ②筋力低下（握力：男性 26 kg 未満, 女性 18 kg 未満）, ③疲労感（ここ 2 週間, 疲れたような感じがする）, ④歩行速度の低下（通常歩行速度 1.0 m/秒未満）, ⑤身体活動の低下（軽い運動, 体操, 定期的な運動, スポーツのいずれもしていない場合）の 5 項目のうち 3 項目以上に該当する場合にフレイルと判定される. サルコペニア（sarcopenia）は筋肉減少症とよばれ, 加齢に伴い骨格筋量が低下し, 身体機能が低下することにより ADL の低下, 死亡のリスクが高まった進行性かつ全身性の疾患である. AWGS（Asian Working Group for Sarcopenia）2019 の基準[4] により, 筋力（握力）, 身体機能（歩行速度など）, 骨格筋量指数（skeletal muscle mass index：SMI）で判定される.

　近年, 呼吸器疾患とフレイル, サルコペニアに関する研究も行われており, COPD 816 人の外来患者において, フレイルは 25.6％にみとめられたと報告[5] されている. また, フレイルと生命予後の関係について, COPD 患者 489 人を 12 年間追跡した研究[6] では, フレイルが高まるにつれて 12 年間の死亡率が 54.3％から 97％に上昇したとされる. 健常者においてもフレイルと予後は関係するものの, COPD では死亡率を高める重要な因子であることが明らかにされている. 一方, COPD 患者におけるサルコペニアの有病率は 14.5％で, 性差はないが年齢が高くなるほど有病率が上昇すると報告[7] されている. さらに, COPD 患者におけるフレイルとサルコペニアの合併例[7] や, サルコペニアを有する患者の運動耐容能や健康関連 QOL が低下していることが明らかになっている[8] ことから, これらを合併した COPD 患者に対する治療戦略の確立が求められている.

■引用文献

1) Vaes AW, et al.：Changes in physical activity and all-cause mortality in COPD. Eur Respir J 2014；44（5）：1199-209.
2) Waschki B, et al.：Physical activity is the strongest predictor of all-cause mortality in patients with COPD：a prospective cohort study. Chest 2011；140（2）：331-42.
3) Maltais F, et al.：An official American Thoracic Society/European Respiratory Society statement：update on limb muscle dysfunction in chronic obstructive pulmonary disease. Am J Respir Crit Care Med 2014；189（9）：e15-62.
4) Chen LK, et al.：Asian Working Group for Sarcopenia：2019 consensus update on sarcopenia diagnosis and treatment. J Am Med Dir Assoc 2020；21（3）：300-7.
5) Maddocks M, et al.：Physical frailty and pulmonary rehabilitation in COPD：a prospective cohort study. Thorax 2016；71（11）：988-95.
6) Galizia G, et al.：Role of clinical frailty on long-term mortality of elderly subjects with and without chronic obstructive pulmonary disease. Aging Clin Exp Res 2011；23（2）：118-25.
7) Jones SE, et al.：Sarcopenia in COPD：prevalence, clinical correlates and response to pulmonary rehabilitation. Thorax 2015；70（3）：213-8.
8) Sepúlveda-Loyola W, et al.：Diagnosis, prevalence, and clinical impact of sarcopenia in COPD：a systematic review and meta-analysis. J Cachexia Sarcopenia Muscle 2020；11（5）：1164-76.

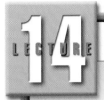

疾患別呼吸理学療法（2）
急性呼吸不全（外科手術前後，集中治療）

到達目標

- 急性呼吸不全の病態を理解する.
- 外科手術が生体に与える影響を理解する.
- 外科術後における生体の反応について理解する.
- 外科術後，集中治療における呼吸理学療法の目的を理解する.
- 外科術後の呼吸理学療法の流れを理解し，基本的な治療が実践できる.

この講義を理解するために

この講義では，疾患別呼吸理学療法として，急性呼吸不全患者を対象とした臨床的介入法について具体的に学びます．最初に急性呼吸不全の病態を理解し，次に外科手術を受ける患者，集中治療室（ICU）の患者を想定し，外科手術が生体に与える影響や術後の生体反応について学びます．外科術後やICUの患者は，多くの点滴ラインやドレーンチューブなどが体内に入っており，さまざまな薬物が使用されているため，意識状態や生体反応は時間とともに変化していきます．したがって，目の前にいる患者の状態を的確にとらえ，病態を理解し，介入の可否を判断する能力が求められます.

さらに，これまで学んできた内容を臨床でどのように応用するのかを理解するため，外科手術前後，集中治療における呼吸理学療法の目的を理解したうえで，実際の介入法について，その流れや方法，実際の治療を実践できる能力を身につけることを目標としています.

急性呼吸不全の呼吸理学療法を学ぶにあたり，以下の項目を学習しておきましょう.

- □ 血液ガス分析値の解釈法について復習しておく（Lecture 3 参照）.
- □ 呼吸運動に関与する筋について，その部位や走行を復習しておく（Lecture 2 参照）.
- □ 呼吸理学療法のためのフィジカルアセスメントや検査について復習しておく（Lecture 5, 6 参照）.
- □ 呼吸理学療法で行う治療技術（コンディショニングや排痰法）を実施できるようにしておく（Lecture 7, 8 参照）.

講義を終えて確認すること

- □ 急性呼吸不全の病態が理解できた.
- □ 外科手術が生体に与える影響が理解できた.
- □ 外科術後における生体反応が理解できた.
- □ 外科術後，集中治療において発生する問題点と，その対策としての術前指導（理学療法）について理解できた.
- □ 外科術後の呼吸理学療法の進め方，注意点を理解し，基本的な治療が実践できた.

急性呼吸不全
（acute respiratory failure）

呼吸不全の基準
▶ Lecture 1・表 2 参照.

1. 急性呼吸不全の病態

呼吸不全とは室内空気呼吸時（吸入酸素濃度 21 ％）で動脈血酸素分圧（PaO_2）が 60 mmHg 以下となる状態であり，動脈血二酸化炭素分圧（$PaCO_2$）が 45 mmHg を超えて異常な高値を呈するもの（II型呼吸不全）と，呈さないもの（I型呼吸不全）に分類されている．しかし，急性呼吸不全患者の多くは酸素吸入や人工呼吸管理が必要であるため，これらの定義が適応にならない場合が多く，急性呼吸不全状態が心不全などによるものなのかの鑑別も困難である．そこで急性肺傷害の定義には，アメリカ・ヨーロッパ・コンセンサスカンファレンスによるものが実用的な診断基準（表 1）[1] として用いられていたが，2012 年にベルリン定義という診断基準がつくられ，現在に至っている（表 2）[2]．

急性呼吸不全と慢性呼吸不全の違いは，単に急性期，慢性期というような，いわゆる「時間の差」によるものではなく，「病態の差」によるもので，急性呼吸不全とは病態の変化が激しく，重篤化する危険性の高い呼吸不全状態を意味している．

表 1 急性肺傷害の定義

- 急性に発症した肺傷害
- 両側肺に浸潤陰影
- P/F≦300 mmHg を ALI
- P/F≦200 mmHg を ARDS
- PAWP≦18 mmHg あるいは左心房圧上昇

酸素化能の指標である P/F（PaO_2/FiO_2）比を用いた診断基準.
（Bernard GR, et al.：Am J Respir Crit Care Med 1994；149〈3 Pt 1〉：818-24[1]）
ALI：急性肺傷害，ARDS：急性呼吸促迫症候群，PAWP：肺動脈楔入圧.

COPD（chronic obstructive pulmonary disease；慢性閉塞性肺疾患）

2. 急性呼吸不全に陥る原因

急性呼吸不全状態に陥る原因にはさまざまなものがある．身体に大きな侵襲を与える外科手術後では，術前の呼吸状態がまったく問題ない患者でも術後には急性呼吸不全状態に陥る．ただし，術後の急性呼吸不全は，その原因となる病態が改善すれば一過性に終わり，もとの状態に回復することが可能である．一方，慢性呼吸不全（COPD や肺結核後遺症，神経筋疾患など）患者が，感染症などをきっかけに急激に呼吸不全状態が悪化するような慢性呼吸不全の急性増悪も急性呼吸不全に陥る原因の一つである．この場合は，原因となる病態の改善が得られれば，もとの慢性呼吸不全状態が継続していく．

3. 外科手術が生体に与える影響

低酸素血症の要因
▶ Lecture 3・図 6 参照.

1）術後になぜ低酸素血症（PaO_2 の低下）になるのか

一般的に PaO_2 が低下する要因として，肺胞低換気，換気血流比不均等，拡散障害，シャントなどがあげられるが，外科術後に発生する PaO_2 の低下（低酸素血症）には種々の要因が相互に関係して発生している．

呼吸機能の観点から考えると，PaO_2 の値は機能的残気量の値と正比例して変化す

機能的残気量（functional residual capacity：FRC）

表 2 ベルリン定義

	軽症 ARDS	中等症 ARDS	重症 ARDS
経過	既知の危険因子の侵襲もしくは呼吸症状の増悪または新たな出現から 1 週間以内		
酸素化	PaO_2/FiO_2：201〜300 mmHg PEEP/CPAP≧5 cmH_2O	PaO_2/FiO_2：101〜200 mmHg PEEP≧5 cmH_2O	PaO_2/FiO_2：≦100 mmHg PEEP≧5 cmH_2O
肺水腫	● 心不全や輸液過多で説明がつかない呼吸不全 ● 危険因子が判然としない場合は，客観的評価（心エコーなど）によって静水圧性肺水腫の否定が必要		
胸部 X 線	両側肺浸潤影：胸水，無気肺，結節などで説明がつかないもの		

（ARDS Definition Task Force, et al.：JAMA 2012；307〈23〉：2526-33[2]）
ARDS：急性呼吸促迫症候群，PaO_2：動脈血酸素分圧，FiO_2：吸入酸素濃度，PEEP：呼気終末陽圧，CPAP：持続的気道内陽圧.

LECTURE
14

るため，機能的残気量の低下は PaO_2 の低下を惹起することになる．機能的残気量の値は体位では座位よりも背臥位で，呼吸様式では自発呼吸よりも筋弛緩薬を使用した人工呼吸時において減少する．そのため，背臥位で開腹手術を行った場合，麻酔状態では横隔膜の緊張が低下あるいは消失するため，横隔膜に隣接する肺底部の肺実質は腹部内臓器などの圧迫によって機能的残気量が低下し，PaO_2 は低下する．

　換気と血流の関係では，術中の肺血流は重力の影響を受けるため下側肺領域に優先的に流れ，この結果，下側肺領域では血流量が増加することで肺うっ血状態となる．さらに，肺胞が圧迫されることで含気量が低下するため，この領域では換気量の低下と血流量の増加による換気血流比不均等が起こる．このように，相対的に増加したこの領域の肺血流は，十分に酸素化されないまま動脈血に合流するシャント血流となり，PaO_2 低下の原因となる．これら以外にも，気道内分泌物の貯留による換気不全や無気肺，感染症などによる肺炎などを合併した場合にも，PaO_2 の低下は起こる．

2）麻酔が生体に与える影響

　胸腹部などの外科手術は，全身麻酔下で人工呼吸器を使用して行われ，手術に必要な麻酔は呼吸機能に大きな影響を与える．手術時は気管挿管により人工呼吸管理が行われるため，気管挿管自体や麻酔ガスの刺激により気道内分泌物が増加する．また，麻酔による意識喪失や筋弛緩薬の投与によって生理的な反射が抑制されるため，咳嗽反射の抑制により気道内分泌物の喀出が困難となり無気肺を起こす可能性が高くなる．さらに，舌根沈下によって気道閉塞を起こしやすいため，換気障害に陥ることもある．

3）外科手術が呼吸機能に与える影響

　術後の疼痛は呼吸機能に大きく影響を与える．最近では周術期には硬膜外麻酔持続注入法による鎮痛処置が一般的に行われているが，それでも術後の疼痛を完全に軽減することは困難である．したがって，術後の疼痛により呼吸運動が抑制されることで痰喀出のために有効な咳嗽が困難となり，痰の貯留による無気肺の原因となる．

　手術部位の違いによって肺活量に及ぼす影響が異なる．**図1**は術後（手術部位別）における肺活量の推移を示している．これによると，呼吸機能にとって重要な横隔膜の直下である上腹部手術が最も大きく影響を受け，手術直後は術前の肺活量の40%程度まで低下することが示されている．

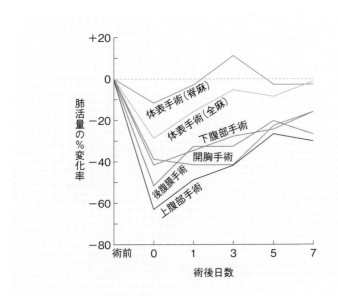

図1　術後における肺活量の推移（手術部位別）

表3 全身性炎症反応症候群の徴候

体温	<36℃, 38℃<
心拍数	90 拍/分以上
呼吸数	20 回/分以上 $PaCO_2 < 32$ mmHg
白血球数 (WBC)	12,000/mm³ 以上, 4,000/mm³ 以下

4) 外科手術による生体への侵襲

生体が急激な損傷を受ける外的刺激を侵襲というが，手術などの侵襲により身体は内部環境を変化させ（生体反応），恒常性（ホメオスタシス）を維持しようとする．しかし，生体への侵襲の程度が大きい（大きな手術など）場合は，正常な機能を維持することが困難となり，ストレス反応を引き起こす．ストレスとは生体の内部環境を乱すものの総称であり，その反応をストレス反応とよぶ．ストレス反応は，生存を脅かす侵襲から耐えて生き残るための反応であり，生体には多大な負担がかかる．

手術侵襲による生体反応としては，神経系として交感神経活動の亢進，内分泌系として各種ストレスホルモン（エピネフリン〈アドレナリン〉，コルチゾール，抗利尿ホルモンなど）の分泌亢進やインスリン，性ホルモンの分泌抑制，免疫系としてサイトカインの分泌と炎症反応（表3）がある．侵襲に対する神経・内分泌反応については図2[3)]，術後経過と生体反応については表4[4)] に示す．

5) 手術侵襲による循環器系への影響

手術侵襲に伴って，体内の水分量は大きく変動する．体内の水分（体液）は細胞内液（細胞内の水分）と細胞外液（血管内の血漿と細胞をとりまく組織間液〈間質液〉）に分けられ，周術期には多量の体液を喪失する．この量は手術侵襲の大きさに比例し，数リットルに及ぶこともある．

外科手術など生体へ侵襲が加わると，炎症反応により血管透過性は亢進し，血漿成分が血管内から漏出して，血管外のサードスペースに貯留する（非生理的細胞外液；図3）．これにより血漿量が減少すると，血圧低下や急性腎不全，ショックなどを起こす危険性が高いため，術後は輸液により血漿量を補う．しかし，術後2日目以降からサードスペースに貯留していた体液が血管内に戻ってくる（リフィリング〈refilling〉）ため，尿として排出するが，腎機能障害がある場合は循環血液量が過剰となり，心不全や肺水腫などを引き起こしたり，気道内分泌物や胸水，末梢の浮腫などとして現れたりする．そのため，術後の輸液量は，体内からの排出量との関係から

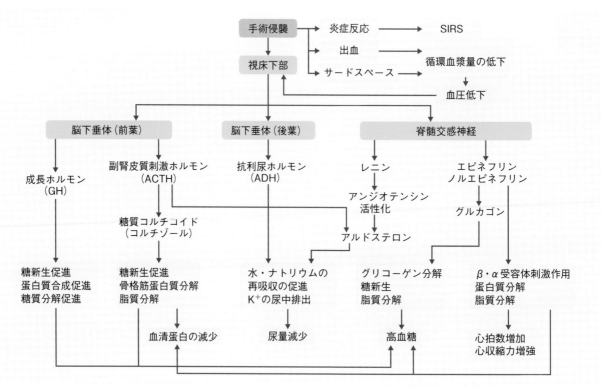

図2 侵襲に対する神経・内分泌反応
(鎌倉やよいほか：周術期の臨床判断を磨く―手術侵襲と生体反応から導く看護．医学書院；2008[3)] をもとに作成)

LECTURE
14

表4　術後経過と生体反応

		経過	内分泌の状態	代謝・生化
異化期	第I相	傷害期 （術後2〜4日）	副腎刺激状態 　髄質：アドレナリン，ノルアドレナリン 　皮質：ACTH，コルチコイド 尿中17-OHCS増加 好酸球減少 アルドステロン，ADH分泌増加	蛋白異化の亢進 尿中窒素排泄の増加：窒素平衡は負となる 抗利尿作用：水分保持傾向 尿量減少：尿浸透圧上昇 尿中K⁺増加，Na⁺減少，Cl⁻減少
	第II相	変換期 （術後3〜7日に始まり 1〜2日間）	副腎機能の活動は正常化する 尿中17-OHCS正常化 好酸球正常化	尿中窒素排泄の減少：窒素平衡は正に戻る 水分・塩分の利尿 尿中K⁺減少，Na⁺増加，Cl⁻増加 K⁺平衡は正常化する
同化期	第III相	筋力回復期 （術後2〜5週）	副腎機能は正常，ホルモンの影響はなくなる	蛋白質合成，窒素平衡は正 体重90〜120g/日増加
	第IV相	脂肪蓄積期	性機能回復	脂肪合成 体重75〜150g/日増加

（赤城正信ほか：新臨床外科全書 第1巻. 金原出版；1977. p.377⁴⁾ をもとに作成）
ACTH：副腎皮質刺激ホルモン，17-OHCS：17-ヒドロキシコルチコステロイド，ADH：抗利尿ホルモン.

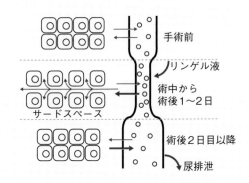

図3　侵襲に伴う細胞外液の動き

注意深く調節し，イン・アウト・バランスは重要な評価項目となる.

4. 外科手術におけるリスクファクター（危険因子）

　外科手術を受ける患者は，手術におけるさまざまなリスクファクターを有している．外科手術におけるリスクファクターは術後の呼吸器合併症の発生に大きく影響するため，術前からリスクファクターを把握し，可能な限りそれらに対処する．外科手術に対する一般的なリスクファクターには，年齢，性，肥満，喫煙，栄養状態，随伴する呼吸器疾患などがあり，低アルブミン血症や糖尿病などにも注意する.

　術後合併症の発生に年齢が与える影響は，40歳までの発生率は約5％程度であるが，40〜70歳では3倍に，70歳以上では約10倍に上昇する．これは加齢に伴い呼吸機能が低下することが影響しており，加齢は術後合併症の発生率を高めるリスクファクターとなる．性別発生頻度では，男性のほうが女性に比べ2〜3倍高い．肥満は胸郭コンプライアンスを低下させ，呼吸仕事量の増加や機能的残気量の低下につながるため，術後に低酸素血症を引き起こしやすい.

　喫煙が術後における呼吸器合併症の発生率を高め，喫煙量に比例して増加する．喫煙は気道粘膜の線毛運動を抑制するため気道粘液輸送能が低下し，その結果，痰喀出に大きな障害となる．喫煙習慣のある患者は，手術に先立って数か月の禁煙が必要である.

 MEMO
サードスペース（図3）
非生理的・非機能的体液区分のことで，細胞内液，細胞外液に対して「第3の体液区分」，すなわちサードスペースとよばれている.

MEMO
イン・アウト・バランス
水分出納ともいわれ，水分摂取量と排泄量がほぼ等しいことで保たれるものである（ゼロバランス）.そのために必要な最小水分量は，1日の排泄量を下回らない量となる.

MEMO
呼吸器合併症を起こしやすい症例
これまでのさまざまな研究報告から，呼吸器合併症を起こしやすい患者は，①高齢者，②喫煙者，③上腹部手術や開胸手術を受けた患者，④呼吸筋力が低下している患者，⑤肥満者，⑥脊柱の変形や胸郭が硬い患者，⑦長時間の手術を受けた患者，⑧栄養状態が悪い患者，⑨運動能力の低い患者などがあげられている.

LECTURE 14

長時間の大きな外科手術を受けた場合や集中的な治療が必要な重篤な患者の場合は，集中治療室（ICU）において管理されることになる．ICU において発生する合併症として以下のものがある．
- 集中治療後症候群（post intensive care syndrome：PICS）
- ICU-AW（intensive care unit acquired weakness）
- ICU-acquired delirium
▶ Step up 参照．

急性呼吸促迫症候群
（acute respiratory distress syndrome：ARDS）

ここがポイント！
カルテなどからの情報収集
- 手術に関する情報：①手術様式（術法），②今後の治療計画など．
- 患者に関する情報：①現病歴，既往歴，②栄養状態を含めた全身状態，③呼吸機能検査や血液検査，胸部 X 線などを含めた検査所見の結果

フィジカルアセスメント
▶ Lecture 5 参照．

最大吸気圧
（maximal inspiratory pressure：PImax）
最大呼気圧
（maximal expiratory pressure：PEmax）
CPF（cough peak flow）
6 分間歩行試験
（6-minute walk test：6 MWT）
シャトル・ウォーキング試験
（shuttle walking test：SWT）

咳嗽介助手技
▶ Lecture 8 参照．
インセンティブ・スパイロメトリー
▶ Lecture 7 参照．

5. 外科手術後に発生する呼吸器合併症

術後に発生する呼吸器合併症としては，喀痰の貯留を伴った気道閉塞や無気肺，肺の小容量部や換気不良部に発生する無気肺，二次感染または誤嚥性肺炎，人工呼吸器関連肺炎，いくつかの要因が重なって発生する重篤な呼吸不全（急性呼吸促迫症候群），肺塞栓，胸水，気胸などがある．

6. 外科手術前後の呼吸理学療法

1）術前の呼吸理学療法

（1）目的

外科手術を受ける患者には，術前から積極的に介入することが望ましい．術前介入の目的は，術前評価からリスクファクターの有無をスクリーニングし，術後に発生する可能性のある問題点を明確にすることで，手術までに可能な理学療法を開始することである．また，術前から術後を想定した指導を行うことで，術後は早期からスムーズな介入が可能となる．

（2）術前評価

術前評価は手術に対するリスクファクターを明らかにし，術前指導につなげるために行う．実際に評価を開始する前に，カルテなどから情報収集を行う．次に実際に患者と会い，①手術に関する理解度，②呼吸に関する自覚症状の有無，③手術に対する不安や抑うつ状態など，問診しながら評価する．

フィジカルアセスメントとしての視診，触診，打診，聴診などは通常の評価として実施し，呼吸筋力（最大吸気圧，最大呼気圧），咳嗽能力（CPF），下肢筋力（膝伸展筋力など），運動能力（6 分間歩行試験，シャトル・ウォーキング試験など）などを測定する．特に運動能力の低下は術後の呼吸器合併症の発生率を高め，離床が遅れるため，重要な評価項目である．

（3）術前指導

術前指導として，①オリエンテーション，②リラクセーション，③呼吸法，④咳嗽法，⑤インセンティブ・スパイロメトリーの使用法などを説明する．

オリエンテーションでは，術後に予想される機能低下や呼吸器合併症について説明し，その対策としての呼吸理学療法の重要性と内容を理解してもらう．リラクセーションは，術後の緊張状態を軽減し，効果的な呼吸練習へとつなげるために必要であり，あらかじめその方法を実施する．換気効率の面から適切な 1 回換気量と呼吸数を教え，併せて腹式呼吸や胸腹式呼吸などを練習する．

術後は痰の喀出が重要であるため，中枢気道にある痰を効率よく排出するための咳嗽法（咳嗽，ハフィング）を練習し，セラピストが援助する咳嗽介助手技も体験しておく．術後の呼吸練習としてインセンティブ・スパイロメトリーを使用する場合は，その使用法の説明と練習を行い，容量型の器具（コーチ 2®など）の場合は，あらかじめ吸気量を記録し，術後の目標値にする．

2）周術期の呼吸理学療法

周術期における呼吸理学療法の目的は，①無気肺の予防と治療のための換気の増大，②気道内分泌物（痰）の除去，③残存肺，虚脱肺の再膨張促進，④呼吸器合併症の予防，改善，⑤不良呼吸パターンの改善（呼吸仕事量の減少），⑥関節可動域（胸郭を含む）の改善，⑦廃用症候群の予防，⑧早期離床などである．

3) 術後の呼吸理学療法

(1) 開始するために必要な情報

術後の呼吸理学療法を開始するにあたり，実際に行われた手術に関する情報や術後から現在までの経過を把握しておく．投薬については，薬の種類，目的，その量や頻度を把握することで，患者の状態やリスクを予測する．イン・アウト・バランスは，術後における血液ガス分析値や喀痰量に影響し，肺水腫や胸水などのリスクを把握するために重要な情報である．手術中・後の体液の水分出納（**表5**）[5]を把握するために必要な項目は，①体内に入る水分量，②体外に排出される水分量であり，その差がイン・アウト・バランスである．

(2) 開始時のチェック項目

介入に際し，術後管理として使用されている機器やモニター類，術後の検査データから患者の状態を把握する．介入の可否を判断するためには，特に循環動態の把握が

表5 手術中・後の体液の水分出納

	体内に入る水分	体外に排出される水分
手術中	● 輸液	● 出血量 ● 尿量 ● 不感蒸泄量（皮膚，気道から蒸発する水分） 　1日に概算：体重（kg）×2〜3 mL×手術時間
手術後	● 輸液 ● 代謝水（反応により体内に生じる水） 　1日に概算：体重（kg）×5 mL	● 出血量 ● 尿量 ● 不感蒸泄 　1日に概算：体重（kg）×15 mL

水分出納が把握できれば，体液が過剰な場合に生じる肺水腫・胸水など肺胞換気や PaO_2 を低下させる要因の経過を予測しやすくなる．
（間瀬教史：呼吸・心臓リハビリテーション―ビジュアル実践リハ．羊土社；2009．p.90[5]）

表6 Glasgow Coma Scale (GCS)

1. 開眼（eye opening：E）	E
自発的に開眼	4
呼びかけにより開眼	3
痛み刺激により開眼	2
痛み刺激でも開眼しない	1
2. 最良言語反応 　（best verbal response：V）	V
見当識あり	5
混乱した会話	4
不適当な発語	3
理解不明の音声	2
発語なし	1
挿管	T
3. 最良運動反応 　（best motor response：M）	M
命令に応じて可	6
疼痛部へ	5
逃避反応として	4
異常な屈曲運動	3
伸展反応（除脳姿勢）	2
運動なし	1

正常では E，V，M の合計が15点，深昏睡では3点となる．

表7 Japan Coma Scale (JCS)

Ⅲ. 刺激をしても覚醒しない状態（3桁の点数で表現） 　（deep coma, coma, semicoma）
300. 痛み刺激に全く反応しない
200. 痛み刺激で少し手足を動かしたり顔をしかめる
100. 痛み刺激に対し，払いのけるような動作をする
Ⅱ. 刺激すると覚醒する状態（2桁の点数で表現） 　（stupor, lethargy, hypersomnia, somnolence, drowsiness）
30. 痛み刺激を加えつつ呼びかけを繰り返すと辛うじて開眼する
20. 大きな声または体を揺さぶることにより開眼する
10. 普通の呼びかけで容易に開眼する
Ⅰ. 刺激しないでも覚醒している状態（1桁の点数で表現） 　（delirium, confusion, senselessness）
3. 自分の名前，生年月日が言えない
2. 見当識障害がある
1. 意識清明とは言えない

R：Restlessness（不穏），I：Incontinence（失禁），A：Apallic state（失外套症候群）または Akinetic mutism（無動性無言症）．

LECTURE **14**

MEMO

長期間の人工呼吸管理下にある患者では人工呼吸器関連肺炎 (ventilator-associated pneumonia：VAP) が大きな問題となる場合がある．VAP は人工呼吸管理 (挿管) によって起こる感染症で，特に挿管後 48 時間以上の患者に起こりやすい．

VAP を予防するための体位 (ポジショニング) として，腹臥位やセミファーラー位は効果が高いことが明らかとなっているが，腹臥位は管理が難しく，顔面への圧痛や気管チューブの閉塞などの合併症もあるため，臨床ではセミファーラー位をとることが推奨されている．

MEMO

腹臥位の管理

近年，重症 ARDS 患者に対して 16 時間以上の腹臥位管理によって生命予後が改善するとの研究結果が示された．現在では，重症 ARDS 患者に対して腹臥位療法が積極的に実施されている．

MEMO

鎮静の評価は RASS (Richmond Agitation Sedation Scale；リッチモンド興奮・鎮静スケール；**表 8**) を用いることが多い．

リラクセーション
▶ Lecture 7 参照.

重要である．呼吸理学療法は患者に体位変換や胸郭への徒手的なアプローチなどを行うため，血圧の変動が激しく，頻脈や危険な不整脈などが出現している場合は，介入が困難と判断する．

介入方法を決定するには，①意識レベル，②呼吸困難や痛み (意識があれば)，③呼吸パターンを含めた胸郭運動，④聴診による換気や分泌物貯留の有無，⑤呼吸補助筋を含めた全身筋緊張を確認する．

意識レベルの確認は，主に Glasgow Coma Scale (GCS；**表 6**) や Japan Coma Scale (JCS；**表 7**) を用いて行う．

介入が可能と判断できれば，実際に患者を診て，介入方法を決定する．

(3) 呼吸理学療法の実際

術後における呼吸理学療法は，①体位管理，②リラクセーション，③換気の改善，④気道内分泌物の除去，⑤早期離床，⑥運動療法などである．

a. 体位管理 (ポジショニング，体位変換)

外科手術直後や人工呼吸管理下，あるいは鎮静状態にある患者の場合，体位の変換を自力で行うことが困難なため，患者の呼吸状態に応じて定期的な体位変換やポジショニングを行う．ポジショニングとは，ある一定の体位をとることによって，換気やガス交換の改善，さらには気道内分泌物の排出を促進することを目的に行われる方法である．急性呼吸不全患者では肺のうっ血や気道内分泌物貯留などにより肺重量が増加するが，この状態で背臥位での安静臥床を強いられた場合，荷重側 (下側) の肺胞は虚脱し，換気血流比不均等が生じる．このような状態の予防および改善を目的に，病変部位が上側となるような体位変換を行うことで換気血流比を是正し，気道内分泌物の排出を促す．

適切なポジショニングにより，換気血流比の改善，呼吸仕事量の軽減，粘液線毛輸送能の改善，肺容量の増加などが起こり酸素化の改善などの効果が得られる．また，無気肺に対し，病変部位を上側にする側臥位は，換気と気道内分泌物の排出能の改善に有効である．ただし，心機能の障害を有する急性呼吸不全患者に対する体位変換は，循環動態への影響が考えられるため注意する．

b. リラクセーション

外科術後の患者は，手術による痛みや術後の精神的緊張などにより，全身の筋緊張が亢進していることが多い．この状態で後述する換気の改善 (呼吸練習) を実施しても，有効な換気量を得ることが難しく，呼吸仕事量を増加させる．したがって，リラ

表 8 RASS (Richmond Agitation-Sedation Scale)

スコア	用語	説明	
+4	好戦的な	明らかに好戦的な，暴力的な，スタッフに対する差し迫った危険	
+3	非常に興奮した	チューブ類またはカテーテル類を自己抜去；攻撃的な	
+2	興奮した	頻繁な非意図的な運動，人工呼吸器ファイティング	
+1	落ち着きのない	不安で絶えずそわそわしている，しかし動きは攻撃的でも活発でもない	
0	意識清明な	落ち着いている	
−1	傾眠状態	完全に清明ではないが，呼びかけに 10 秒以上の開眼およびアイコンタクトで応答する	呼びかけ刺激
−2	軽い鎮静状態	呼びかけに 10 秒未満のアイコンタクトで応答	呼びかけ刺激
−3	中等度鎮静状態	呼びかけに動きまたは開眼で応答するがアイコンタクトなし	呼びかけ刺激
−4	深い鎮静状態	呼びかけに無反応，しかし，身体刺激で動きまたは開眼	身体刺激
−5	昏睡	呼びかけにも身体刺激にも無反応	身体刺激

0 を中心に 10 段階に分かれていて，プラスでは興奮，マイナスでは鎮静が強いと評価する．

クセーション手技によって呼吸補助筋を含めた全身の筋緊張を軽減し，次の介入につなげる．

c．換気の改善（呼吸練習）

　開胸や開腹術は，呼吸に関与する筋に対し直接侵襲が加わるため，呼吸運動に与える影響が大きい．特に上腹部手術は，吸気の主動作筋である横隔膜直下の手術であり，術中の人工呼吸管理下においては横隔膜の活動性が低下するため，横隔膜機能不全による換気量の低下は避けられない．加えて，術後の痛みが深呼吸を抑制するため，肺が十分拡張するだけの換気が得られにくい．そのため，横隔膜運動の改善や肺の再膨張を図る目的で，横隔膜呼吸を促すことや呼吸介助法などを用い，換気の改善（呼吸練習）を行う．ただし，深呼吸の練習では呼吸努力をさせず，ゆっくりとした呼吸をさせるように誘導することが大切である．

d．気道内分泌物の除去（排痰）

　排痰は，気道および肺胞内の分泌物（痰）の移動を促進し，肺胞におけるガス交換を改善する目的で行われる．排痰により気道抵抗が減少するため呼吸仕事量が軽減し，さらに感染症の予防にもつながる．特に人工呼吸管理下の患者は，粘液線毛輸送能の低下や鎮静薬投与による咳嗽反射の低下および消失などにより気道内分泌物が貯留しやすい．したがって，呼吸器合併症を予防する意味において排痰は必要不可欠である．排痰を実施する際には，痰の貯留部位を明確にしておく必要があり，聴診や触診などのアセスメントが必須である．効率のよい排痰には体位（ポジショニング）が重要であるため，痰の貯留部位を上にした体位をとり，呼吸（胸郭）運動に合わせて排痰手技（スクイージング）を実施し，痰の移動を促進させる．中枢気道まで痰が移動してきたら，咳嗽やハフィング，咳嗽介助手技などで喀出させる．そして人工呼吸管理下の場合は，気管チューブを通じて呼気の音に変化が生じるため，そのタイミングで気管吸引を行う．

e．早期離床

　安静臥床は，治療として必要な場合もあるが，過度な安静臥床によって引き起こされる各種臓器の機能低下や，二次障害である廃用症候群が生じると，その後の機能回復に大きく影響を与える．長期臥床によって発生する有害事象を**表9**[6]に示す．人工

<aside>

MEMO

人工呼吸管理による横隔膜の変化
人工呼吸管理をある程度の期間実施すると，横隔膜の線維の断面積が減少することが明らかとなっている．
▶ Lecture 12 参照．

呼吸介助法
▶ Lecture 9 参照．

排痰法
▶ Lecture 8 参照．

早期離床（early mobilization）

</aside>

表9　長期臥床の影響による有害事象

系	有害事象
筋骨格系	● 筋蛋白質合成の減少 ● 筋萎縮と筋肉量減少 ● 筋力低下 ● 運動耐容能低下 ● 結合組織の短縮と関節拘縮 ● 骨密度の低下 ● 褥瘡
呼吸器系	● 無気肺 ● 肺炎 ● 最大吸気圧および努力性肺活量の低下
循環器系	● 心臓全体および左心室の縮小 ● 下肢静脈コンプライアンスの低下 ● 起立耐性能力の低下 ● 心拍出量，1回拍出量および末梢血管抵抗の減少 ● 微小血管機能の障害 ● 頸動脈洞刺激への循環反応の低下
内分泌・代謝系	● インスリン感受性の低下 ● アルドステロンおよび血漿レニン活性性の低下 ● 心房性ナトリウム利尿ペプチドの増加

（Truong AD, et al.：Crit Care 2009；13〈4〉：216[6]）

LECTURE
14

表 10　早期離床の主な効果

- 機能的な自立の改善
- せん妄の減少
- 人工呼吸器装着期間の短縮
- 入院期間の短縮
- ICU 在室期間の短縮
- 6 分間歩行距離の改善
- 身体機能に関する QOL の改善
- 筋力の改善

（Schweickert WD, Kress JP：Chest 2011：140〈6〉：1612-7[7]）

呼吸管理下であっても，早期離床に向けた介入は積極的に進める．長期臥床は呼吸機能にとって有害であり，さらに全身の筋力低下や関節拘縮など廃用症候群の進行を助長するため，その改善や進行の予防を目的とした介入が必要である．離床によって身体を動かすことで酸素需要が増加し，換気量が増大する．その結果，肺胞換気量も増加するため，換気血流比不均等の改善につながる．また，換気量が増大することで気道内分泌物の移動も促進される．

　外科術後早期からの離床は，ベッド上での呼吸練習と同様の呼吸器合併症予防効果が期待できるため，人工呼吸管理下であっても全身状態が許す限り，可及的早期から体位変換，ティルトアップ位，座位練習，四肢運動，立位練習などを行う．早期離床の主な効果を**表 10**[7] に示す．離床にあたっては，循環動態が安定しているかを確認し，心電図，血圧，SpO_2 などのモニターに注意し実施する．

f. 運動療法

　術後は，全身状態が許す限り，可及的早期から離床を促し，立位および歩行へと進める．術後になんらかの問題で離床が進められず，臥床期間が長引いた患者や，術前から身体機能が低下していた患者に対しては，運動療法により身体機能を高める．具体的には，下肢を中心とした筋力トレーニングや全身持久力トレーニングなどである．

■引用文献

1）Bernard GR, Artigas A, et al.：The American-European Consensus Conference on ARDS. Difinitions, mechanisms, relevant outcomes, and clinical trial coordination. Am J Respir Crit Care Med 1994；149 (3 Pt 1)：818-24.
2）ARDS Definition Task Force, Ranieri VM, et al.：Acute respiratory distress syndrome：the Berlin Definition. JAMA 2012；307 (23)：2526-33.
3）鎌倉やよい，深田順子：周術期の臨床判断を磨く―手術侵襲と生体反応から導く看護．医学書院；2008.
4）赤城正信ほか：術後の管理．林 四郎編：新臨床外科全書 第 1 巻．金原出版；1977. p.377.
5）間瀬教史：外科手術後の急性呼吸不全．居村茂幸監：呼吸・心臓リハビリテーション―ビジュアル実践リハ．羊土社；2009. p.90.
6）Truong AD, Fan E, et al.：Bench-to-bedside review：mobilizing patients in the intensive care unit-from pathophysiology to clinical trials. Crit Care 2009；13 (4)：216.
7）Schweickert WD, Kress JP：Implementing early mobilization interventions in mechanically ventilated patients in the ICU. Chest 2011；140 (6)：1612-7.

■参考文献

1）玉木 彰：急性期呼吸理学療法のための基礎知識．理学療法福岡 2014；27：34-40.
2）玉木 彰：外科手術前後の呼吸リハビリテーション．理学療法兵庫 2011；17：1-7.
3）玉木 彰：ICU 内のリハビリテーション．増刊レジデントノート 2019；21 (4)：2543-9.

MEMO

ティルトアップ位
ティルトとは傾けるという意味であり，ティルトアップ位とはベッドを起こした状態である（ヘッドアップ位ともいう）．臨床ではよくギャッチアップ位という用語が用いられているが，これはギャッチ（アメリカ人外科医）とアップをつなげた和製英語である．

筋力トレーニング，全身持久力トレーニング
▶ Lecture 10 参照．

Step up

1. 重症患者の筋力低下（ICU-AW）

　重症患者が管理されている集中治療室（intensive care unit：ICU）では，疾病の治療や人工呼吸管理などによりベッド上での安静を強いられていることが多い．その結果，二次的に全身の筋力低下や衰弱などが起こるが，従来はそれを廃用症候群とよんでいた．しかし，近年これらは ICU-AW（ICU-acquired weakness）という特殊な病態だということがわかり，ICU-AW が注目されるようになってきた．

　ICU-AW とは，人工呼吸管理を必要とするような重症患者の ICU 滞在中に生じる（ICU-acquired），全身が衰弱（weakness）する神経・筋合併症のことであり，発症頻度は 7 日間以上人工呼吸管理下にある患者で 25～47％[1]，敗血症患者では 60～100％[2] と高率であることが報告されている．

　ICU-AW の短期的な影響としては，人工呼吸器からの離脱（ウィーニング）が遅れること[3]，ICU 在室日数や入院日数の延長，死亡率の上昇などが示されている．さらに長期的な影響として，退院から 5 年後においてもなんらかの機能障害が存続するとの報告[4]もある．

　ICU-AW か否かは，臨床所見や経過から ICU-AW である可能性を見極め，筋力テストを実施して診断する．ただし，診断する場合は，MRC（Medical Research Council）による徒手筋力テスト（manual muscle testing：MMT）を実施するため，過鎮静であるとテストを実施することが不可能である．そのため，診断する際は鎮静を中止する必要がある（表1）．ICU-AW を発症する要因にはさまざまなものがあるが，多臓器不全，身体不活動，高血糖，ステロイド・神経筋遮断薬の使用などがあげられている．

表 1　ICU-AW の診断基準

1	重症疾患発症後における全身的衰弱の発現
2	びまん性（近位筋，遠位筋），左右対称，弛緩性の筋力低下で，一般的には脳神経機能が残存
3	MRC スコア：合計＜48 点，平均＜4（検査可能な筋群において 24 時間以上あけて 2 回以上実施）
4	人工呼吸器装着状態
5	既存の重症疾患は衰弱の原因として除外

ICU-AW の必要最小限の基準：1，2，3 または 4，5．

MRC 筋力スケール

スコア	
0	筋収縮はみられず
1	筋収縮はみられるが，四肢の動きなし
2	四肢の自動運動はあるが，重力に抗しない
3	四肢の自動運動があり，重力に抗する
4	重力と抵抗に抗しうる自動運動
5	最大抵抗に抗しうる自動運動

［上肢 3 種類，下肢 3 種類の関節運動］×左右：合計 12 検査
最低点：0×12＝0 点
最高点：5×12＝60 点
平均：合計点÷12

2. ABCDE バンドル

　ABCDE バンドル（bundle）とは，2010 年頃に提唱され始めた人工呼吸器装着患者の管理方法をいい，ICU-AW と ICU-AD（ICU-acquired delirium〈せん妄〉）を予防するために ABCDE を頭文字とする管理方法をバンドル（束），すなわち一括して行うという概念である．

- A（awaken the patient daily：sedation cessation）＝毎日の覚醒トライアル
- B（breathing：daily interruptions of mechanical ventilation）＝毎日の呼吸器離脱トライアル
- C（coordination：daily awakening and daily breathing）
  ＝A と B のコーディネーション
  （choice of sedation or analgesic exposure）
  ＝鎮静鎮痛薬の選択
- D（delirium monitoring and management）
  ＝せん妄のモニタリングとマネジメント
- E（early mobility and exercise）＝早期離床

　これらを実践することで，ICU 入室中の患者に質の良い睡眠をとらせ，人工呼吸器からのウィーニングと ICU 滞在期間を短縮し，死亡率を低下させ，認知機能を改善し，自立する能力を高めることを目的としてい

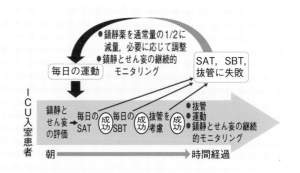

図 1　ABCDE バンドルの進め方
（Vasilevskis EE, et al.：Chest 2010；138〈5〉：1224-33[6]）
SAT：spontaneous awakening trial，SBT：spontaneous breathing trial.

LECTURE **14**

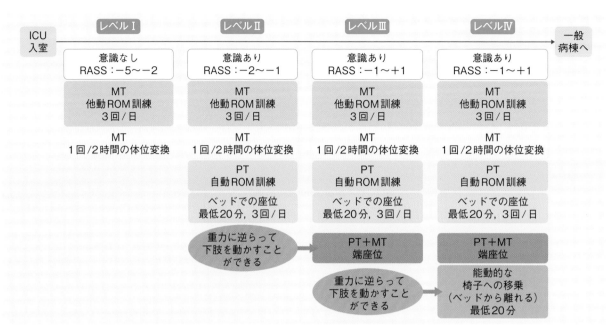

図2　ABCDE バンドルにおける介入方法
〔Stiller K：Crit Care Clin 2007；23〈1〉：35-53[7] をもとに作成〕
RASS：リッチモンド興奮・鎮静スケール，MT：mobility team，ROM：関節可動域，PT：理学療法士.

る．実際に ABCDE バンドルを導入することにより，人工呼吸器装着期間の短縮やせん妄の発生頻度が低下する[5] などが報告されている．ABCDE バンドルの進め方を図1[6]，2[7] に示す．現在では，ABCDE に F（family involvement＝家族を含めた対応），G（good handoff communication＝良好な申し送り伝達），H（handout materials on PICS and PICS-F＝PICS〈集中治療後症候群〉や PICS-F〈family〉についての書面での情報提供）が加わり，ABCDEFGH バンドルとなっている．

3. 集中治療後症候群（PICS）

集中治療後症候群（post intensive care syndrome：PICS）[8] とは，重篤な状態からの生存者に新しく生じる障害であり，認知機能障害，精神機能障害，身体機能障害（特に ICU-AW）で構成されている（図3）[9]．この状態は急性期を脱しても長期間にわたり持続する可能性があり，QOL にも影響を与える．PICS に対する予防的対策は ICU 入室直後から開始し，その戦略として ABCDE（FGH）バンドルがある．

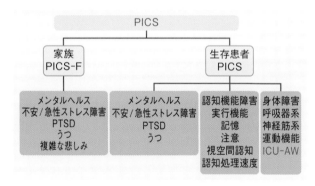

図3　集中治療後症候群（PICS）の概念
（Needham DM, et al.：Crit Care Med 2012；40〈2〉：502-9[9]）

■引用文献

1) De Jonghe B, et al.：Paresis acquired in the intensive care unit：a prospective multicenter study. JAMA 2002；288（22）：2859-67.
2) Berek K, et al.：Polyneuropathies in critically ill patients：a prospective evaluation. Intensive Care Med 1996；22（9）：849-55.
3) De Jonghe B, et al.：Respiratory weakness is associated with limb weakness and delayed weaning in critical illness. Crit Care Med 2007；35（9）：2007-15.
4) Ali NA, et al.：Acquired weakness, handgrip strength, and mortality in critically ill patients. Am J Respir Crit Care Med 2008；178（3）：261-8.
5) Balas MC, et al.：Effectiveness and safety of the awakening and breathing coordination, delirium monitoring/management, and early exercise/mobility bundle. Crit Care Med 2014；42（5）：1024-36.
6) Vasilevskis EE, et al.：Reducing iatrogenic risks：ICU-acquired delirium and weakness-crossing the quality chasm. Chest 2010；138（5）：1224-33.
7) Stiller K：Safety issues that should be considered when mobilizing critically ill patients. Crit Care Clin 2007；23（1）：35-53.
8) 玉木 彰，吉岡佑二，大島洋平：PICS 対策とエビデンス—早期リハビリテーション療法．ICU と CCU 2021；45（1）：57-67.
9) Needham DM, et al.：Improving long-term outcomes after discharge from intensive care unit：report from a stakeholders' conference. Crit Care Med 2012；40（2）：502-9.

LECTURE
14

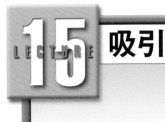

吸引

到達目標

- 呼吸理学療法における吸引の意義を理解する.
- 吸引が生体に与える影響について理解する.
- 標準予防策について理解する.
- 吸引の適応や実施に至るまでの流れを理解する.
- 吸引の基本的な手順を理解し，実践できるようにする.

この講義を理解するために

　2010（平成 22）年 4 月に厚生労働省医政局長から出された通達により，吸引は理学療法士が行うことができる医療行為であることが正式に認められました．この講義では，現在の理学療法教育において必須化されている吸引について学びます.

　吸引は人工呼吸管理中や自力での痰の喀出が困難な患者に対して行うものですが，侵襲的な行為であるため，適応や方法を誤ると大きな問題を引き起こします．実施にあたっては細心の注意を払わなければなりません.

　この講義では，最初に呼吸理学療法における吸引の意義や注意点を確認します．次に吸引が生体に及ぼす影響や感染対策としての標準予防策について理解したうえで，実際の吸引の手順を学び，技術の習得を目指します.

　吸引を学ぶにあたり，以下の項目を学習しておきましょう.

　　□ 呼吸器系の解剖（特に鼻腔，口腔，気道）について復習しておく（Lecture 2 参照）.

　　□ 排痰に必要な要素について復習しておく（Lecture 8 参照）.

　　□ 排痰に用いる徒手的手技を復習しておく（Lecture 8 参照）.

講義を終えて確認すること

　　□ 呼吸理学療法における吸引の意義や必要性が理解できた.

　　□ 吸引が生体に与える影響について理解できた.

　　□ 標準予防策について理解できた.

　　□ 吸引を実施するまでの流れについて理解できた.

　　□ 開放式，閉鎖式，口腔内・鼻腔内吸引それぞれの手順や注意点が理解できた.

1. 呼吸理学療法における吸引の意義と注意点

排痰法
▶ Lecture 8 参照.

呼吸理学療法における排痰援助はこれまで体位排痰法をはじめ，徒手的排痰手技，器具や機器を使った方法など，さまざまな方法で行われてきた．しかし，人工呼吸管理中や気管切開患者に対する排痰では，最終的には吸引を実施しなければならず，以前は看護師（時には医師）に依頼する必要があった．従来の理学療法士の業務範囲では，排痰手技を用いて気道内分泌物を中枢気道まで移動させたとしても，咳嗽などによる痰の自己喀出が困難な患者では，排痰における一連の流れを完結することができなかった．また，在宅において呼吸不全患者や神経筋疾患患者，重度心身障害児などの排痰を実施する場合，気管吸引が必要な状況下にあっても，一部を除き，理学療法士のみでは対応できなかった．

2010（平成22）年4月の厚生労働省からの通達によって，吸引が理学療法士の医療行為の一つと認められたことにより，排痰における一連の流れを完結することが可能となった．呼吸ケアにおいて排痰技術を有している理学療法士の果たす役割はさらに重要になったといえる．

吸引は，侵襲的な行為であるため，安全かつ適切に実施しなければならない．吸引を臨床のなかで実施するためには，感染管理に関する知識や適切に実施できる技術の習得が不可欠であり，理学療法士であれば誰でも実施できると考えるべきではない．実施にあたっては，所属施設のプロトコルに従い，実情に合った教育・研修等を受けて安全確保に努める．

2. 理学療法士の吸引に対する許可の経緯

2010（平成22）年4月，厚生労働省より，以下のような通知（抜粋）が出され，理学療法士等による喀痰等の吸引行為が合法化されることとなった．

医政発0430第1号
平成22年4月30日

各都道府県知事 殿

厚生労働省医政局長

医療スタッフの協働・連携によるチーム医療の推進について

〜略〜

(2) リハビリテーション関係職種

近年，患者の高齢化が進む中，患者の運動機能を維持し，QOLの向上等を推進する観点から，病棟における急性期の患者に対するリハビリテーションや在宅医療における訪問リハビリテーションの必要性が高くなるなど，リハビリテーションの専門家として医療現場において果たし得る役割は大きなものとなっている．

1) 喀痰等の吸引

①理学療法士が体位排痰法を実施する際，作業療法士が食事訓練を実施する際，言語聴覚士が嚥下訓練等を実施する際など，喀痰等の吸引が必要となる場合がある．この喀痰等の吸引については，それぞれの訓練等を安全かつ適切に実施する上で当然に必要となる行為であることを踏まえ，理学療法士及び作業療法士法（昭和40年法律第137号）第2条第1項の「理学療法」，同条第2項の「作業療法」及び言語聴覚士法（平成9年法律第132号）第2条の「言語訓練その他の訓練」に含まれるものと解し，理学療法士，作業療法士

及び言語聴覚士（以下「理学療法士等」という.）が実施することができる行為として取り扱う.

②理学療法士等による喀痰等の吸引の実施に当たっては，養成機関や医療機関等において必要な教育・研修等を受けた理学療法士等が実施することとするとともに，医師の指示の下，他職種との適切な連携を図るなど，理学療法士等が当該行為を安全に実施できるよう留意しなければならない.今後は，理学療法士等の養成機関や職能団体等においても，教育内容の見直しや研修の実施等の取組を進めることが望まれる.

現在の「理学療法士作業療法士学校養成施設指定規則」では，理学療法治療学として「喀痰等の吸引」は必須である.

3. 吸引のための基礎知識

1）鼻腔，口腔，咽頭，気道の解剖　（図 1）

呼吸器系とは鼻腔，口腔，咽頭，気管および気管支，さらに肺などを含んだガス交換を担う器官である.吸引においては，特に上気道である鼻腔，口腔，咽頭と下気道の気管までの部分の構造を十分に理解しておく.

- **鼻腔**：鼻腔は鼻孔の内で，外鼻孔から内鼻孔までの空隙を指す.鼻中隔によって左右の 2 室に分けられ，空気の通り道となる.機能は，発声時の共鳴作用，吸気の加湿・加温などがある.鼻腔の内部には鼻毛が密生しており，外気の粉塵をからめ取るフィルターの役割を果たしている.
- **口腔**：食物を取り込む消化器系の入口であるが，後方で咽頭と連なる.
- **咽頭**：消化管の前部で口腔と食道の中間にあり，上咽頭，中咽頭，下咽頭の 3 つの部分に分けられる.咽頭では鼻腔から肺に至る通路と，口腔から食道へ至る食物の経路が交差するため，嚥下機能が低下している患者では誤嚥を引き起こしやすい.
- **気管**：輪状軟骨下縁から気管分岐部までで，高さは第 7 頸椎から第 5 胸椎あたりであり，長さは約 10～12 cm，直径は約 2 cm である.気管は第 4 胸椎（第 2 肋骨）付近で左右に分岐するが，門歯からの距離は約 24～27 cm である.

2）吸引が生体に与える影響

気管吸引は喀痰を吸引するためであると同時に，生体に大きな侵襲を与える可能性がある.最も大きな問題は患者に苦痛を与えることである.

呼吸系の解剖学
▶ Lecture 2 参照.

📝 MEMO
門歯とは，歯列の中央部の歯のこと.

⚡気をつけよう！
気管吸引は，生体に大きな侵襲を与える可能性があるということを忘れてはならない.

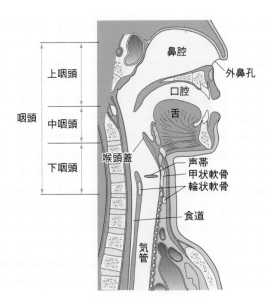

図 1　鼻腔，口腔，咽頭，気道の解剖

表1　気管吸引による合併症

- 患者への苦痛
- 気道感染
- 気道粘膜の損傷
- 肺胞虚脱，無気肺
- 低酸素血症，高二酸化炭素血症
- 気管支攣縮
- 頭蓋内圧の上昇
- 血圧変動（高血圧，低血圧）
- 不整脈，徐脈
- 臓器血流の低下
- 冠動脈攣縮

気管吸引による合併症を**表1**に示す．これらの合併症はすべて，患者の状態に対して必要以上の吸引，過度な吸引時間，不適切な吸引圧・挿入の深さ・吸引カテーテルの太さ，誤った清潔操作・吸引方法の種類などによって引き起こされる．吸引に伴って過度な咳反射が誘発され，無駄なエネルギー消費があることも重要である．

気管吸引による合併症の詳細を，以下に説明する．

(1) 気管支攣縮

気管吸引による機械的刺激によって気道平滑筋の収縮が誘発され，気管支攣縮が起こることがある．気管支攣縮が起こると，気道内圧の上昇や気管支喘息様の症状が出現する．

(2) 頭蓋内圧の上昇

気管吸引による機械的刺激によって引き起こされる交感神経の興奮により，頭蓋内圧の上昇が誘発されることがある．脳循環系になんらかのリスクのある患者に対する吸引は，慎重に行う．

(3) 血圧変動，不整脈，徐脈

気管吸引の刺激により自律神経（交感神経，副交感神経）が興奮し，血圧などの循環動態が変化する場合がある．また，交感神経の過剰な興奮により内因性のカテコールアミンが分泌されて血圧が急激に上昇し，その結果，頻脈や不整脈を誘発することがある．一方，副交感神経の緊張が高まると，血圧の急激な低下や徐脈になることがある．気管吸引を実施する際には，血圧や心電図などでモニターする．

(4) 冠動脈攣縮

気管吸引による交感神経の過剰な緊張に伴って，冠動脈攣縮を引き起こす場合がある．吸引中は心電図モニターなどによる観察が必要である．

3) 標準予防策（スタンダード・プリコーション）

標準予防策とは，感染症の有無にかかわらずすべての患者のケアに際して適用する疾患非特異的な予防策のことである．標準予防策は，患者の血液，体液（唾液，胸水，腹水，心囊液，脳脊髄液等すべての体液），分泌物（汗は除く），排泄物，あるいは傷のある皮膚や粘膜を感染の可能性のある物質とみなし対応する方法である．これらの物質に触れた場合は手を洗い，また，あらかじめ接触が予想される場合は手袋やマスク，ゴーグル，エプロンなどの防護具を用い，処置の前後で手洗いや手指消毒を実施することで，感染を予防する．

(1) 手指衛生（手洗い）

すべての医療行為の基本となり，感染防止に対して一番大きな役割を果たすのが手洗いと手指消毒である．手洗いとは，石けんあるいは界面活性剤を用い，手指から汚れと一過性微生物を除去することで，手指消毒とは，抗菌性の石けん，界面活性剤，擦式（速乾性）手指消毒薬のいずれかを用いて，一過性微生物を除去，あるいは殺滅することである．

手指衛生についてのCDCガイドラインを**表2**[1]に示す．

(2) 個人防護具の使用

a. 手袋

- 血液，体液，分泌物，排泄物に触れる場合，傷のある皮膚や粘膜に触れる直前，あるいは血液，体液，分泌物，排泄物で汚染された物品に触れる前には手袋を着用する．
- 手袋は無菌操作でない限り，未滅菌のものを使用する．
- 手袋着用前には，手洗いまたは擦式（速乾性）手指消毒薬などで手指消毒を行う．
- 手袋をはずすときには，汚染面に素手で触れないように注意する．
- 手袋をはずした後はすぐに手洗いまたは手指消毒を行う．

手指衛生（手洗い）の方法
▶ Step up 参照.

MEMO
擦式（速乾性）手指消毒
手の常在菌数を減らすために擦式手指消毒用アルコール製剤を手指にくまなく擦り込むことである．

CDC（Centers for Disease Control and Prevention；疾病管理予防センター）

表2　手指衛生についてのCDCガイドライン

標準予防策	手指が目に見えて汚れている場合，または蛋白性物質に汚染されているとき，血液・体液によって見た目に汚れているとき		非抗菌性石けんと流水，または抗菌性石けんと流水による手洗い
	芽胞（クロストリジウム・ディフィシルや炭疽菌など）に接触したおそれのある場合		
	手指が目に見えて汚れていない場合，または非抗菌性石けんと流水で目に見える汚れを取り除いた後	患者に直接接触する前	速乾性手指消毒薬による手指衛生が好まれる代わりに抗菌性石けんと流水で手を洗ってもよい
		血液，体液，排泄物，粘膜，健常でない皮膚，創部ドレッシング部位に触れた後	
		患者の健常皮膚に触れた後（脈や血圧の測定や患者の持ち上げなど）	
		患者ケア中に汚染部位から清潔部位に手が動く場合	
		患者のすぐ近くにある無生物（医療器具を含む）に触れた後	
		手袋をはずした後	

（2007 Guideline for Isolation Precautions：Preventing Transmission of Infectious Agents in Healthcare Settings. CDC；2007[1]）

b．マスク，ゴーグル

● 目，鼻，口に血液，体液などが飛散する可能性のある処置やケアを行う場合は，粘膜を保護するため，マスクやゴーグルを着用する．

● マスクをはずすときには，汚染面に素手で触れないように注意し，その後，手洗いまたは手指消毒を行う．

c．ガウン（エプロン）

● 血液，体液，分泌物，排泄物などで衣服が汚染される可能性がある場合，撥水性で非浸透性のガウン，またはエプロンを着用する．

● 汚染されたガウンは使用後，部屋のなかで，汚染された表面に素手で触れないように注意しながら脱ぎ，その場で廃棄する．その後，手洗いまたは手指消毒を行う．

4）気管挿管

気管挿管には経口挿管，経鼻挿管，気管切開があり，それぞれ目的に応じて選択される．

● 経口挿管：特殊な場合を除いて，気管挿管では第一選択される．短時間で気道を確保できるが，口腔内の清潔が保てず，他の経路に比べて苦痛が大きい．外傷などで経口アクセスが困難な場合，開口障害がある場合，長期人工呼吸管理の場合は禁忌となる．

● 経鼻挿管：経口挿管が困難な場合に選択されることが多く，長期間にわたって挿管が必要な場合は，経口挿管よりも違和感が少ない．経口挿管に比べ手技的に難易度が高いが，チューブの固定が容易であり，唾液の分泌が少ない傾向にある．出血傾向，鼻腔病変，鼻腔狭窄，頭蓋底骨折などの場合は禁忌である．

● 気管切開：経口挿管に比べて口腔内の清潔が保たれ，患者の鎮静も必要なく，飲食も可能になる点ですぐれている．気管切開は実施するのに時間がかかり，簡単にできるものではないため，通常は気管挿管が2週間を超える場合，あるいは確実に2週間以上，人工呼吸管理が必要と判断された場合に行われる．

（1）気管（挿管）チューブ（図2）

気管チューブは気道確保を行う最も基本的な器具であり，チューブ内の汚れや加湿状態が確認しやすいように透明である．気管チューブはスリップジョイント，パイロットバルーン，カフ，マーフィーアイの4点で構成され，患者の状態や用途によって多種多様なものがある．挿管されたチューブの先端は気管分岐部の2～3cm上方の位置に留置するため，固定位置は男性で約19～23cm，女性で約19～22cm程度となる．

MEMO
医療用のマスク
サージカルマスク（surgical mask）を使用することが多いが，場合によってはN95マスクなどを使用することもある．サージカルマスクは医療処置の際に医療者が着用するマスク，N95マスクはアメリカの国立労働安全衛生研究所（National Institute for Occupational Safety and Health：NIOSH）のN95規格をクリアし認可された0.3μmの微粒子を95%以上捕集できるマスクである．

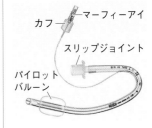

図2　気管チューブ

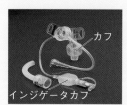
カフ

インジゲータカフ

複管タイプ

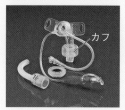
カフ

スピーチタイプ

図3　気管切開チューブ

不顕性誤嚥（silent aspiration）

MEMO

1 mmHg（水銀圧）≒
1.36 cmH$_2$O（水柱圧）

（2）気管切開チューブ（図3）

　気管切開は，気管挿管が長期にわたる場合や気道確保が必要な患者で気管挿管ができない場合に行われ，その際に気管に挿入されるものを気管切開チューブという．

　気管切開チューブにはさまざまな種類があり，患者の状態や用途に応じて選択する．一般に，種類としては単管・複管タイプ，カフの有無，側孔付き，吸引ライン付き，スピーチタイプなどがある．

a. カフの役割

　カフはチューブ留置中に声門下に位置し，膨らませて気道に密着することで人工呼吸管理中の換気量を確保するバルーンである．カフには，肺内ガスのエアリークを防ぐことで陽圧呼吸を保ち，口腔から気道への分泌物や消化管からの逆流物（胃液など）の誤嚥を防ぐ役割がある．気管内腔は呼吸運動や嚥下反射などの生理的な運動によって常に変化し，カフ自体も自然脱気するためカフ圧が変化する．そのため，カフ上部の液体貯留物がカフ周囲をつたって微量に垂れ込み，不顕性誤嚥を起こすこともある．カフ圧が適正であっても，完全に誤嚥を防ぐことはできない．

b. カフ圧の設定

　カフ圧は，気管粘膜の圧損傷を避けられる圧であることが前提である．気管粘膜下の血流は動脈系で約30 mmHgである．高すぎるカフ圧により30 mmHg以上の圧力が気管壁に加わると，気管粘膜の血流が阻害されるため，それより低い圧に設定する．ただし，20 cmH$_2$Oより低い圧では肺炎発生との関連性が指摘されていることから，一般的には20〜30 cmH$_2$O程度にカフ圧計を用いて設定する．リークや垂れ込みがないことが必要であるが，高いカフ圧で気管を圧迫していると，抜管後に咽頭浮腫を起こすことがあるため注意する．

　カフ圧は1日に数回測定することが望ましく，人工呼吸器の圧，換気量などの設定を変更した際や体位変換，気管吸引の前後にも測定する．

4. 吸引の実際

1）気管吸引実施者の要件

　気管吸引実施者には，**表3**[2]の要件が求められる．

2）気管吸引の目的と適応

　吸引の最大の目的は気道の開存であり，気道内分泌物を取り除くことだけではない．その効果は，無気肺や窒息の予防，ガス交換障害の予防，気道抵抗の正常化，呼吸器感染症の予防，窒息・誤嚥後の対処などがある．したがって，気管吸引は，低酸素血症や呼吸困難など，患者の身体的・精神的苦痛の軽減が速やかに必要な場合には，疾患を問わず適応となる．

3）気管吸引の適応となる患者と状態

　気管吸引の適応となる患者は，以下のとおりである．

● 気管挿管や気管切開などの人工気道を用いている患者．
● 患者自身が気道内分泌物を自力で効果的に喀出できない場合．

　患者自身の咳嗽，呼吸理学療法における排痰手技や加温，加湿などの非侵襲的な方法を実施したにもかかわらず，気道内の分泌物喀出が困難であり，以下の所見で気道内分泌物が存在すると評価された場合に実施する．

● 努力性呼吸が強くなっている場合（呼吸仕事量増加の所見：呼吸数増加，浅速呼吸，陥没呼吸，呼吸補助筋の活動増加，呼気延長など）．
● 視覚的にチューブ内などに気道内分泌物が確認される場合．
● 胸部聴診で気管から左右主気管支にかけて分泌物の存在を示唆する副雑音（いびき

MEMO

気管吸引の禁忌

気管吸引の絶対的禁忌はない．気道の確保は生命維持のために最初に求められる処置であり，気道を開通させる気管吸引が禁忌になることは原則的にはない．

LECTURE 15

肺音の分類
▶ Lecture 5・図17参照．

表3 気管吸引実施者の要件

Ⅰ. 必須要件 気管吸引を実施する者は右のすべてを満たすことを推奨する	1) 気道や肺, 人工気道などに関しての解剖学的知識がある 2) 患者の病態についての知識がある 3) 適切な使用器具の名称がわかり適切な手技が実施できる 4) 気管吸引の適応と制限を理解している 5) 胸部理学的所見などからアセスメントができる 6) 合併症と合併症が生じたときの対処法を知り実践できる 7) 感染予防と器具の消毒・滅菌に関する知識と手洗いを励行できる 8) 経皮的酸素飽和度モニターについて理解している 9) 侵襲性の少ない排痰法（呼吸理学療法など）の方法を知り実践できる 10) 人工呼吸器使用者に対して行う場合： 　　人工呼吸器のアラーム機能と緊急避難的な操作法を理解している
Ⅱ. 望まれる要件 必須要件ではないが右の要件を満たすことが望ましい	1) 心肺蘇生法の適応を理解し実施できる 2) 心電図について一般的な理解がある 3) 人工呼吸器の一般的な使用方法を理解している

（日本呼吸療法医学会：人工呼吸 2013；30〈1〉：75-91[2]）

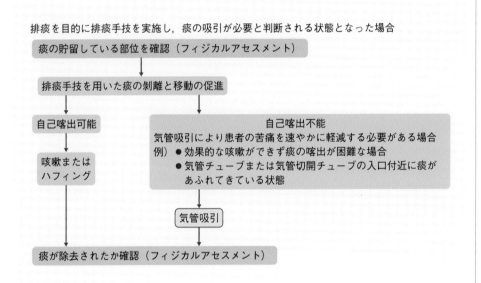

図4 気管吸引実施までの流れ

様音や水泡音など）が聴取, または呼吸音の低下や減弱がみとめられる場合.

● 胸部を触診し, ガスの移動に伴った振動が感じられる場合.

● 頻回な湿性咳嗽をみとめる場合.

● 誤嚥した場合.

● 経皮的動脈血酸素飽和度（SpO_2）や動脈血酸素分圧（PaO_2）の低下における低酸素血症の存在.

● 人工呼吸管理中の患者で, 気道内圧の上昇や換気量の低下, フローボリューム曲線の動揺の存在がみとめられる場合.

4) 気管吸引実施までの流れ （図4）

　気管吸引を実施する際は, フィジカルアセスメントを行い, 気道内分泌物の存在および部位を明確にしたうえで, 自己喀出が困難な患者に対して行う.

　吸引中は患者の状態の変化に十分注意し, 可能な限りモニタリングしながら行い, リスク管理に努める. 吸引終了後は再度フィジカルアセスメントを行い, 患者の状態を把握する.

振動（rattling）

気をつけよう！
痰の存在が示唆されるが, 吸引操作のみでは除去が不可能な位置の痰は, 排痰手技を実施したうえで行う.
吸引は時間や回数を決めて実施するものではなく, あくまでもその必要性がある場合に実施する.

フィジカルアセスメント
▶ Lecture 5 参照.

MEMO
モニタリング項目
SpO_2, 血圧, 心拍数, 心電図変化, チアノーゼの有無, 意識レベルの変化など.

5）気管吸引に必要な物品　（図5）

- ●吸引装置
- ●滅菌気管内吸引カテーテルまたは閉鎖式気管吸引システム
- ●滅菌手袋（開放式気管吸引用），未滅菌手袋
- ●滅菌蒸留水または生理食塩水（気管用），水道水（鼻腔・口腔用，吸引管洗浄用）
- ●滅菌カップ，未滅菌カップ
- ●滅菌鑷子（せっし）
- ●アルコール綿
- ●カフ圧計

　その他，安全対策に必要な物品として，パルスオキシメータ，心電図，流量計付き酸素供給装置，徒手的蘇生バッグ（バッグバルブマスクやジャクソンリース），聴診器，感染予防物品としてマスク，ゴーグル，ビニールエプロン，擦式（速乾性）手指消毒液などを用意する．

6）開放式気管吸引の手順

①衛生学的手洗いを行い，非利き手に未滅菌手袋を装着する．

②患者に気管吸引について説明し，実施することを伝え，同意を得る．

③吸引圧を調節する．吸引カテーテルまたは延長チューブを折り曲げて陰圧を生じる状態にして，成人では 150 mmHg，小児では 100〜120 mmHg 前後に設定する．

④吸引カテーテルの入った滅菌バッグの口を開ける．

⑤利き手に滅菌手袋を装着し，清潔操作で吸引カテーテルを取り出す（図6）．

⑥吸引カテーテルを挿入し，吸痰する（図7）．

⑦吸引時は常に吸引圧をかけるのではなく，分泌物のないところは圧を弱めるか，かけない．1回の吸引時間は 10〜15 秒以内とする．

　※陰圧をかけるのは 10 秒までとする．

　1回の吸引操作で十分吸引できない場合は，数回に分けて実施する．吸引中は常にモニターで SpO_2，血圧，心拍数などを確認する．

MEMO
吸引カテーテルの太さ
気管吸引時における気道内の陰圧を少しでも抑えるため，気管チューブの内径の半分以下の太さを選択する．目安として成人では 10〜14 Fr，小児では 5〜8 Fr である（3 Fr＝1 mm）．

気をつけよう！
吸引圧の調節
高い圧での吸引は，肺胞虚脱や無気肺を引き起こすため注意する．

MEMO
150 mmHg は約 20 kPa（キロパスカル），120 mmHg は約 15 kPa．

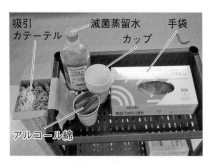

図5　気管吸引に必要な主な物品

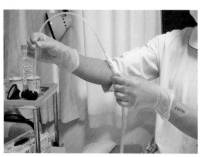

図6　吸引カテーテルの取り出し

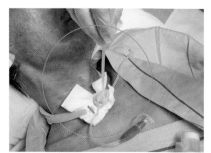

図7　吸引カテーテルの挿入，吸痰

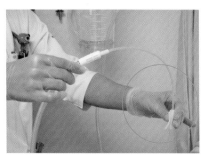

図8　アルコール綿で吸引カテーテルの外側の拭き取り

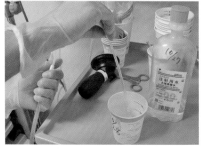

図9　滅菌蒸留水の吸引による吸引カテーテル内腔の洗浄

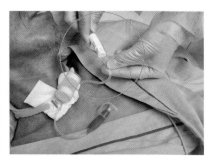

図10　カフ上吸引

⑧吸引前後において，高濃度（100％）の酸素を吸入させる（ジャクソンリースや人工呼吸器のモードを活用する）．

⑨再度吸引が必要な場合は，吸引カテーテルの外側を基部から先端に向かってアルコール綿で拭き取り（**図8**），滅菌蒸留水を吸引し（**図9**），内腔に付着した分泌物を除去してから吸引する．

⑩カフ上吸引を行い（**図10**），カフ圧を調節する．

⑪口腔内・鼻腔内吸引を適宜行う．

⑫吸引カテーテルを取りはずし，吸引管内を洗浄する．使用済みカテーテルは感染予防の観点から，吸引ごとに廃棄する．

⑬フィジカルアセスメント（触診，聴診）によって痰の除去を確認し，患者に吸引が終了したことを伝える．

⑭手袋をはずし，手洗いを行う．

7）閉鎖式気管吸引の手順

閉鎖式気管吸引とは，人工呼吸器回路内に閉鎖式吸引カテーテルキットが組み込まれ（**図11**），換気や陽圧管理を中断しない状態で吸引が可能な方法である．開放式気管吸引に比べ，酸素濃度やPEEP圧，換気が維持できるため，低酸素血症や肺胞虚脱，人工呼吸器関連肺炎（VAP）の予防が可能である．人工呼吸管理中は可能な限り，閉鎖式気管吸引システムの使用が推奨されている．

①衛生学的手洗いを行い，両手に未滅菌手袋を装着する．

②患者に気管吸引について説明し，実施することを伝え，同意を得る．

③吸引圧を調節する．

④閉鎖式気管吸引カテーテルの吸引コントロールバルブの接続キャップをはずして，吸引管と接続する（**図12**）．

⑤コントロールバルブのロックを解除し，吸引圧がかかることを確認する（**図13**）．

⑥吸引圧をかけない状態で吸引カテーテルをゆっくり愛護的に人工気道に沿って挿入する（**図14**）．
※挿入する深さは事前に決められたところまでとする．

⑦コントロールバルブを押しながら（吸引圧をかけながら），ゆっくりとカテーテルを引き戻す．
※気管チューブが抜けないように押さえながら行う（**図15**）．

⑧吸引カテーテル内を洗浄する．洗浄液注入ポートに10 mL程度の洗浄液（滅菌蒸留水または生理食塩水）の入ったシリンジを接続し，コントロールバルブを押しながらゆっくりと注入し，吸引カテーテル内を洗浄する（**図16**）．

⑨コントロールバルブをロックし，接続キャップを閉める．

⑩カフ上吸引を行い，カフ圧を調節する．

⚡**気をつけよう！**
気管吸引を実施したカテーテルは，感染予防のため，口腔内・鼻腔内吸引に使用してはならない．

📖**MEMO**
閉鎖式吸引カテーテルキット
人工呼吸器回路に吸引カテーテルを組み込み（**図11**），大気に開放せず人工呼吸による補助換気を行いながら吸引を可能にする．

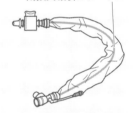
閉鎖式吸引カテーテル

図11　閉鎖式吸引カテーテルキット
カバーの中のチューブを出し入れして使用する．

PEEP（positive end-expiratory pressure）圧

人工呼吸器関連肺炎（ventilator-associated pneumonia：VAP）

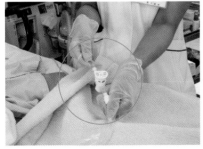

図12　吸引コントロールバルブと吸引管の接続

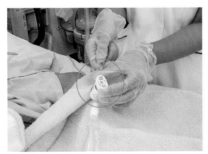

図13　コントロールバルブのロックの解除

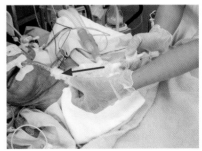

図14　吸引カテーテルの挿入

LECTURE
15

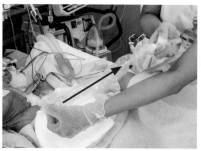

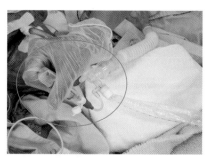

図15　吸引カテーテルの引き戻し　　　図16　洗浄液を用いた吸引カテーテル内の洗浄

⑪フィジカルアセスメント（触診，聴診）によって痰の除去を確認し，患者に吸引が終了したことを伝える.

⑫手袋をはずし，手洗いを行う.

8）口腔内・鼻腔内吸引の手順

　人工気道の挿入がなく，気道内分泌物の自己喀出が困難で，上気道への分泌物貯留をみとめる患者に対して実施する．鼻腔粘膜などの損傷が生じやすいため，鼻腔および口腔の解剖を十分理解したうえで，注意深く実施する.

①衛生学的手洗いを行い，両手に未滅菌手袋を装着する.

②患者に気管吸引について説明し，実施することを伝え，同意を得る.

③吸引圧を調節する.

④吸引カテーテルと吸引管を接続し，吸引圧がかかることを確認する.

　※吸引カテーテルは未滅菌のものでもよいが，鼻腔粘膜損傷を予防するため，軟らかいものがよい.

⑤口腔内あるいは鼻腔内に吸引カテーテルをゆっくり挿入する.

　※口腔内の場合は吸引圧をかけないで挿入し，最初に唾液を吸引する.

⑥1回の吸引時間は10〜15秒以内とする.

　※陰圧をかけるのは10秒までとする.

⑦吸引後は吸引カテーテルの外側の分泌物や汚れをアルコール綿で拭き取る.

　※口腔内・鼻腔内吸引で使用した吸引カテーテルは，感染予防のため人工気道の吸引に使用してはならない.

⑧使用した吸引カテーテルは，水道水をためたカップに入れておく．最低1日1回は交換する.

⑨フィジカルアセスメント（触診，聴診）によって痰の除去を確認し，患者に吸引が終了したことを伝える.

⑩手袋をはずし，手洗いを行う.

ここがポイント！

● **口腔内吸引**

嘔吐による誤嚥防止のため，可能な限り顔を横に向け，大きく開口したり，舌を前に突き出した状態で深呼吸しながら吸引する．患者に「あー」と声を出してもらいながら挿入すると口蓋垂が見えて，実施しやすい（口蓋垂に触れないように注意する）.

● **鼻腔内吸引**

吸引圧をかけないで鉛筆を持つように吸引カテーテルを持ち，鼻腔底に沿わせるようにして，やや下向きに挿入する．鼻出血や顔面損傷がある場合は実施しない.

■引用文献

1) 2007 Guideline for Isolation Precautions：Preventing Transmission of Infectious Agents in Healthcare Settings. CDC；2007.
　https://www.cdc.gov/infectioncontrol/pdf/guidelines/isolation-guidelines-H.pdf
2) 日本呼吸療法医学会気管吸引ガイドライン改訂ワーキンググループ：気管吸引ガイドライン 2013―成人で人工気道を有する患者のための．人工呼吸 2013；30（1）：75-91.

■参考文献

1) 日本理学療法士協会内部障害理学療法研究部会呼吸班監：吸引プロトコル．第2版．日本理学療法士協会；2010.
2) 矢野邦夫，向野賢治訳・編：医療現場における隔離予防策のためのCDCガイドライン―感染性微生物の伝播予防のために．改訂2版．メディカ出版；2007.

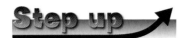

1. 医療機関における院内感染対策

　医療機関での感染症アウトブレイクの早期発見，早期対応の必要性から，2014（平成26）年12月，厚生労働省より「医療機関における院内感染対策について」という通知が出された．院内感染対策の体制やアウトブレイクの考え方と定義，基本となる院内感染対策など，医療機関における院内感染対策の留意事項が示されている．日々の業務で注意したい「標準予防策および感染経路別予防策」「手指衛生」について表1[1]に示す．

表1　基本となる院内感染対策について

2-1．標準予防策および感染経路別予防策
（1）感染防止の基本として，例えば手袋・マスク・ガウン等の個人防護具を，感染性物質に接する可能性に応じて適切に配備し，医療従事者にその使用法を正しく周知したうえで，標準予防策（すべての患者に対して感染予防策のために行う予防策のことを指し，手洗い，手袋・マスクの着用等が含まれる）を実施するとともに，必要に応じて院内部門，対象患者，対象病原微生物等の特性に対応した感染経路別予防策（空気予防策，飛沫予防策および接触予防策）を実施すること．また，易感染患者を防御する環境整備に努めること
（2）近年の知見によると，集中治療室などの清潔領域への入室に際して，履物交換と個人防護具着用を一律に常時実施することとしても，感染防止効果が認められないことから，院内感染防止を目的としては必ずしも実施する必要はないこと
2-2．手指衛生
（1）手洗いおよび手指消毒のための設備・備品等を整備するとともに，患者処置の前後には必ず手指衛生を行うこと
（2）速乾性擦式消毒薬（アルコール製剤等）による手指衛生を実施していても，アルコールに抵抗性のある微生物も存在することから，必要に応じて石けんおよび水道水による手洗いを実施すること
（3）手術時手洗い（手指衛生）の方法としては，①石けんおよび水道水による素洗いの後，水分を十分に拭き取ってから，持続殺菌効果のある速乾性擦式消毒薬（アルコール製剤等）により擦式消毒を行う方法または②手術時手洗い用の外用消毒薬（クロルヘキシジン・スクラブ製剤，ポビドンヨード・スクラブ製剤等）および水道水により手洗いを行う方法を基本とすること．②の方法においても，最後にアルコール製剤等による擦式消毒を併用することが望ましいこと

（厚生労働省：医療機関における院内感染対策について．〈別記〉医療機関における院内感染対策に関する留意事項[1]より抜粋）

2. 手指衛生（手洗い）の方法

　手指衛生（手洗い）はすべての医療行為の基本である．具体的な手洗いの方法（流水による手洗いと擦式〈速乾性〉手指消毒薬による手洗い）を図1，2に示す．加えて，手洗いの際の一般的な注意事項を表2[2]，図3[3]に紹介する．

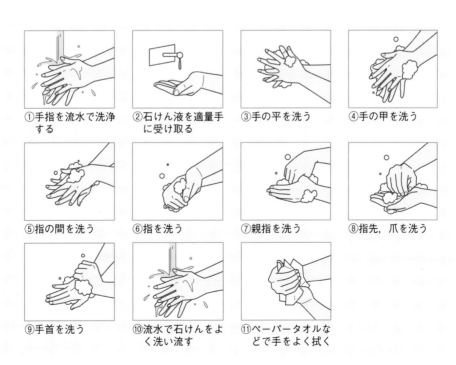

①手指を流水で洗浄する　②石けん液を適量手に受け取る　③手の平を洗う　④手の甲を洗う　⑤指の間を洗う　⑥指を洗う　⑦親指を洗う　⑧指先，爪を洗う　⑨手首を洗う　⑩流水で石けんをよく洗い流す　⑪ペーパータオルなどで手をよく拭く

図1　流水による手洗い

LECTURE 15

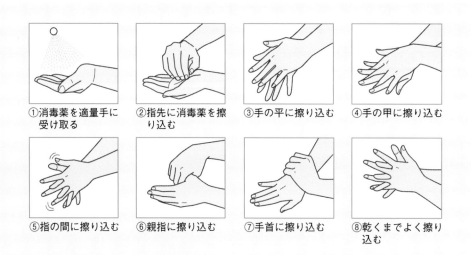

①消毒薬を適量手に　②指先に消毒薬を擦　③手の平に擦り込む　④手の甲に擦り込む
　受け取る　　　　　り込む

⑤指の間に擦り込む　⑥親指に擦り込む　⑦手首に擦り込む　⑧乾くまでよく擦り
　　　　　　　　　　　　　　　　　　　　　　　　　　　　　　込む

図2　擦式（速乾性）手指消毒薬による手洗い

表2　手洗いの際の注意事項

● 手を洗うときは，時計や指輪をはずす
● 爪は短く切っておく
● 最初に手を流水で洗う
● 石けんは，液体石けんを使用して洗う*
● 手洗いが雑になりやすい部位（図3）[3] は注意して洗う
● 洗い流す際は，石けん成分をよく洗い流す
● 使い捨てのペーパータオルを使用する（共有の布タオルは使用しない）
● 水道栓は，自動水栓か手首，肘などで簡単に操作できるものが望ましい
● やむをえず水道栓を手で操作する場合は，水道栓は洗った手で止めるのではなく，手を拭いたペーパータオルを用いて止める
● 手を完全に乾燥させる
● 日頃から手のスキンケアを行う（個人専用のハンドクリームを使用する）
● 手荒れがひどい場合は，皮膚科医等の専門家に相談する

*液体石けんの継ぎ足し使用はやめる．液体石けんの容器を再利用する場合は，残りの石けん液を廃棄し，容器をブラッシング，流水洗浄し，乾燥させてから新しい石けん液を詰め替える．
（厚生労働省：高齢者介護施設における感染対策マニュアル改訂版．2019．p.37[2]をもとに作成）

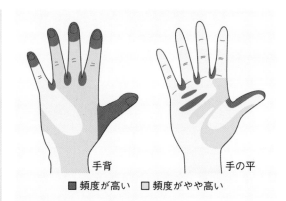

手背　　　　　手の平

■ 頻度が高い　□ 頻度がやや高い

図3　手洗いミスの発生部位
（辻 明良：病院感染防止マニュアル．2001[3]）

■引用文献

1）厚生労働省：医療機関における院内感染対策について．（別記）医療機関における院内感染対策に関する留意事項．
　　https://www.pref.aichi.jp/uploaded/attachment/44155.pdf
2）厚生労働省：高齢者介護施設における感染対策マニュアル改訂版．2019．p.37．
　　https://www.mhlw.go.jp/content/000500646.pdf
3）辻 明良：手洗いミスの発生部位．日本環境感染学会監：病院感染防止マニュアル．オフィスエム・アイ・ティ，薬事日報社；
　　2001．

到達目標

● 各 Lecture で学んだ知識について，自分自身の理解度や到達度を知る．
● 各 Lecture で学んだ内容の要点について，試験を通じて理解する．
● 試験の結果を再検証するなかで，各 Lecture の内容や解説について再度復習する．

この試験の目的とするもの

これまでの講義では，最初に多くの医学的知識を学習し，治療の枠組みのなかで理学療法が何を担当しているのかを学びました．また，患者教育を含めた介入の方法論や，医療チームのなかで何を求められているのかという，きわめて広い範囲を学習しました．

この章は，問題と解答から成ります．学んだ内容のなかでポイントとなることがらについて問い，末尾に解答と簡単な解説を付記しました．

問題は，Ⅰ：国家試験と同様の5択の選択式問題，Ⅱ：かっこ内に適切な用語を書き込む穴埋め式問題，Ⅲ：質問に対して文章で解答する記述式問題の3つの形式から成ります．

これまで学んだ内容をどこまで理解しているかの「力試し」として，挑戦してみてください．試験問題で問われていることはどれも，教える側が「ここはポイント，ぜひとも理解していてほしい」と認識している内容です．しかし，試験内容はあくまでも膨大な講義内容からの抜粋であり，キーワードを示してはいても，呼吸理学療法学について網羅しているわけではありません．試験後，解答と照らし合わせ，該当する本文を読み返し，関連する内容を復習することで，系統的な理解を深めてください．

試験の結果はどうでしたか？

□ 自分自身の理解度や到達度を知ることができた．
□ 復習すべき内容がわかった．
□ 呼吸器疾患患者に対する理学療法の概要がわかった．
□ 呼吸理学療法を行ううえでどのような情報が重要であるのかがわかった．

---

comment

理学療法士には，この科目だけでなく，たくさんの知識が必要とされます．呼吸について学んだ内容は，決して内部障害の患者を診るためだけのものではありません．すべての理学療法の対象患者に接するうえで活かすことができる知識です．内部障害は確かに目に見えない障害ですが，見える（診ることができる）ようになる方法について学んできました．これまで学習し，得られた知識を再確認してみましょう．

I　選択式問題

以下の問いについて，該当するものをそれぞれ 2 つ選びなさい．

問題 1

呼吸器系の解剖学について，正しいのはどれか．

1. 上気道は気管から気管支の末梢までの部分を指す．
2. 気管は第 7 頸椎の高さで咽頭とつながり，第 2 肋骨の高さで左右に分岐する．
3. 気管の分岐角度は右約 25 度，左約 45 度であるため，上方からの異物は右に入りやすい．
4. 肺は左右とも 3 つの肺葉に分かれている．
5. 肺は左右とも 10 の区域に分割されている．

問題 2

肺気量分画について，正しいのはどれか．

1. 肺活量 (VC) は，1 回換気量 (V_T, TV) と予備呼気量 (ERV) の和である．
2. 最大吸気量 (IC) は，1 回換気量 (V_T, TV) と予備吸気量 (IRV) の和である．
3. 機能的残気量 (FRC) は，予備吸気量 (IRV) と残気量 (RV) の和である．
4. 全肺気量 (TLC) は，肺活量 (VC) と残気量 (RV) の和である．
5. 肺活量 (VC) は，最大吸気量 (IC) と機能的残気量 (FRC) の和である．

問題 3

COPD (慢性閉塞性肺疾患) について，誤っているのはどれか．

1. 遺伝的性の疾患である．
2. 体動時の呼吸困難には，気流制限や動的肺過膨張が関係している．
3. 他の疾患や障害を合併することは少ない．
4. 診断は気管支拡張薬吸入後のスパイロメトリー検査などによって行われる．
5. ガイドラインによる病期分類では，対標準 1 秒量 ($\%FEV_1$) が用いられている．

問題 4

肺音の聴診について，正しいのはどれか．

1. 気管呼吸音は，胸骨上で聴取できる．
2. 気管支呼吸音は，背部両肩甲骨上で聴取できる．
3. 肺胞呼吸音は，胸壁正中部，肺尖区以外の肺野で聴取できる．
4. 気管支呼吸音は，肺胞呼吸音よりも大きく聴こえる．
5. 肺胞呼吸音は，呼気で明瞭に聴こえる．

問題 5

呼吸不全患者に対して実施される評価法について，正しいのはどれか．

1. 6 分間歩行試験中は，立ち止まってはいけない．
2. シャトル・ウォーキング試験は，30 m の直線を使って行う．
3. 呼吸筋力の評価は，一般的に最大吸気圧，最大呼気圧を測定する．
4. ADL (日常生活活動) の評価では，機能的自立度評価法 (FIM) を用いると障害が明確になる．
5. 栄養状態は，運動療法の効果に影響するため重要な評価である．

問題6

コンディショニングについて，誤っているのはどれか．

1. 運動療法を円滑に進めるために必要な手段である．
2. 呼吸不全の重症度にかかわらず，すべての患者に実施すべきである．
3. 口すぼめ呼吸は，末梢気道の閉塞や肺胞の虚脱を防止することを目的に実施する．
4. 横隔膜呼吸（腹式呼吸）は，すべての呼吸不全患者に習得させることが必要である．
5. 吸気筋トレーニングは，一般に吸気抵抗負荷器具を用いて実施する．

問題7

COPD 患者に対する運動療法の考え方について，正しいのはどれか．

1. 呼吸機能が重度に障害された患者に実施することは推奨されない．
2. 実施にあたっては，あらかじめ身体機能などの評価を実施すべきである．
3. 高強度負荷による運動療法はリスクが高いが，生理学的効果も高い．
4. 運動強度の設定は，心拍数により行うことが有用である．
5. 運動療法（筋力トレーニング）の効果を得るには，週に2回以上，4週間以上継続することが大切である．

問題8

酸素療法について，正しいのはどれか．

1. 酸素療法は室内空気吸入下で $PaO_2 < 70\,mmHg$ 以下で開始する．
2. 酸素吸入における低流量システム，高流量システムとは，酸素流量の大小を意味している．
3. 鼻カニュラは，流量によって設定した酸素濃度を吸入することができる．
4. 高濃度の酸素を長時間吸入すると，肺胞上皮に傷害が起こる．
5. 運動療法中の酸素吸入は，運動耐容能を増大させることが可能である．

問題9

人工呼吸療法について，誤っているのはどれか．

1. 人工呼吸療法は，疾病や病態を治療する目的で使用される．
2. 人工呼吸器は胸腔内圧を高めるため，1回拍出量が増加する．
3. 圧規定調節換気（PCV）は，決められた吸気圧で決められた時間，ガスを送気する方法である．
4. 量規定調節換気（VCV）では，気道抵抗が上昇した場合に気道内圧が上がり圧外傷を引き起こす可能性がある．
5. 持続的気道内陽圧（CPAP）は，すべての換気が自発呼吸のモードである．

問題10

外科手術が生体に与える影響について，誤っているのはどれか．

1. 気管挿管や麻酔ガスは，気道内分泌物を増加させる．
2. 術後の呼吸機能に最も大きく影響するのは，横隔膜直下の上腹部手術である．
3. 術後のストレス反応は，生存を脅かす侵襲から耐えるための反応である．
4. 外科手術など生体へ侵襲が加わると，炎症反応により血管透過性が低下する．
5. リフィリング（refilling）とは，体液が血管外に移動することである．

II 穴埋め式問題

かっこに入る適切な用語は何か答えなさい.

1. 胸郭を形成する胸骨は胸骨柄，胸骨体，剣状突起の3部から成り，胸骨柄と胸骨体の結合部は（　　　　　　　　）とよばれ，やや尖っている.

2. 呼吸において実際のガス交換に関与する量（肺胞換気量）は，肺の中に入ってくる空気の量（1回換気量）からガス交換に関与しない気道である（　　　　　　）に存在する空気の量を差し引いた量である.

3. 動脈血二酸化炭素分圧（$PaCO_2$）は換気能の指標であり，換気量が低下すると$PaCO_2$の値は（　　　　　　）する.

4. 呼吸不全の基準は，室内空気呼吸時の動脈血酸素分圧（PaO_2）が（　　　　　　）Torr（mmHg）以下となる呼吸器系の機能障害，またはそれに相当する異常状態である.

5. II型呼吸不全とは，動脈血二酸化炭素分圧（$PaCO_2$）が（　　　　　　）Torr（mmHg）以上の状態である.

6. ブリンクマン指数（喫煙指数）とは，（　　　　　　）と喫煙年数の積である.

7. フィジカルアセスメントにおける触診で，無気肺のある部分の胸郭拡張性は（　　　　　　）する.

8. フィジカルアセスメントにおける打診で，胸水貯留などによって含気量が低下している部分の打診音は（　　　　　　）となる.

9. リラクセーションを促す場合は，全身の筋肉の緊張を軽減させるため，患者にとって最も（　　　　　　）な姿勢をとらせることが大切である.

10. 排痰を効果的に行うには，十分な（　　　　　　）量と呼気流速の2つの物理的因子が大切である.

11. 運動療法における運動処方には，運動の（　　　　　　），強度，時間，種類の4つを明確にする必要がある.

12. 自発呼吸と人工呼吸との大きな違いは，自発呼吸は陰圧呼吸であるのに対し，一般的な人工呼吸器は（　　　　　　）呼吸であることである.

13. 人工呼吸器関連肺炎とは，気管挿管，あるいは気管切開による人工呼吸を開始して（　　　　　　）時間以降に発症する肺炎と定義されている.

14. COPD患者で，運動時において肺内の残気量が増加していくことを（　　　　　　）という.

15. 手術などの侵襲があると，身体は内部環境を変化させ，（　　　　　　）を維持しようとする.

III 記述式問題

問いに従って答えなさい.

問題1

次に示す血液ガスデータから，現在の患者の状態を解釈しなさい.

［血液ガスデータ］

吸入酸素濃度（FiO_2）40%，pH 7.32，PaO_2 130 mmHg，$PaCO_2$ 50 mmHg，HCO_3^- 29 mEq/L

［解釈のポイント］

● 換気の状態はどうか？

● 酸素化能はどうか？

● 代償機転ははたらいているのか？

問題2

鼻カニュラで3L/分の流量で酸素吸入中の患者の吸気時間が1秒，1回換気量が400mLである場合，患者が吸入する酸素濃度は何%になるか計算しなさい.

問題 3

次の症例について，現在どのような状態と考えられるか，また初期介入としてどのようなことをすべきと考えるか述べなさい．

［症例］

70 歳，男性．胃癌にて開腹による 2/3 胃切除術後である．

人工呼吸器から抜管直後の血液ガス分析値は，吸入酸素濃度（F_1O_2）0.30，pH 7.30，$PaCO_2$ 58 mmHg，PaO_2 120 mmHg，HCO_3^- 23.5 mEq/L であった．現在鼻カニュラにて酸素 3 L/分を吸入しており，背臥位で管理されている．意識は Glasgow Coma Scale（GCS）で E3，V5，M6 であるが，呼吸は浅く，呼吸数は 10 回/分前後，胸郭拡張性は両下肺野で不十分である．呼吸音は，ラ音はみとめないが全肺野で減弱気味であり，特に下肺野の減弱が顕著であった．

解答

Ⅰ 選択式問題　　　配点：1問（完答）4点　計40点

問題1　2, 3

　上気道は鼻腔，咽頭，喉頭により構成され，気管から気管支の末梢までの部分が下気道である．

　右肺は上葉，中葉，下葉の3つの肺葉に，左肺は上葉，下葉の2つの肺葉に分かれている．肺は右10区域，左9区域に分割されている．

問題2　2, 4

　肺活量（VC）は1回換気量（V_T，TV），予備呼気量（ERV），予備吸気量（IRV）の和である．機能的残気量（FRC）は，ERVと残気量（RV）の和である．最大吸気量（IC）とFRCの和は全肺気量（TLC）である．

問題3　1, 3

　COPDはタバコ煙を主とする有害物質を長期に吸入曝露することなどで生じた肺疾患であり，遺伝性の疾患ではない．全身性の影響（systemic effect）として，全身性炎症，栄養障害，骨格筋機能障害，心・血管疾患，骨粗鬆症などを合併することが多い．

問題4　3, 4

　気管呼吸音は，頸部・気管上において聴取できる音であり，胸骨上では聴取できない．

　気管支呼吸音は前胸部胸骨上，背部肩甲骨間などの狭い範囲でのみ聴取されるものであり，両肩甲骨上ではほとんど聴取できない．また，気管支呼吸音は肺胞呼吸音に比べ，大きく聴こえる．

　肺胞呼吸音は胸壁正中部，肺尖区以外の肺野で聴取される音で，呼気の音は呼気のはじめにわずかに聴かれるのみで，その音は弱くて低いため明瞭ではない．

問題5　3, 5

　6分間歩行試験中は，立ち止まってもよい．

　シャトル・ウォーキング試験は10 mの直線を用いて実施する．

　ADL評価ではFIMのような包括的尺度を用いると，呼吸器症状（呼吸困難など）によるADL能力の低下を評価することが難しい．

問題6　2, 4

　コンディショニングは，重症患者に対しては時間をかけて実施する必要があるが，軽症の患者に対してはむしろ積極的な運動療法に時間をかけるべきである．

　横隔膜が平低化している中等度から重度のCOPD患者に対して横隔膜呼吸を実施すると，かえって呼吸困難を悪化させるため，実施すべきではない．

問題7　2, 3

　運動療法の適応には，年齢制限や肺機能の数値による基準はない．

　COPD患者は安静時心拍数が高いため，心拍数で運動強度を設定することは必ずしも有用ではない．

　筋力トレーニングは最低2～3回/週とし行うが，その効果は4週間程度で徐々に現れるが，効果を持続させるためには6週間以上の継続が必要である．

問題8 4, 5

酸素療法は室内空気吸入下で $PaO_2 < 60\ mmHg$ 以下あるいは $SpO_2 < 90\%$ で開始する.

低流量システム,高流量システムとは,患者が必要とする1回換気量を超える酸素と空気の混合ガスを供給するかしないかの違いを意味している.

鼻カニュラは1回換気量や吸気時間などで,同じ酸素流量でも濃度が変化する.

問題9 1, 2

人工呼吸療法は疾患や病態を治療するためのものではなく,あくまでも対症療法である.

人工呼吸器による陽圧呼吸は,胸腔内圧を高め,右室1回拍出量を低下させる.

問題10 4, 5

外科手術など生体へ侵襲が加わると,炎症反応により血管透過性は亢進する.

リフィリング(refilling)とは,術後2日目以降からサードスペースに貯留していた体液(非生理的細胞外液)が血管内に戻ってくることである.

Ⅱ 穴埋め式問題   配点:1問(完答)2点 計30点

1. 胸骨角 Lecture 2 参照
2. 解剖学的死腔 Lecture 3 参照
3. 上昇 Lecture 3 参照
4. 60 Lecture 1,4 参照
5. 45 Lecture 1,4 参照
6. 1日の平均喫煙本数 Lecture 5 参照
7. 低下 Lecture 5 参照
8. 濁音 Lecture 5 参照
9. 安楽 Lecture 7 参照
10. 吸気 Lecture 8 参照
11. 頻度,あるいは Frequency Lecture 10 参照
12. 陽圧 Lecture 12 参照
13. 48 Lecture 12 参照
14. 動的肺過膨張 Lecture 13 参照
15. 恒常性,あるいはホメオスタシス Lecture 14 参照

Ⅲ 記述式問題   配点:各10点 計30点

問題1

$PaCO_2$ が $50\ mmHg$ であることから,換気不全がみとめられると判断できる.(2点)

肺胞気-動脈血酸素分圧較差($A\text{-}aDO_2$)を計算すると,「$[(760-47) \times 0.4] - (50/0.8) - 130 = 92.7$」となり,$A\text{-}aDO_2$ が開大していることから,酸素化不全がみとめられると判断できる.(2点)

pH が 7.32 とアシドーシス側に傾いており,その原因は $PaCO_2$ であることから,呼吸性アシドーシス状態であると解釈できる.(2点)

さらに HCO_3^- が $29\ mEq/L$ と基準範囲から動いていることから,腎臓による代償機転がはたらいているが,pH は 7.32 とまだアシドーシスの状態であることから,代償の途中であると判断できる.したがって,部分代償性呼吸性アシドーシスと解釈できる.(4点)

毎分 3 L 吸入しているため，1 回の呼吸によって肺に入ってくる酸素の量は，3,000 mL/60（秒）＝50 mL となる．（3 点）

1 回換気量が 400 mL であるため，50 mL が鼻から吸入される酸素の量で，残りの 350 mL（400 − 50）が鼻周囲から吸入される空気の量となる．（3 点）

したがって，吸入酸素濃度（F_IO_2）は，$[(50 + 350 \times 0.21)/400] \times 100 = 30.875$（≒ 30.9%）となる．（4 点）

※ 鼻カニュラで 3 L/ 分の酸素を吸入すると，F_IO_2 の目安は 32%（Lecture11・**表 2** 参照）となるが，この呼吸条件では 30.9% と少し低くなる．

ある程度，解答と類似している解釈ができていれば，得点としてよい．

［症例の状態の解釈］

本症例は胃癌による胃切除術後の患者であり，人工呼吸器から抜管直後の血液ガス分析値から判断すると，「$P_AO_2 = (760 − 47) \times 0.3 − 58/0.8 = 141.4$ ∴ $Aa\text{-}DO_2 = 141.4 − 120 = 21.4$」となり，肺胞レベルのガス交換障害はない．また，非代償性呼吸性アシドーシスの状態（急性の換気不全）であると判断できる．（2 点）

GCS は E3，V5，M6 であり，呼びかけにより開眼するものの，まだ十分に覚醒しているとはいえない．（2 点）

呼吸が浅く，呼吸数が 10 回/分前後，下肺野における胸郭拡張性の不十分さ，聴診所見が肺野全体で減弱気味であることから，換気不足により二酸化炭素の貯留が起こり，意識レベルがやや低下していると考えられる．（2 点）

したがって，まずは換気の改善のために，呼吸介助法を用いて換気量を増やして二酸化炭素を排出させる．その後は，バイタルサインを確認しながらティルトアップ位や座位練習を実施し，可能であれば立位練習，歩行練習へと積極的に離床を進めていく．（2 点）

体位管理についても，痛みを考慮しながら日中は背臥位の時間を減らす．また上腹部手術であり，術後の肺活量の低下が懸念されるため，横隔膜呼吸やインセンティブ・スパイロメトリーを用いた呼吸練習を実施する．（2 点）

索引

中山書店の出版物に関する情報は，小社サポートページを御覧ください.
https://www.nakayamashoten.jp/support.html

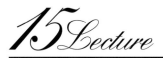

15レクチャーシリーズ

理学療法テキスト
内部障害理学療法学　呼吸　第3版

2010 年 12 月 15 日　　初　版第 1 刷発行
2012 年　4 月 10 日　　　　　第 2 刷発行
2013 年　3 月　5 日　　　　　第 3 刷発行
2014 年　3 月 31 日　　　　　第 4 刷発行
2015 年　6 月 10 日　　　　　第 5 刷発行
2017 年　3 月 22 日　　第 2 版第 1 刷発行
2018 年　3 月 22 日　　　　　第 2 刷発行
2020 年　3 月 25 日　　　　　第 3 刷発行
2022 年　3 月 15 日　　第 3 版第 1 刷発行 ©〔検印省略〕

総編集 ············· 石川　朗

責任編集 ··········· 玉木　彰

発行者 ··············· 平田　直

発行所 ··············· 株式会社　中山書店
　　　　　　　　　〒 112-0006　東京都文京区小日向 4-2-6
　　　　　　　　　TEL 03-3813-1100（代表）　振替 00130-5-196565
　　　　　　　　　https://www.nakayamashoten.jp/

装丁 ················· 藤岡雅史

印刷・製本 ········ 株式会社　真興社

ISBN978-4-521-74817-7

Published by Nakayama Shoten Co., Ltd.　　　　　　　　　　　　Printed in Japan
落丁・乱丁の場合はお取り替えいたします

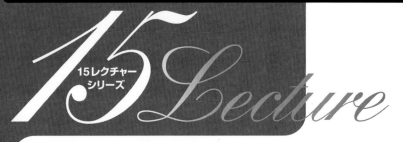

"基礎教育" 現場の要望に応える 新 "教科書シリーズ"！

15レクチャーシリーズ

15 Lecture

国家試験への
合格だけでなく
臨床につながる教育を
可能にする

各教科の学習目標が一目瞭然
各教科の冒頭に「学習主題」「学習目標」「学習項目」を明記したシラバスを掲載.

多くの養成校で採用されているカリキュラム
"1レクチャー（90分）×15"にのっとった構成
効率的に質の高い講義を可能にするため1レクチャーの情報を吟味.

レクチャーごとに到達目標と確認事項を明記し,
学生のモチベーションもアップ
学生があらかじめ何を学ぶべきかが明確にわかり, 講義後の復習にも効果的.

A4判／並製／2色・4色刷
各巻約170〜240頁
定価（本体 2,400〜2,600 円＋税）

シリーズの構成と責任編集

中山書店
〒112-0006 東京都文京区小日向4-2-6 TEL 03-3813-1100 FAX 03-3816-1015
https://www.nakayamashoten.jp/